MANUAL DE

Terapêutica Dermatológica

MANUAL DE

Terapêutica Dermatológica

FRANCISCO A. KERDEL, B.Sc., M.B.B.S.
Chief of Dermatology and Director of Inpatient Services
Cedars Medical Center
Miami, Florida

PAOLO ROMANELLI, M.D.
Assistant Professor of Dermatology and Dermatopathology
Department of Dermatology and Cutaneous Surgery
University of Miami
Miami, Florida

JENNIFER T. TRENT, M.D.
Department of Dermatology and Cutaneous Surgery
University of Miami
Miami, Florida

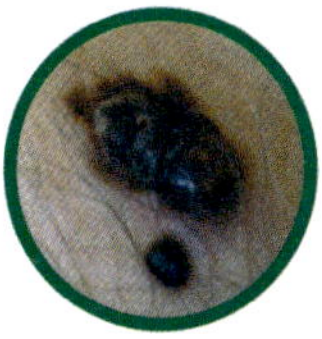

Revisão Técnica
ANTONIO D'ACRI
Doutorado em Dermatologia pela UFRJ
Mestrado em Dermatologia pela UFF, RJ

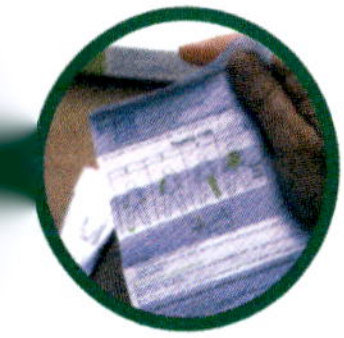

REVINTER

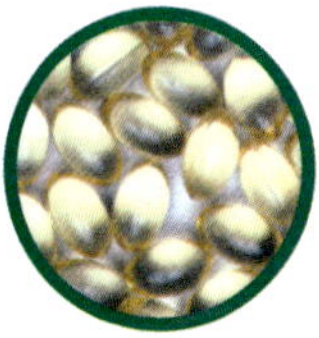

Manual de Terapêutica Dermatológica

ISBN 978-85-372-0094-0

Tradução:
NELSON GOMES DE OLIVEIRA
Médico, RJ

Revisão Técnica:
ANTONIO D'ACRI
Doutorado em Dermatologia pela UFRJ
Mestrado em Dermatologia pela UFF, RJ

Nota: A medicina é uma ciência em constante evolução. À medida que novas pesquisas e experiências ampliam os nossos conhecimentos, são necessárias mudanças no tratamento clínico e medicamentoso. Os autores e o editor fizeram verificações junto a fontes que se acredita sejam confiáveis, em seus esforços para proporcionar informações acuradas e, em geral, de acordo com os padrões aceitos no momento da publicação. No entanto, em vista da possibilidade de erro humano ou mudanças nas ciências médicas, nem os autores e o editor nem qualquer outra parte envolvida na preparação ou publicação deste livro garantem que as instruções aqui contidas são, em todos os aspectos, precisas ou completas, e rejeitam toda a responsabilidade por qualquer erro ou omissão ou pelos resultados obtidos com o uso das prescrições aqui expressas. Incentivamos os leitores a confirmar as nossas indicações com outras fontes. Por exemplo e em particular, recomendamos que verifiquem as bulas em cada medicamento que planejam administrar para terem a certeza de que as informações contidas nesta obra são precisas e de que não tenham sido feitas mudanças na dose recomendada ou nas contra-indicações à administração. Esta recomendação é de particular importância em conjunto com medicações novas ou usadas com pouca freqüência.

Título original:
Dermatologic Therapeutics: A Pocket Guide

Livraria e Editora REVINTER Ltda.
Rua do Matoso, 170 – Tijuca
20270-135 – Rio de Janeiro – RJ
Tel.: (21) 2563-9700 – Fax: (21) 2563-9701
livraria@revinter.com.br – www.revinter.com.br

A Isabella, Christina e Franz.
FAK

A Francesca, Nicholas, Philip e Willie, com amor.
PR

A meus pais, John e Rhoda; meu marido, Joe;
e meu amigo e mentor, Rob.
JTT

Prefácio

Durante muito tempo, a terapia dermatológica baseou-se em apenas um punhado de medicações. Ao longo das últimas décadas, no entanto, terapias mais específicas foram criadas, as quais exerceram um grande impacto na prática da dermatologia. O campo ainda vem expandindo-se, especialmente com o advento de produtos biológicos em nossa especialidade.

O objetivo deste livro é proporcionar um manual conciso, com base em evidências, que inclua não apenas terapia dermatológica, mas também opções de tratamento para certas condições dermatológicas comuns. Embora o teor descritivo das doenças não possa substituir um tratado de referência, esperamos que este manual venha complementar estes tratados, servindo como uma introdução a determinados tópicos e como guia de consulta rápida.

Este volume organiza-se em duas seções por ordem alfabética: uma seção de terapia dermatológica e outra de condições dermatológicas. O leitor pode, facilmente, procurar e encontrar informação pertinente a uma medicação ou a uma doença específica. Esperamos que este formato torne fácil navegar através do livro e permita extrair rapidamente a informação necessária para tratar os pacientes com sucesso.

Há duas características exclusivas deste manual que o distinguem de outros guias de bolso de dermatologia. A primeira delas é o uso de símbolos (*, ^, $, +) que são colocados após cada droga ou intervenção terapêutica. Estes símbolos denotam o seguinte: *, aprovação pela U.S. Food and Drug Administration; ^, experiências controladas randomizadas; $, séries de casos; e +, relatos de casos. Acreditamos que esta abordagem baseada em evidências para compreender as diferentes terapias situa este livro em separado de outros manuais de bolso. Além disto, de maneira concisa e fácil de ler, a descrição de cada droga foi incluída, com informações sobre indicações, dose, interações, efeitos colaterais, testes laboratoriais a monitorar, contra-indicações e classe com relação à gravidez.

A segunda característica exclusiva localiza-se na seção de condições dermatológicas. Esta seção é composta por aproximadamente 75 das condições dermatológicas mais freqüentemente encontradas. Para cada entidade, há uma breve descrição da patogenia, acompanhada de diferentes opções de tratamento descritas na literatura. A lista de terapias inclui, também, os símbolos baseados em evidências usados previamente na seção sobre terapias.

Manual de Terapêutica Dermatológica será um guia de sobrevivência para os residentes e estudantes de medicina aprendendo dermatologia e um manual de consulta rápida para os dermatologistas estabelecidos na clínica.

Francisco A. Kerdel, B.Sc., M.B.B.S.
Paolo Romanelli, M.D.
Jennifer T. Trent, M.D.

Sumário

MANUAL DE

Terapêutica Dermatológica

Seção 1

Medicações Dermatológicas

ACICLOVIR

(Zovirax® compr. 200, 400, 800 mg; suspensão VO 200 mg/5 mL)

INDICAÇÕES

- Eritema multiforme^ (ver p. 328)
- Herpes simples*
- Herpes zoster*
- Síndrome de Stevens-Johnson+ (ver p. 364)
- Varicela*

MECANISMO DE AÇÃO

Ativado através de fosforilação pela timidina cinase viral. Inibe a DNA polimerase viral. O Aciclovir ativado é confundido pelo vírus com a desoxiguanosina trifosfato e é incorporado ao DNA viral recém-sintetizado, o que resulta na finalização da cadeia. Isto leva à inibição irreversível da síntese de DNA viral

POSOLOGIA

Herpes Simples Primário

Imunocompetente: 200 mg VO 5 vezes ao dia durante 10 dias

Imunodeficiente: 200–400 mg VO 5 vezes ao dia durante 10 dias ou 5 mg/kg IV a cada 8 h durante 7–10 dias

Herpes Simples Recorrente

Imunocompetente: 400 mg VO 3 vezes ao dia durante 5 dias

Imunodeficiente: 400 mg VO 5 vezes ao dia durante 7–10 dias ou 5 mg/kg IV a cada 8 h durante 7 dias

Supressão do Herpes Simples

Imunocompetente: 400 mg VO 2 vezes ao dia

Imunodeficiente: 400 mg VO 2 vezes ao dia

Varicela

Imunocompetente: 20 mg/kg VO 5 vezes ao dia até 800 mg/dose VO 5 vezes ao dia durante 5–7 dias

Imunodeficiente: 10 mg/kg IV a cada 8 h durante 7–10 dias

Herpes Zoster

Imunocompetente: 800 mg VO 5 vezes ao dia durante 7–10 dias

Imunodeficiente: 10 mg/kg IV a cada 8 h durante 7–10 dias

DOSAGEM IV CONFORME A FUNÇÃO RENAL

***Clearance* de creatinina (ClCr) 50–90 mL/min:** 5–12,4 mg/kg IV a cada 8 h
ClCr 10–50 mL/min: 5–12,4 mg/kg IV a cada 12 h–24 h
ClCr < 10 mL/min: 2,5 mg/kg IV a cada 24 h
Hemodiálise: 2,5 mg/kg IV após diálise
Diálise peritoneal ambulatorial crônica: 2,5 mg/kg IV a cada 24 h
Hemofiltração arteriovenosa contínua: 3,5 mg/kg/d IV

INTERAÇÕES MEDICAMENTOSAS

AUMENTAM OS NÍVEIS DE ACICLOVIR: probenecida, zidovudina

EFEITOS COLATERAIS

COMUNS: náusea, vômitos, diarréia, cefaléia, mal-estar, tonteira, erupção cutânea, letargia, confusão, flebite e reações no local de infusão IV

RAROS: convulsões, coma, leucopenia, trombocitopenia, disfunção renal, comprometimento renal reversível por nefropatia cristalina, e elevação da creatinina com a forma IV

MONITORIZAÇÃO

Nenhuma

CONTRA-INDICAÇÕES

Hipersensibilidade à droga/classe, gravidez

CLASSE EM RELAÇÃO À GRAVIDEZ

C

ÁCIDO AZELAICO

(Azelex® creme 20% em tubos de 30 e 50 g, Finacea® gel 15% em tubos de 30 g)

INDICAÇÕES

- Acne vulgar* (ver p. 311)
- Acropigmentação reticulada de Kitamura+
- Lentigo maligno$
- Melanoma$ (ver p. 339)
- Melasma^
- Rosácea^ (ver p. 361)

MECANISMO DE AÇÃO

Antimicrobiano. Normaliza a queratinização, tendo efeito anticomedogênico. Reduz a espessura do estrato córneo, grânulos ceratoialinos e filagrina, diminuindo a formação de comedões

POSOLOGIA

Aplicar 2 vezes ao dia. Usar 1 vez por dia se houver irritação local

INTERAÇÕES MEDICAMENTOSAS

Nenhuma

EFEITOS COLATERAIS

COMUNS: prurido, ardência, ferroadas, formigamento, eritema, descamação, irritação, dermatite

RAROS: exacerbação de asma, vitiligo, hipertricose, ceratose pilar, herpes labial recorrente

MONITORIZAÇÃO

Nenhuma

CONTRA-INDICAÇÕES

Hipersensibilidade ao propileno glicol ou droga/classe. Pouco estudado em pacientes com pele negra

CLASSE EM RELAÇÃO À GRAVIDEZ

B

ÁCIDO SALICÍLICO

(Tinamed® emplastro a 40%, removedor de calos e calosidades a 17%, removedor de verrugas a 17%; Beta-Lift 2,0 descamador® com ácido salicílico 20% [venda livre]; Beta-Lift ped* com ácido salicílico 30% (vendido livremente); Dermarest® loção umidificadora medicada para psoríase com ácido salicílico 2% [venda livre]; T-Sal® xampu terapêutico concentração máxima com ácido salicílico 3% [venda livre]; Sebulex® xampu 2% com ácido salicílico 2% em frascos de 210 mL [venda livre]; Neutrogena®

irrigação sem óleo para acne com ácido salicílico 2% [venda livre]; Neutrogena Sunblock SPF 30 sem óleo® com benzofenonas e cinamatos [venda livre]; Duofilm® solução 17% e emplastro 40% [venda livre]; Kerasal® com ácido salicílico 5% e uréia 10% [venda livre]. Esta é apenas uma lista parcial)

INDICAÇÕES

- Acne^ (ver p. 311)
- Calos$
- Calosidades$
- Ceratodermia+
- Dermatite seborréica^ (ver p. 320)
- Fotoproteção^
- Hiperceratose^
- Hiperpigmentação^
- Ictiose$ (ver p. 332)
- Infecções por dermatófitos^
- *Peelings*$
- Pitiríase versicolor^
- Psoríase^ (ver p. 358)
- Verrugas^ (ver p. 368)
- Xerose^ (ver p. 370)

MECANISMO DE AÇÃO

Agente ceratolítico e comedolítico com efeitos antiinflamatórios

POSOLOGIA

Aplicar 1 a 2 vezes ao dia

INTERAÇÕES MEDICAMENTOSAS

Nenhuma

EFEITOS COLATERAIS

COMUNS: dermatite de contato, eritema, ardência

RAROS: toxicidade ao salicilato (absorção sistêmica), hipoglicemia

MONITORIZAÇÃO

Nenhuma

CONTRA-INDICAÇÕES

Hipersensibilidade à droga/classe

CLASSE EM RELAÇÃO À GRAVIDEZ

Não-aplicável

ACITRETINA

(Soriatane® compr. 10, 25 mg)

INDICAÇÕES

- Carcinoma espinocelular (CEC), o risco de desenvolvimento é diminuído em pacientes com psoríase recebendo psoraleno-ultravioleta A (PUVA)$ (ver p. 316)
- Ceratodermias^
- Ceratose actínica^
- Doença de Darier-White$ (ver p. 324)
- Ictiose$ (ver p. 332)
- Líquen escleroso e atrófico^ (ver p. 335)
- Líquen plano^ (ver p. 336)
- Lúpus cutâneo$ (ver p. 337)
- Neoplasias cutâneas/quimioprevenção^
- Pitiríase rubra pilar$ (ver p. 355)
- Psoríase* (ver p. 358)

MECANISMO DE AÇÃO

Induz diferenciação celular e possui propriedades antiproliferativas, antiinflamatórias e anticeratinizantes. Também inibe a função dos neutrófilos através da ativação de receptores ao ácido retinóico no núcleo das células

POSOLOGIA

Começar com 0,5 mg/kg/dia. Pode aumentar para 1 mg/kg/d conforme tolerância

CERATOSE ACTÍNICA: 0,2 mg/kg/dia VO

PARA REDUZIR O RISCO DE CEC EM PACIENTES COM PSORÍASE RECEBENDO PUVA: 25–50 mg VO por dia

INTERAÇÕES MEDICAMENTOSAS

AUMENTAM OS NÍVEIS SÉRICOS DA ACITRETINA: antifúngicos azóis, macrolídeos, tetraciclinas, vitamina A

DIMINUEM OS NÍVEIS SÉRICOS DA ACITRETINA: drogas anticonvulsivas, antituberculosas

AUMENTA OS NÍVEIS SÉRICOS DE: ciclosporina

REDUZ OS NÍVEIS SÉRICOS DE: anticoncepcionais só de progestinas

ACENTUA O POTENCIAL TERATOGÊNICO DA ACITRETINA: álcool (álcool converte acitretina em etretinato)

HEPATOTOXICIDADE: metotrexato

EFEITOS COLATERAIS

COMUNS: olhos e lábios secos, palmas e plantas descamativas, reduz a secreção de muco nasal, cefaléia, náusea/diarréia/dor abdominal, dermatite de retinóide, eflúvio telógeno, fragilidade ungueal, onicólise, hipercolesterolemia, hipertrigliceridemia, elevação de testes de função hepática

RAROS: teratogenicidade, visão noturna reduzida, fotofobia, hiperostose esquelética intersticial difusa, formação de osteófitos, alterações osteoporóticas, fechamento prematuro das epífises, pancreatite, exacerbação de doença intestinal inflamatória, hepatite, pseudotumor cerebral (quando em combinação com tetraciclina, doxiciclina ou minociclina), depressão/suicídio, miopatia/mialgias/artralgias, acidente vascular cerebral, infarto do miocárdio

MONITORIZAÇÃO

BÁSICA: teste de gravidez em soro/urina, hemograma completo, hepatograma, lipidograma em jejum, função renal, exame de urina

MENSALMENTE DURANTE OS PRIMEIROS 3–6 MESES, DEPOIS A CADA 3 MESES: hepatograma, lipidograma

MENSALMENTE PARA MULHERES COM POTENCIAL REPRODUTIVO: teste de gravidez em soro/urina

CONTRA-INDICAÇÕES

Gravidez, hipersensibilidade a retinóides, disfunção hepática

CLASSE EM RELAÇÃO À GRAVIDEZ

X

ADALIMUMAB

(Humira® frascos 40 mg)

INDICAÇÕES

- Artrite psoriática+
- Artrite reumatóide*
- Psoríase^ (ver p. 358)

MECANISMO DE AÇÃO

Anticorpo monoclonal (Imunoglobulina G1) recombinante humano específico para fator de necrose tumoral alfa (TNF-α)

POSOLOGIA

40 mg SC em semanas alternadas

INTERAÇÕES MEDICAMENTOSAS

REDUZ O *CLEARANCE* DE ADALIMUMAB: metotrexato

RISCO AUMENTADO DE INFECÇÕES SISTÊMICAS: imunossupressores

EFEITOS COLATERAIS

COMUNS: reação no local de injeção, sintomas de infecção respiratória superior, cefaléia, erupção cutânea, sinusite, náusea, infecção do trato urinário, dor abdominal, cefaléia, lombalgia

RARAS: neoplasias/linfoma, distúrbios desmielinizantes, infecções sérias/sepse, indução de auto-anticorpos/anafilaxia, reativação de tuberculose, hematúria, elevação de testes de função hepática, hipertensão, hiperlipidemia, exacerbação de artrite reumatóide, síndrome lúpus-símile

MONITORIZAÇÃO

BÁSICA: Realizar PPD e radiografia de tórax

CONTRA-INDICAÇÕES

Neoplasias, distúrbios desmielinizantes, infecções, tuberculose, hipersensibilidade à droga/classe, não usar vacinas "vivas"

CLASSE EM RELAÇÃO À GRAVIDEZ

B

ADAPALENO

(Differin® gel 0,1% em tubos de 45 g, solução em frascos de 30 mL, 60 aplicadores por caixa, creme em tubos de 45 g)

INDICAÇÕES

- Acne* (ver p. 311), associado à loção de clindamicina*
- Ceratose actínica^ (ver p. 317)
- Doença de Darier+ (ver p. 324)
- Doença de Dowling-Degos+
- Lentigo solar^
- Melasma$

MECANISMO DE AÇÃO

Retinóide de 3ª geração que se liga ao receptor do ácido retinóico (RAR) modulando diferenciação celular, queratinização e inflamação. Normaliza a diferenciação das células epiteliais foliculares, reduzindo a formação de microcomedões

POSOLOGIA

Aplicar pequena quantidade ao deitar-se

INTERAÇÕES MEDICAMENTOSAS

Nenhuma

EFEITOS COLATERAIS

COMUNS: eritema, descamação, secura, prurido, ardência, e exacerbação da acne nos locais tratados

RAROS: nenhum

MONITORIZAÇÃO

Nenhuma

CONTRA-INDICAÇÕES

Hipersensibilidade à droga/classe, gravidez, uso de outros produtos tópicos contendo enxofre ou álcool, que podem ressecar a pele

CLASSE EM RELAÇÃO À GRAVIDEZ

C

ALBENDAZOL

(Albenza* compr. 200 mg)

INDICAÇÕES

- Hidatidose (forma larvária de *Echinococcus granulosus*)*
- Nematódeos *(Ascaris lumbricoides, Capillaria philippinensis, Enterobius vermicularis, Necator americanus, Ancylostoma duodenale, Trichostrongylus orientalis, Trichuris trichiura, Ancylostoma braziliense, Wuchereria bancrofti, Brugia malayi* e *timori, Mansonella perstans, Toxocara, Trichinella spiralis)*$
- Neurocisticercose (forma larvária de *Taenia solium*)*
- Protozoários (*Giardia lamblia, Microspora*)$
- Trematódeos (*Clonorchis sinensis*)$

MECANISMO DE AÇÃO

Inibe a polimerização da tubulina, resultando na perda dos microtúbulos citoplasmáticos

POSOLOGIA

Neurocisticercose

- **≥ 60 kg:** 400 mg VO 2 vezes ao dia às refeições durante 8–30 dias
- **< 60 kg:** 15 mg/kg/d divididos em 2 vezes ao dia às refeições durante 8–30 dias

Hidatidose

- **≥ 60 kg:** 400 mg VO 2 vezes ao dia às refeições para um ciclo de 28 dias, seguido por 14 dias sem albendazol, num total de 3 ciclos

BACITRACINA TÓPICA

(500 U/g em tubos de 1, 15, 30 g [venda livre])

BACITRACINA, NEOMICINA E POLIMIXINA

(Neosporin® pomada em tubos de 15, 30 g; creme em tubos de 15 g; com bacitracina 400 U/g, neomicina 35 mg/g, e polimixina 5.000 U/g [venda livre])

BACITRACINA E POLIMIXINA

(Polysporin® pomada em tubos de 15 e 30 g; pó em tubos de 10 g; com bacitracina 500 U/g e polimixina 10.000 U/g [venda livre])

INDICAÇÕES

- Queimaduras$
- Infecções bacterianas cutâneas* (Bacitracina e neomicina fornecem boa cobertura contra bactérias gram-positivas, e polimixina fornece boa cobertura contra bactérias gram-negativas)
- Cicatrização das feridas^ (ver p. 318)

MECANISMO DE AÇÃO

BACITRACINA

Agente bactericida que inibe a síntese da parede bacteriana ao se ligar à proteína transportadora C55 prenol pirofosfato, que transfere polissacarídeos, lipossacarídeos e peptidoglicanos

POLIMIXINA

Agente bactericida que aumenta a permeabilidade das paredes celulares bacterianas

NEOMICINA

Agente bactericida que inibe a síntese de proteína ao se ligar à subunidade ribossômica 30S (aminoglicosídeo)

POSOLOGIA

Aplicar de 1 a 3 vezes ao dia

INTERAÇÕES MEDICAMENTOSAS

Nenhuma

EFEITOS COLATERAIS (DA BACITRACINA A NÃO SER QUE INDICADO DIFERENTEMENTE)

COMUNS: dermatite de contato, eritema, ardência, prurido, erupção cutânea, sensibilizante em úlceras

RAROS: superinfecção, anafilaxia, insuficiência renal aguda (polimixina), ototoxicidade (neomicina), nefrotoxicidade (neomicina)

MONITORIZAÇÃO

Nenhuma

CONTRA-INDICAÇÕES

Hipersensibilidade à droga/classe, *miastenia gravis*, grandes feridas, gravidez

CLASSE EM RELAÇÃO À GRAVIDEZ

C

BECAPLERMINA

(Regranex® gel 0,01% em tubos de 15 g)

INDICAÇÕES

- Deiscência de ferida abdominal pós-cirúrgica^
- Esclerodermia, úlceras$ (ver p. 329)
- Hemangioma ulcerado+
- Líquen plano ulcerado+ (ver p. 336)
- Necrobiose lipoídica^ (ver p. 343)
- Pioderma gangrenoso+ (ver p. 353)
- Regeneração periodontal^
- Úlceras de pressão^
- Úlceras crônicas$
- Úlceras neuropáticas diabéticas*

MECANISMO DE AÇÃO

Fator de crescimento derivado das plaquetas recombinante, que promove recrutamento quimiotáctico e proliferação celular para reparação da ferida e formação de tecido de granulação

POSOLOGIA

Após desbridamento, aplicar camada fina contínua com 1,5 mm de espessura diariamente. Remover em 12 h

INTERAÇÕES MEDICAMENTOSAS

Nenhuma

EFEITOS COLATERAIS

Erupção cutânea

MONITORIZAÇÃO

Nenhuma

CONTRA-INDICAÇÕES

Hipersensibilidade à droga/classe, neoplasia no local do tratamento, gravidez

CLASSE EM RELAÇÃO À GRAVIDEZ

C

BEXAROTENO

(Targretin® compr. 75 mg, gel 1% em tubos de 60 g)

INDICAÇÕES

- Carcinoma da mama metastático$
- Carcinoma do pulmão (não pequenas células)$
- Carcinoma renal$
- Dermatite das mãos^
- Linfoma cutâneo* de linfócitos T (gel somente para estádios Ia e Ib*, 2a$), pode ser associado ao PUVA+ (ver p. 332)
- Linfoma de grandes células CD30+ +
- Papulose linfomatóide$ (ver p. 346)
- Parapsoríase$ (ver p. 347)

MECANISMO DE AÇÃO

Liga-se seletivamente e ativa receptores X retinóides, que atuam como fatores de transcrição para regular a expressão de genes e controlar a diferenciação e proliferação celulares

POSOLOGIA

GEL: aplicar uma vez por dia em dias alternados durante a primeira semana, a seguir diariamente durante 1 semana, aumentando a cada semana até dose máxima de 4 vezes ao dia

ORAL: começar com 300 mg/m^2/d, pode aumentar até máximo de 400 mg/m^2/d após 8 semanas na ausência de resposta

INTERAÇÕES MEDICAMENTOSAS (ORAIS)

AUMENTA OS NÍVEIS DE: dietiltoluamida (DEET; repelente de insetos)

AUMENTAM OS NÍVEIS DE BEXAROTENO: cetoconazol, itraconazol, eritromicina, genfibrozila, suco de toranja, inibidores do citocromo P450 3A4

REDUZEM OS NÍVEIS DE BEXAROTENO: rifampicina, fenitoína, fenobarbital, indutores do citocromo P450 3A4

EFEITOS COLATERAIS

GEL

COMUNS: erupção cutânea, prurido, dor, dermatite de contato

RAROS: nenhum

ORAL

COMUNS: hipertrigliceridemia, hipercolesterolemia, hipotireoidismo central, cefaléia, astenia, erupção cutânea, náusea, diarréia, infecção, edema, dor abdominal, pele seca, fadiga, constipação, queilite

RAROS: hepatite, pancreatite, fotossensibilidade, leucopenia, espasmo muscular, anemia, pneumonia, confusão, hematoma subdural, insuficiência hepática, calafrios, dor torácica, cândida, hipertensão, angina, síncope, hipoproteinemia, hiperglicemia, alteração ponderal, artralgia, mialgia, dor óssea, depressão, agitação, ataxia, neuropatia, faringite, rinite, dispnéia, tosse, hipoxia, acne, alopecia, olhos secos, alteração de campo visual, ceratite, otite externa, hematúria, incontinência urinária, disúria, dor mamária

MONITORIZAÇÃO

GEL

Nenhuma

ORAL

BÁSICA: teste de gravidez sérico, hemograma completo, testes de função hepática, lipidograma, função renal, hormônio tireoestimulador, tireoxina, exame de urina (se houver doença renal, diabetes, proteinúria, hipertensão), exame oftalmológico (se houver história de catarata)

A CADA 1–2 SEMANAS DURANTE 2–4 SEMANAS, A SEGUIR MENSALMENTE DURANTE OS PRIMEIROS 3–6 MESES, A SEGUIR A CADA 3 MESES: lipidograma

MENSALMENTE DURANTE OS PRIMEIROS 3–6 MESES, A SEGUIR A CADA 3 MESES: hemograma completo, função hepática, função renal, hormônio tireoestimulador, tireoxina

MENSALMENTE: teste de gravidez sérico

PERIODICAMENTE: exame oftalmológico se houver história de achados oculares anormais

CONTRA-INDICAÇÕES

Gravidez, hipersensibilidade à droga/classe, suplementação de vitamina A, diabéticos em uso de insulina, genfibrozila

CLASSE EM RELAÇÃO À GRAVIDEZ

X

BLEOMICINA

(Blenoxane® solução 0,1%)

INDICAÇÕES

- Carcinoma do testículo*
- Carcinoma espinocelular da cabeça e pescoço*
- Linfoma de Hodgkin e não-Hodgkin*
- Verruga vulgar^ (ver p. 368)

MECANISMO DE AÇÃO

Inibe a síntese de DNA ligando-se a ele e causando quebra monofilamentar, o que leva à apoptose e necrose dos ceratinócitos

POSOLOGIA (IL)

VERRUGA VULGAR: 0,1 mL de solução 1 U/mL intralesional (IL) em cada verruga até um total de 2 mL por tratamento a cada 2–3 semanas (pode necessitar de bloqueio nervoso ou anestésico tópico antes do tratamento e compressas de água gelada pós-injeção)

INTERAÇÕES MEDICAMENTOSAS (IL)

Nenhuma

EFEITOS COLATERAIS (IL)

COMUNS: dor local, ardência, eritema, edema, formação de escara, fenômeno de Raynaud, distrofia ungueal

RAROS: nenhum

MONITORIZAÇÃO (IL)

Nenhuma

CONTRA-INDICAÇÕES

Gravidez, imunossupressão, comprometimento vascular, hipersensibilidade à droga/classe, história de fenômeno de Raynaud

CLASSE EM RELAÇÃO À GRAVIDEZ

D

"BOCHECHO MÁGICO" *(MAGIC MOUTHWASH)*

COMPOSIÇÃO: nistatina suspensão 60 mL; difenidramina suspensão 30 mL; triancinolona suspensão 40 mg/mL, 5 mL; lidocaína viscosa 2% 40 mL; Maalox® 200 mL

INDICAÇÕES

- Estomatite aftosa+ (ver p. 330)
- Estomatite por quimioterapia^
- Doença bolhosa auto-imune+ (ver pp. 348-350)
- Infecção por cândida+
- Úlceras orais induzidas por medicamentos+
- Úlceras orais induzidas por radiação^

MECANISMO DE AÇÃO

Esta combinação ajuda a aliviar a dor, inflamação, irritação e qualquer infecção por cândida associada com as várias causas de estomatite

POSOLOGIA

Bochechar (durante 5–10 min) e engolir 5–10 mL VO 4 vezes ao dia

INTERAÇÕES MEDICAMENTOSAS

Nenhuma

EFEITOS COLATERAIS

COMUNS: ardência, formigamento, prurido, "gosto ruim", dermatite

RAROS: metemoglobinemia (lidocaína)

MONITORIZAÇÃO

Nenhuma

CONTRA-INDICAÇÕES

Hipersensibilidade às drogas/classes, metemoglobinemia (lidocaína), gravidez

CLASSE EM RELAÇÃO À GRAVIDEZ

C

BUTENAFINA

(Mentax® creme 1% em tubos de 15 e 30 g)

INDICAÇÕES

- Dermatofitoses*

MECANISMO DE AÇÃO

Fungistático e fungicida. Inibe a esqualeno epoxidase para biossíntese do ergosterol

POSOLOGIA

TINEA PEDIS: aplicar 2 vezes ao dia durante 7 dias ou 1 vez a cada dia durante 4 semanas

DERMATOFITOSES (OUTRAS): aplicar a cada dia durante 14 dias

INTERAÇÕES MEDICAMENTOSAS

Nenhuma

EFEITOS COLATERAIS

COMUNS: ardência, prurido, eritema

RAROS: irritação, dermatite de contato, ferroada

MONITORIZAÇÃO

Nenhuma

CONTRA-INDICAÇÕES

Hipersensibilidade à droga/classe, hipersensibilidade à terbinafina

CLASSE EM RELAÇÃO À GRAVIDEZ

B

CADEXOMER IODINE

(Iodosorb® gel com iodo 0,9% em tubos de 10 e 20 g; Iodosorb® pó com iodo 0,9% em sachê de 3 g, 7 sachês por embalagem; Iodoflex® pasta 0,9% em compressa de gaze em caixa de 5 compressas cada uma com 5 g em tamanho 6 × 4, caixa de 3 cada uma com 10 g em tamanho 8 × 6, caixa de 2 cada uma com 17 g em tamanho 10 × 8 [cada 1 g tem 600 mg de cadexomer iodo])

INDICAÇÕES

- Feridas traumáticas e cirúrgicas infectadas*
- Úlceras de decúbito*
- Úlceras exsudativas*
- Úlceras venosas*

MECANISMO DE AÇÃO

À medida que as contas de polímero absorvem os exsudatos, os poros de cada conta intumescem e lentamente liberam iodo, que tem ação bacteriostática e bactericida

POSOLOGIA

IODOSORB®: usar 3 vezes por semana, na espessura de 3 mm espalhada uniformemente sobre a ferida. Pode precisar ser trocado com mais freqüência, se a cor castanha mudar para cinza-amarelado. Não usar por mais que 3 meses consecutivos num ciclo de tratamento

IODOFLEX®: usar 2–3 vezes por semana dependendo da quantidade de exsudato da ferida. Trocar se a cor mudar de castanho para cinza-amarelado. Não usar mais que 50 g por aplicação ou mais que 150 g por semana. Não usar por mais que 3 meses num ciclo de tratamento

INTERAÇÕES MEDICAMENTOSAS

HIPOTIREOIDISMO: lítio

ACIDOSE METABÓLICA: taurolidina

REAÇÃO CRUZADA COM: anti-sépticos mercuriais

EFEITOS COLATERAIS

Dor, irritação, eritema, dermatite, alergia, elevação de hormônio tireoestimulador (TSH)

MONITORIZAÇÃO

BÁSICA: TSH se for suspeitada doença da tireóide

CONTRA-INDICAÇÕES

Tireoidite de Hashimoto, doença de Graves, bócio nodular atóxico, gravidez, alergia ao iodo, uso em crianças, lactação, doença renal, hipersensibilidade à droga/classe

CLASSE EM RELAÇÃO À GRAVIDEZ

Uma vez que foi aprovado pela FDA como um equipamento e não uma medicação, não recebeu uma classificação em relação à gravidez. Entretanto, causa problemas tireóideos em fetos de mães tratadas durante a gravidez

CALCIPOTRIENO

(Dovonex® creme 0,005% em tubos de 60 e 120 g, pomada em tubos de 60 e 120 g, solução em frascos de 60 mL)

INDICAÇÕES

- Acantose nigricante[+] (ver p. 311)
- Acrodermatite de Hallopeau[+]
- Ceratodermia de Sjögren-Larsson[$]
- Dermatite disidrótica[+]
- Dermatite seborréica[^] (ver p. 320)
- Doença de Grover[+] (ver p. 325)
- Eritema anular centrífugo[+]
- Hiperceratose nevóide da aréola[+]
- Ictiose congênita[^] (ver p. 332)
- Ictiose ligada ao X[^] (ver p. 332)
- Leucoplasia oral[^]
- Linfoma cutâneo de linfócitos T[+] (ver p. 332)
- Líquen plano[$] (ver p. 336)
- Líquen escleroso e atrófico[+] (ver p. 335)
- Morféia[$] (ver p. 342)
- Nevo epidérmico verrucoso inflamatório linear[+]
- Papilomatose confluente e reticulada de Gougerot e Carteaud[+]
- Pitiríase rubra pilar[+] (ver p. 335)
- Poroceratose actínica superficial disseminada[+]
- Prurigo nodular[^]
- Psoríase com pomada Diprolene?[*] (ver p. 358)
- Queratose liquenóide crônica[+]
- Vitiligo,[^] associado com ultravioleta B de banda curta[+] (ver p. 369)

MECANISMO DE AÇÃO

Análogo da vitamina D atua através dos receptores à vitamina D, regulando crescimento, a diferenciação e a função imune, ao se ligar a locais específicos no DNA (elementos de resposta à vitamina D)

POSOLOGIA

Aplicar 2 vezes ao dia.

INTERAÇÕES MEDICAMENTOSAS

Nenhuma

EFEITOS COLATERAIS

COMUNS: irritação, fotossensibilidade, dermatite de contato, prurido, piora da psoríase, ardência, erupção cutânea, eritema, pele seca

RAROS: hipercalcemia, atrofia

MONITORIZAÇÃO

Nenhuma

CONTRA-INDICAÇÕES

Hipersensibilidade à droga/classe, hipercalcemia, toxicidade de vitamina D, gravidez. Não deve ser usado na face ou em áreas intertriginosas

CLASSE EM RELAÇÃO À GRAVIDEZ

C

CANTARIDINA

(Canthacur® solução 0,7% em frascos de 7,5 mL; Canthacur PS® solução 0,7% com podofilina 2% e ácido salicílico 30% em frascos de 7,5 mL)

INDICAÇÕES

- Molusco contagioso$ (ver p. 341)
- Verruga vulgar$ (ver p. 368)

MECANISMO DE AÇÃO

Tem ação vesicante por interferir na função mitocondrial, levando à morte celular e resultante formação de bolha. É extraída de *Lytta vesicatoria*, um besouro que, se esmagado contra a pele, causa bolhas

POSOLOGIA

Pequena quantidade é aplicada na lesão com bastão aplicador ou palito. Pode ser lavada e removida em 4–6 horas ou ser ocluída por até 24 h. As bolhas podem levar até 2 dias para se formarem e 1 semana para se resolverem

INTERAÇÕES MEDICAMENTOSAS

Nenhuma

EFEITOS COLATERAIS

COMUNS: bolha, dor, eritema, irritação, pequenas verrugas satélites em torno da bolha, hipo/hiperpigmentação

RAROS: cicatriz

MONITORIZAÇÃO

Nenhuma

CONTRA-INDICAÇÕES

Hipersensibilidade à droga/classe, ingestão resulta em envenenamento

CLASSE EM RELAÇÃO À GRAVIDEZ

Não-aplicável

CAPSAICINA

(Zostrix® creme 0,025% em tubos de 45 g, creme 0,075% em tubos de 45 g)

INDICAÇÕES

- Cromidrose apócrina^{+}
- Distrofia simpática reflexa$^{\wedge}$
- Dor após PUVA (psoraleno^{+} ultravioleta A)
- Dor de artrite reumatóide e osteoartrite$^{\wedge}$
- Dor de coto de amputação^{+}
- Dor por infiltração tumoral^{+}
- Dor pós-mastectomia$^{\wedge}$
- Dor queimante$^{\wedge}$
- Eritromelalgia^{+}

- Neuralgia pós-herpética^ (ver p. 345)
- Neuropatia diabética*
- Notalgia parestésica^
- Prurido da psoríase^ (ver p. 357)
- Prurigo nodular$
- Vestibulite vulvar$

MECANISMO DE AÇÃO

Estimula liberação da substância P das terminações nervosas sensitivas, então seu uso prolongado provoca depleção da substância P, o que inibe a sensibilidade dolorosa. Excita seletivamente fibras C aferentes periféricas não-mielinizadas

POSOLOGIA

Aplicar 3 a 4 vezes ao dia. Lavar as mãos imediata e completamente após o uso

INTERAÇÕES MEDICAMENTOSAS

Nenhuma

EFEITOS COLATERAIS

COMUNS: ardência, eritema, hiperalgesia térmica

RAROS: neurotoxicidade

MONITORIZAÇÃO

Nenhuma

CONTRA-INDICAÇÕES

Hipersensibilidade à droga/classe, lesão cutânea, pacientes não cooperativos

CLASSE EM RELAÇÃO À GRAVIDEZ

Não-aplicável

CARBAPENEM

Imipenem/cilastatina (Primaxin® IV/IM); meropenem (Merrem® IV)

INDICAÇÕES

- *Acinetobacter calcoaceticus* (imipenem)*
- *Bacteroides fragilis, B. distasonis* (imipenem), *B. intermedius* (imipenem), *B. thetaiotaomicron**
- *Citrobacter* sp. (imipenem)*
- *Enterobacter* sp. (imipenem)*
- *Enterococcus faecalis**
- *Escherichia coli**
- *Fusobacterium* sp. (imipenem)*
- *Haemophilus influenzae**
- *Klebsiella pneumoniae**
- *Morganella* sp. (imipenem)*
- *Neisseria meningitidis* (meropenem)*
- *Peptostreptococcus* sp.*
- *Pseudomonas aeruginosa**
- *Staphylococcus aureus,* sensível à meticilina*
- *Streptococcus pneumoniae**
- *Streptococcus viridans**

Ver Apêndice II

Usualmente eficazes:

- *Acinetobacter* sp. (meropenem)
- *Actinomyces* sp. (imipenem)
- *Aeromonas* sp.
- *Burkholderia cepacia* (meropenem)
- *Citrobacter* sp. (meropenem)
- *Clostridium difficile* e outros
- *Enterobacter* sp. (meropenem)
- *Enterococcus faecalis* (imipenem)
- *Listeria monocytogenes*
- *Moraxella catarrhalis*
- *Morganella* sp. (meropenem)
- *Neisseria gonorrhoeae*
- *Prevotella melaninogenica*
- *Proteus mirabilis* e *vulgaris*
- *Providencia* sp.
- *Salmonella* sp.
- *Serratia* sp.
- *Shigella* sp.
- *Staphylococcus epidermidis*
- *Streptococcus milleri*
- *Yersinia enterocolitica* (imipenem)

Escassos estudos clínicos:

- *Enterococcus faecalis* (meropenem)
- *Enterococcus faecium* (imipenem)

MECANISMO DE AÇÃO

Agentes bactericidas que inibem a síntese da parede celular

POSOLOGIA

IMIPENEM

500–750 mg IM a cada 12 h; 250–1.000 mg IV a cada 6–8 h (máximo de 50 mg/kg/d ou 4 g/d)

DOSAGEM CONFORME A FUNÇÃO RENAL

***Clearance* de creatinina (ClCr) 50–90 mL/min:** 250–500 mg IV a cada 6 h

ClCr 10–50 mL/min e hemofiltração arteriovenosa contínua: 250 mg IV a cada 6–12 h

ClCr < 10 mL/min e diálise peritoneal crônica: 125–250 mg IV a cada 12 h

Hemodiálise: administrar dose depois da diálise

MEROPENEM

1 g IV a cada 8 h

DOSAGEM CONFORME A FUNÇÃO RENAL

ClCr 50–90 mL/min: 1 g IV a cada 8 h

ClCr 10–50 mL/min e hemofiltração arteriovenosa contínua: 1 g IV a cada 12 h

ClCr < 10 mL/min e diálise peritoneal crônica: 500 mg IV a cada 24 h

Hemodiálise: administrar dose depois da diálise

INTERAÇÕES MEDICAMENTOSAS

CONVULSÕES: ganciclovir (imipenem)

AUMENTA OS NÍVEIS DE CARBAPENEM: probenecida (meropenem)

EFEITOS COLATERAIS

COMUNS: trombocitose, diarréia, erupção cutânea, flebite, oligúria, taquicardia, candidíase oral, reações no local de injeção, coloração da urina (imipenem), gastrenterite, náusea, vômitos, elevação da uréia/creatinina sangüínea, vaginite

RAROS: anafilaxia, convulsões (ambos), agranulocitose, colite pseudomembranosa, hipotensão, urticária, prurido, sonolência, tonteira, colite hemorrágica (imipenem), icterícia (imipenem), hepatite (imipenem), glossite (imipenem), confusão, tremor, anemia hemolítica, perda auditiva, zumbido, dispnéia, palpitações, síndrome de Stevens-Johnson (imipenem), eritema multiforme (imipenem), necrólise epidérmica tóxica (imipenem), hiperidrose (imipenem), cianose, ruborização, artralgia, hiponatremia (imipenem), hiperpotassemia (imipenem), eosinofilia, proteinúria, embolia pulmonar (meropenem), infarto do miocárdio (meropenem), insuficiência cardíaca congestiva (meropenem), bradicardia (meropenem), alucinações (meropenem), vertigem, insônia, sudorese, confusão, icterícia, insuficiência hepática, disúria, hipopotassemia, anemia, trombocitose, elevação dos testes de função hepática, elevação dos testes de função renal, eosinofilia

MONITORIZAÇÃO

FREQÜENTEMENTE, SE USO PROLONGADO: hemograma completo, função renal, função hepática

CONTRA-INDICAÇÕES

Hipersensibilidade à droga/classe, função renal comprometida, convulsões, alergia a cefalosporina, gravidez (imipenem)

CLASSE EM RELAÇÃO À GRAVIDEZ

C (imipenem), B (meropenem)

CARMUSTINA TÓPICA

(BCNU® 100 mg em cada frasco-ampola)

INDICAÇÕES

- Linfoma cutâneo de linfócitos T$ (ver p. 332)
- Papulose linfomatóide$ (ver p. 346)
- Parapsoríase em placas+ (ver p. 347)

MECANISMO DE AÇÃO

Causa alquilação do DNA e RNA, o que inibe sua replicação. É uma nitrosuréia que inibe enzimas-chave na carbamoilação de aminoácidos em proteínas

POSOLOGIA

SOLUÇÃO TÓPICA: 100 mg em 50 mL diluído em etanol 95%, em seguida misturado com água potável. Pode usar 5 mL de solução com 60 mL de água potável. Aplicar diariamente

POMADA: 100 mg em 50 mL diluído em etanol 95%, a seguir misturado com vaselina branca. Pode usar 20–40 mg de carmustina em 100 g de vaselina branca. Aplicar diariamente

INTERAÇÕES MEDICAMENTOSAS

Nenhuma

EFEITOS COLATERAIS

COMUNS: eritema, prurido, dermatite de contato por irritante ou alérgica, ardência, hiperpigmentação

RAROS: telangiectasias, leucopenia

MONITORIZAÇÃO

BÁSICA E MENSALMENTE: hemograma completo

CONTRA-INDICAÇÕES

Hipersensibilidade à droga ou classe, gravidez

CLASSE EM RELAÇÃO À GRAVIDEZ

D

CASPOFUNGINA

(Cancidas® IV)

INDICAÇÕES

- Aspergilose refratária*
- Candidemia*
- Candidíase em pacientes HIV positivos, vaginite, estomatite ou esofagite*

MECANISMO DE AÇÃO

Inibe a síntese de β-1,3-D-glicano na parede celular de fungos filamentosos.

POSOLOGIA

70 mg IV no dia 1, a seguir 50–70 mg IV diariamente

DOSAGEM HEPÁTICA: 70 mg IV no dia 1, a seguir 35 mg IV diariamente

INTERAÇÕES MEDICAMENTOSAS

DIMINUEM OS NÍVEIS DE CASPOFUNGINA: carbamazepina, dexametasona, efavirenz, nevirapina, fenitoína, rifabutina, rifampicinas

AUMENTAM OS NÍVEIS DE CASPOFUNGINA: ciclosporina

DIMINUI OS NÍVEIS DE: sirolimo

EFEITOS COLATERAIS

COMUNS: febre, reação no local de injeção, náusea, vômitos, rubor, cefaléia, calafrios, diarréia, anemia, dor abdominal, eosinofilia, hipopotassemia, elevação dos testes de função hepática

RAROS: anafilaxia, síndrome de angústia respiratória aguda, edema pulmonar, discrasias sangüíneas, hipercalcemia, hepatotoxicidade, taquicardia, vasculite, anorexia, tremor, parestesia, insônia, taquipnéia, creatinina elevada, hematúria, proteinúria

MONITORIZAÇÃO

PERIODICAMENTE: função renal, função hepática, exame de urina

CONTRA-INDICAÇÕES

Hipersensibilidade à droga/classe, disfunção hepática, gravidez

CLASSE EM RELAÇÃO À GRAVIDEZ

C

CEFALOSPORINAS DE PRIMEIRA GERAÇÃO

Cefadroxil (Duricef® cáps. 500 mg; compr. 1.000 mg; suspensão 125, 250, 500 mg/5 mL); cefazolina (Kefzol® IM/IV, Ancef® IM/IV); cefalexina (Keflex® cáps. 250, 500 mg; suspensão 125, 250 mg/5 mL)

INDICAÇÕES

- *Enterobacter* sp. (cefazolina*)
- *Enterococcus* sp. (cefazolina*)
- *Escherichia coli**
- *Haemophilus influenzae**
- *Klebsiella* sp.*
- *Moraxella catarrhalis* (cefalexina*)
- *Proteus mirabilis**
- *Staphylococcus aureus* sensível à meticilina*
- *Staphylococcus epidermidis**
- *Streptococcus pneumoniae**
- *Streptococcus viridans**
- *Streptococcus pyogenes* e outros*

Ver Apêndice II

Usualmente eficaz:

- *Neisseria gonorrhoeae* (cefazolina)

MECANISMO DE AÇÃO

Agentes bactericidas que inibem a síntese da parede celular

POSOLOGIA

CEFADROXIL

1–2 g VO por dia

DOSAGEM CONFORME A FUNÇÃO RENAL

***Clearance* de creatinina (ClCr) 10–25:** a cada 24 h

ClCr < 10: a cada 36 h

CEFAZOLINA

0,5–1,5 g IM/IV a cada 6–8 h

DOSAGEM CONFORME A FUNÇÃO RENAL:

ClCr 50–90 mL/min: 1–2 g IV a cada 8 h

ClCr 10–50 mL/min e hemofiltração arteriovenosa contínua: a cada 12 h

ClCr < 10 mL/min: a cada 24–48 h

Hemodiálise: 1 g extra após diálise

Diálise peritoneal ambulatorial crônica: 0,5 g a cada 12 h

CEFALEXINA

250–1.000 mg VO a cada 6 h

DOSAGEM CONFORME A FUNÇÃO RENAL

ClCr 10–40 mL/min: a cada 8–12 h

ClCr < 10 mL/min: a cada 12–24 h

INTERAÇÕES MEDICAMENTOSAS

NEFROTOXICIDADE: aminoglicosídeos

AUMENTA OS NÍVEIS DE CEFALOSPORINAS: probenecida

REDUZEM A EFICÁCIA DAS CEFALOSPORINAS: anticoncepcionais orais

EFEITOS COLATERAIS

COMUNS: diarréia, náusea, vômitos, erupção cutânea, cefaléia, tonteira, dispepsia, prurido, candidíase vaginal, tromboflebite (cefazolina), urticária

RAROS: neutropenia, trombocitopenia, anafilaxia, colite pseudomembranosa, convulsões (cefadroxil, cefazolina), nefrotoxicidade, síndrome de Stevens-Johnson (cefadroxil, cefazolina), anemia hemolítica (cefadroxil), trombocitopenia, elevação dos testes de função hepática, necrólise epidérmica tóxica, hepatite, gastrite, nefrite intersticial, confusão, alucinações, insônia, fadiga, agitação, artrite, eosinofilia

MONITORIZAÇÃO

Nenhuma

CONTRA-INDICAÇÕES

Hipersensibilidade à droga/classe, alergia à penicilina, colite associada com antibióticos, agentes nefrotóxicos, função renal prejudicada, lactação, convulsões (cefadroxil), agentes nefrotóxicos

CLASSE EM RELAÇÃO À GRAVIDEZ

B

CEFALOSPORINAS DE SEGUNDA GERAÇÃO

Cefaclor (Ceclor® cáps. 250, 500 mg; suspensão 125, 187, 250, 375 mg/5 mL; Ceclor CD® cáps. de liberação prolongada de 375, 500 mg); cefotetan (Cefotan® IV); cefoxitina (Mefoxin® IV); efprozil (Cefzil® compr. 250, 500 mg; suspensão 125, 250 mg/5 mL); cefuroxima (Zinacef® IV/IM; Ceftin® compr. 125, 250, 500 mg; suspensão 125, 500 mg/5 mL; Kefurox® IV/IM); loracarbef (Lorabid® cáps. 200, 400 mg; suspensão 100, 200 mg/5 mL)

INDICAÇÕES

- *Bacteroides fragilis* (cefoxitina*, cefotetan*)
- *Clostridium*, não *difficile* (cefoxitina*, cefotetan*)
- *Enterobacter* sp. (cefuroxima*)
- *Escherichia coli** (não cefprozil)
- *Haemophilus influenzae**
- *Klebsiella pneumoniae** (não cefprozil e loracarbef)
- *Moraxella catarrhalis* (cefprozil*, loracarbef*)
- *Morganella morganii* (cefotetan*, cefoxitina*)
- *Neisseria gonorrhoeae* (cefoxitina*, cefuroxima*, cefotetan*)
- *Neisseria meningitidis* (cefuroxima*)
- *Peptococcus niger* (cefotetan*, cefoxitina*)
- *Peptostreptococcus* sp. (cefotetan*, cefoxitina*)
- *Proteus mirabilis** (não cefprozil, não cefuroxima, não loracarbef)
- *Proteus vulgaris* (cefotetan*, cefoxitina*)
- *Providencia rettgeri* (cefotetan*, cefoxitina*)
- *Serratia marcescens* (cefotetan*)
- *Staphylococcus aureus* sensível à meticilina*
- *Staphylococcus epidermidis* (não cefprozil, não cefuroxima, não loracarbef)
- *Staphylococcus saprophyticus* (loracarbef*)
- *Streptococcus agalactiae* (cefotetan*)
- *Streptococcus pneumoniae**
- *Streptococcus pyogenes**

Ver Apêndice II

Usualmente eficazes:

- *Aeromonas* sp. (cefotetan, cefuroxima)
- *Clostridium*, não *difficile* (cefuroxima, cefprozil)
- *Haemophilus ducreyi* (cefoxitina)
- *Klebsiella* sp. (cefprozil, loracarbef)
- *Moraxella catarrhalis* (cefotetan, cefoxitina, cefuroxima)
- *Peptostreptococcus* sp. (cefuroxima, cefprozil, cefaclor, loracarbef)

- *Prevotella melaninogenica* (cefotetan, cefoxitina, cefuroxima, cefaclor, cefprozil, loracarbef)
- *Proteus mirabilis* (cefprozil, cefuroxima, loracarbef)
- *Proteus vulgaris* (cefuroxima)
- *Providencia* (cefuroxima)
- *Streptococcus viridans* (cefaclor, loracarbef, cefuroxima, cefoxitina, cefotetan)

Escassos estudos clínicos:

- *Aeromonas* sp. (cefoxitina)
- *Citrobacter* sp. (cefotetan, cefoxitina, cefuroxima, cefaclor, loracarbef)
- *Enterobacter* sp. (cefotetan, cefuroxima)
- *Moraxella catarrhalis* (cefaclor)
- *Morganella* sp. (cefuroxima)
- *Neisseria gonorrhoeae* (cefaclor, cefprozil, loracarbef)
- *Neisseria meningitidis* (cefprozil, cefaclor, loracarbef, cefotetan, cefoxitina)
- *Staphylococcus epidermidis* (cefprozil, cefuroxima, loracarbef)
- *Yersinia enterocolitica* (cefotetan, cefuroxima, cefoxitina)

MECANISMO DE AÇÃO

Agentes bactericidas que inibem a síntese da parede celular bacteriana

POSOLOGIA

CEFACLOR

250–500 mg VO 3 vezes ao dia ou 375–500 mg VO 2 vezes ao dia (liberação prolongada)

DOSAGEM CONFORME A FUNÇÃO RENAL

***Clearance* de creatinina (ClCr) < 10 mL/min:** diminuir a dose em 50%

CEFOTETAN

1–2 g IM/IV a cada 12 h, máximo de 6 g/d

DOSAGEM CONFORME A FUNÇÃO RENAL

ClCr 50–90 mL/min: 100%

ClCr 10–50 mL/min: 50%

ClCr < 10 mL/min: 25%

Hemodiálise: 1 g extra depois da diálise

Hemofiltração arteriovenosa contínua (HFAC): 750 mg IV a cada 12 h

Diálise peritoneal ambulatorial crônica (DPAC): 1 g IV por dia

CEFOXITINA

1–2 g IM/IV a cada 6–8 h, máximo de 12 g/d

DOSAGEM CONFORME A FUNÇÃO RENAL

ClCr 50–90 mL/min: 2 g IV a cada 8 h

ClCr 10–50 mL/min: 2 g IV a cada 8–12 h

ClCr < 10 mL/min: 2 g IV a cada 24–48 h

Hemodiálise: 1 g extra após diálise

HAVC: 2 g IV a cada 8–12 h

CAPD: 1 g IV a cada dia

CEFPROZIL

250–500 mg VO a cada dia ou divididos em 2 vezes ao dia

DOSAGEM CONFORME A FUNÇÃO RENAL

ClCr < 30 mL/min: 50% da dose normal

CEFUROXIMA

750–1.500 mg IM/IV a cada 8 h; 250–500 mg VO 2 vezes ao dia

DOSAGEM CONFORME A FUNÇÃO RENAL

ClCr 50–90 mL/min: 0,75–1,5 g IV a cada 8 h

ClCr 10–50 mL/min: 0,75–1,5 g IV a cada 8–12 h

ClCr < 10 mL/min: 0,75–1,5 g IV a cada 24–48 h

Hemodiálise: dose após a diálise

HAVC: 1,5 g IV, a seguir 0,75 g IV a cada 24 h

CAPD: 0,75–1,5 g IV a cada 24 h

LORACARBEF

200–400 mg VO 2 vezes ao dia

DOSAGEM CONFORME A FUNÇÃO RENAL

ClCr 10–50 mL/min: 50% da dose normal

ClCr < 10 mL/min: 200–400 mg VO a cada 3–5 d

INTERAÇÕES MEDICAMENTOSAS

NEFROTOXICIDADE: aminoglicosídeos

AUMENTAM A EFICÁCIA DAS CEFALOSPORINAS: aminoglicosídeos

REDUZEM A EFICÁCIA DAS CEFALOSPORINAS: antiácidos, didanosina (cefuroxima), inibidores da bomba de prótons (cefuroxima)

DIMINUEM A EFICÁCIA DE: anticoncepcionais orais

AUMENTA OS NÍVEIS DE CEFALOSPORINAS: probenecida

SANGRAMENTO: aspirina (cefotetan), heparina (cefotetan), inibidores da trombina (cefotetan), warfarin (cefotetan)

REAÇÕES TIPO DISSULFIRAM: etanol (cefotetan)

EFEITOS COLATERAIS

COMUNS: diarréia, náusea, vômitos, vaginite, prurido, erupção cutânea, urticária, dispepsia, eosinofilia (cefaclor, cefotetan, cefprozil, cefuroxima), níveis elevados de uréia/creatinina (cefotetan, cefuroxima), flebite (cefotetan, cefoxitina, cefuroxima), reações em local de injeção (cefotetan, cefuroxima), hipotensão (cefoxitina), angioedema (cefuroxima)

RAROS: anafilaxia, trombocitopenia, colite pseudomembranosa, reação tipo doença do soro, convulsões, nefrotoxicidade, neutropenia, anemia hemolítica, dermatite esfoliativa, síndrome de Stevens-Johnson, necrólise epidérmica tóxica, superinfecção, icterícia colestática, agranulocitose (cefotetan, cefuroxima), relação normalizada internacional (RNI) prolongada (cefotetan), insuficiência renal, nefrite intersticial (cefuroxima), anemia, leucopenia, elevação dos testes de função hepática, elevação dos testes de função renal (cefaclor, cefotetan, cefprozil, cefuroxima), confusão, psicose, alucinações, insônia

MONITORIZAÇÃO

Nenhuma

CONTRA-INDICAÇÕES

Hipersensibilidade à droga/classe, alergia à penicilina, função renal prejudicada, colite associada a antibióticos, convulsões (cefaclor, cefotetan, cefprozil, cefuroxima), agentes nefrotóxicos, uso em crianças (cefotetan, cefuroxima), deficiência de vitamina K (cefotetan), função hepática comprometida (cefotetan), fenilcetonúria (cefprozil suspensão), lactação (loracarbef)

CLASSE EM RELAÇÃO À GRAVIDEZ

B

CEFALOSPORINAS DE TERCEIRA GERAÇÃO

Cefdinir (Omnicef® cáps. 300 mg; suspensão 125 mg/5 mL); cefixima (Suprax® compr. 200, 400 mg; suspensão 100 mg/5 mL); cefoperazona (Cefobid® IV/IM); cefotaxima (Claforan® IM/IV); cefpodoxima (Vantin® compr. 100, 200 mg; suspensão 50, 100 mg/5 mL); ceftazidima (Ceptaz®, Fortaz®, Tazidima®, Tazicef® IM/IV); ceftibuteno (Cedax® IV); ceftizoxima (Cefizox® IV); ceftriaxona (Rocephin® IM/IV)

INDICAÇÕES

- *Acinetobacter calcoaceticus* (cefotaxima*, ceftriaxona*)
- *Bacteroides fragilis* (ceftazidima*, cefoperazona*, cefotaxima*, ceftizoxima*, ceftriaxona*)
- *Citrobacter freundii* (cefotaxima*, ceftazidima*)
- *Clostridium,* não *difficile* (cefoperazona*, cefotaxima*, ceftriaxona*)
- *Enterobacter* sp. (cefoperazona*, cefotaxima*, ceftazidima*, cefizoxima*, ceftriaxona*)
- *Enterococcus faecium* (cefoperazona*, cefotaxima*)
- *Escherichia coli* (cefixima*, cefoperazona*, cefotaxima*, cefpodoxima*, ceftazidima*, ceftizoxima*, ceftriaxona*)
- *Fusobacterium nucleatum* (cefotaxima*)
- *Haemophilus influenzae**
- *Haemophilus parainfluenzae* (cefdinir*, cefotaxima*, ceftriaxona*)
- *Klebsiella pneumoniae* (cefoperazona*, cefotaxima*, cefpodoxima*, ceftazidima*, ceftizoxima*, ceftriaxona*)
- *Moraxella catarrhalis** (não ceftazidima, não cefoperazona, não cefotaxima, não ceftizoxima)
- *Morganella morganii* (cefotaxima*, ceftizoxima*, ceftriazona*)
- *Neisseria gonorrhoeae* (cefixima*, cefoperazona*, cefotaxima*, cefpodoxima*, ceftizoxima*, ceftriaxona*)
- *Neisseria meningitidis* (cefotaxima*, ceftazidima*, ceftriaxona*)
- *Peptococcus* sp. (cefotaxima*, ceftizoxima*)
- *Peptostreptococcus* sp. (cefotaxima*, ceftizoxima*, ceftriaxona*)
- *Proteus mirabilis* (cefixima*, cefoperazona*, cefotaxima*, cefpodoxima*, ceftazidima*, ceftizoxima*, ceftriaxona*)
- *Proteus vulgaris* (cefotaxima*, ceftizoxima*)
- *Providencia stuartii* e *rettgeri* (cefotaxima*, ceftizoxima*)
- *Pseudomonas aeruginosa* (cefoperazona*, cefotaxima*, ceftazidima*, ceftizoxima*, ceftriaxona*)
- *Serratia marcescens* (cefotaxima*, ceftazidima*, ceftizoxima*, ceftriaxona*)

- *Staphylococcus aureus* sensível à meticilina* (não ceftibuteno e cefixima)
- *Staphylococcus epidermidis* (cefoperazona*, cefotaxima*, ceftizoxima*, ceftriaxona*)
- *Staphylococcus saprophyticus* (cefpodoxima*)
- *Streptococcus agalactiae* (cefoperazona*, ceftizoxima*)
- *Streptococcus pneumoniae**
- *Streptococcus viridans* (ceftriaxona*)
- *Streptococcus pyogenes**

Ver Apêndice II

Usualmente eficazes:

- *Acinetobacter* sp. (cefotaxima, ceftizoxima, ceftriaxona, ceftazidima)
- *Actinomyces* sp. (ceftizoxima, ceftriaxona)
- *Aeromonas* sp. (cefotaxima, ceftizoxima, ceftriaxona, cefoperazona, ceftazidima, cefixima, ceftibuteno)
- *Bukholderia cepacia* (ceftazidima, ceftibuteno)
- *Citrobacter* sp. (ceftizoxima, ceftriaxona, cefoperazona, cefixima, ceftibuteno, cefpodoxima, cefdinir)
- *Clostridium*, não *difficile* (ceftazidima, ceftizoxima)
- *Escherichia coli* (cefdinir, ceftibuteno)
- *Haemophilus ducreyi* (cefotaxima, ceftizoxima, ceftriaxona, ceftazidima, cefixima)
- *Klebsiella* sp. (cefixima, ceftibuteno)
- *Moraxella catarrhalis* (ceftazidima, cefoperazona, cefotaxima, ceftizoxima)
- *Morganella* sp. (cefoperazona, ceftazidima)
- *Neisseria gonorrhoeae* (cefpodoxima, cefxinir)
- *Pasteurella multocida* (ceftizoxima, ceftriaxona, cefoperazona, cefixima, cefpodoxima, cefdinir)
- *Peptostreptococcus* sp. (cefoperazona, ceftazidima, cefixima)
- *Prevotella melaninogenica* (cefotaxima, ceftizoxima, cefoperazona, ceftazidima, cefixima)
- *Proteus mirabilis* (ceftibuteno, cefdinir)
- *Proteus vulgaris* (ceftriaxona, cefoperazona, ceftazidima, cefixima, ceftibuteno)
- *Providencia* sp. (ceftriaxona, cefoperazona, ceftazidima, cefixima, ceftibuteno)
- *Salmonella* sp. (cefotaxima, ceftriaxona, cefoperazona)
- *Serratia* sp. (cefoperazona)
- *Streptococcus viridans* (cefotaxima, ceftizoxima, cefoperazona, cefixima, cefpodoxima, cefdinir)
- *Yersinia enterocolitica* (cefotaxima, ceftizoxima, ceftriaxona, cefixima, ceftibuteno)

Escassos estudos clínicos:

- *Burkholderia cepacia* (cefotaxima, ceftriaxona, ceftizoxima, cefoperazona)
- *Enterobacter* sp. (ceftibuteno)
- *Neisseria gonorrhoeae* (ceftazidima, ceftibuteno)
- *Neisseria meningitidis* (ceftizoxima, cefoperazona, cefixima, ceftibuteno)
- *Prevotella melaninogenica* (ceftriaxona)
- *Proteus vulgaris* (cefpodoxima, cefdinir)
- *Serratia* sp. (cefixima, ceftibuteno)
- *Staphylococcus epidermidis* (ceftazidima, cefpodoxima, cefdinir)
- *Stenotrophomonas maltophilia* (cefoperazona, ceftazidima)
- *Streptococcus viridans* (ceftazidima)
- *Yersinia enterocolitica* (cefoperazona, ceftazidima)

MECANISMO DE AÇÃO

Agentes bactericidas que inibem a síntese da parede celular bacteriana

POSOLOGIA

CEFDINIR

600 mg VO diariamente

DOSAGEM CONFORME A FUNÇÃO RENAL

***Clearance* de creatinina (ClCr) < 30 mL/min:** 300 mg VO diariamente

CEFIXIMA

400 mg VO diariamente

DOSAGEM CONFORME A FUNÇÃO RENAL

ClCr 20–60 mL/min: diminuir a dose em 25%

ClCr < 20 mL/min: diminuir a dose em 50%

CEFOPERAZONA

2–4 g IV/IM a cada 12 h

DOSAGEM CONFORME A FUNÇÃO RENAL

Hemodiálise: dose após a diálise

CEFOTAXIMA

1–2 g IV/IM a cada 6–8 h, máximo de 12 g/d

DOSAGEM CONFORME A FUNÇÃO RENAL

ClCr 50–90 mL/min: 2 g IV a cada 8–12 h

ClCr 10–50 mL/min: 2 g IV a cada 12–24h

ClCr < 10 mL/min: 2 g IV a cada 24 h

Hemodiálise: 1 g extra depois da diálise

Diálise peritoneal ambulatorial crônica (DPAC): 0,5–1 g IV por dia

Hemofiltração arteriovenosa contínua (HAVC): 2 g IV a cada 12–24 h

CEFPODOXIMA

100–400 mg VO 2 vezes ao dia

DOSAGEM CONFORME A FUNÇÃO RENAL

ClCr < 30 mL/min: dose a cada 12 h

CEFTAZIDIMA

1 g IV/IM a cada 8–12 h; 2 g IV a cada 8–12 h

DOSAGEM CONFORME A FUNÇÃO RENAL

ClCr 50–90 mL/min: 2 g IV a cada 8–12 h

ClCr 10–50 mL/min: 2 g IV a cada 24–48 h

ClCr < 10 mL/min: 2 g IV a cada 48 h

Hemodiálise: 1 g extra após diálise

CAPD: 1 g IV por dia

HAVC: 2 g IV a cada 24–48 h

CEFTIBUTENO

400 mg VO por dia

DOSAGEM CONFORME A FUNÇÃO RENAL

ClCr 30–50 mL/min: 200 mg VO por dia

ClCr < 30 mL/min: 100 mg VO por dia

CEFTIZOXIMA

1–2 g IV a cada 8–12 h

DOSAGEM CONFORME A FUNÇÃO RENAL

ClCr 50–90 mL/min: 2 g IV a cada 8–12 h

ClCr 10–50 mL/min: 2 g IV a cada 12–24 h

ClCr < 10 mL/min: 2 g IV a cada 24 h

Hemodiálise: 1 g extra depois da diálise

CAPD: 0,5–1 g IV a cada 24 h

HAVC: 2 g IV a cada 12–24 h

CEFTRIAXONA

1–2 g IV/IM por dia

INTERAÇÕES MEDICAMENTOSAS

NEFROTOXICIDADE: aminoglicosídeos

AUMENTAM A EFICÁCIA DAS CEFALOSPORINAS: aminoglicosídeos

REDUZEM A EFICÁCIA DAS CEFALOSPORINAS: antiácidos, sais de ferro (cefdinir), multivitaminas com minerais (cefdinir), didanosina (cefpodoxima)

DIMINUEM OS NÍVEIS DE CEFALOSPORINAS: bloqueadores H2 (cefpodoxima), inibidores da bomba de prótons (cefpodoxima)

DIMINUEM A EFICÁCIA DE: anticoncepcionais orais

AUMENTAM OS NÍVEIS DE CEFALOSPORINAS: probenecida

SANGRAMENTO: aspirina (cefoperazona), warfarin (cefoperazona), inibidores da trombina (cefoperazona), heparina (cefoperazona)

REAÇÃO TIPO DISSULFIRAM: etanol (cefoperazona)

EFEITOS COLATERAIS

COMUNS: diarréia, náusea, vômitos, dor abdominal, cefaléia, erupção cutânea, vaginite, prurido, eosinofilia, urticária, níveis elevados de uréia/creatinina, tromboflebite (cefoperazona), anemia (cefoperazona), reação no local de injeção (cefoperazona, cefotaxima, ceftazidima, ceftizoxima, ceftriaxona), febre (cefotaxima), hemoglobina diminuída (ceftibuteno), níveis elevados de bilirrubina (ceftibuteno), trombocitose (ceftizoxima, ceftriaxona), leucopenia (ceftriaxona)

RAROS: hepatotoxicidade, trombocitopenia, anafilaxia, anemia hemolítica, convulsões, neutropenia, colite pseudomembranosa, doença do soro (cefoperazona, ceftibuteno), reação tipo dissulfiram (cefoperazona), agranulocitose (cefotaxima), nefrite intersticial (cefotaxima, ceftibuteno), necrólise epidérmica tóxica (cefotaxima, cefpodoxima, ceftibuteno), síndrome de Stevens-Johnson (cefotaxima, cefpodoxima, ceftibuteno), superinfecção (cefpodoxima), eritema multiforme (cefotaxima), leucopenia (cefpodoxima), pancitopenia (ceftibuteno), hipoprotrombinemia (ceftriaxona), trombocitose, vertigem, sudorese, rubor, palpitações, febre, calafrios, elevação dos testes de função renal, elevação dos testes de função hepática, flatulência, cálculos renais

MONITORIZAÇÃO

Nenhuma

CONTRA-INDICAÇÕES

Hipersensibilidade à droga/classe, alergia à penicilina, colite associada a antibióticos, agentes nefrotóxicos, convulsões, função hepática prejudicada (cefoperazona), função renal prejudicada, lactação (cefoperazona, ceftizoxima), hiperbilirrubinemia (ceftriaxona)

CLASSE EM RELAÇÃO À GRAVIDEZ

B

CEFALOSPORINAS DE QUARTA GERAÇÃO

Cefepima (Maxipime® IM/IV)

INDICAÇÕES

- *Bacteroides fragilis**
- *Enterobacter* sp.*
- *Escherichia coli**
- *Klebsiella pneumoniae**
- *Proteus mirabilis**
- *Pseudomonas aeruginosa**
- *Staphylococcus aureus* sensível à meticilina*
- *Streptococcus pneumoniae**
- *Streptococcus pyogenes**

Ver Apêndice II

Usualmente eficaz:

- *Aeromonas* sp.
- *Citrobacter* sp.
- *Haemophilus influenzae*
- *Moraxella catarrhalis*
- *Morganella* sp.
- *Neisseria gonorrhoeae*
- *Neisseria meningitidis*
- *Peptostreptococcus* sp.
- *Proteus vulgaris*
- *Providencia* sp.
- *Serratia* sp.
- *Streptococcus viridans*
- *Yersinia enterocolitica*

Escassos estudos clínicos:
- *Acinetobacter* sp.
- *Burkholderia cepacia*
- *Staphylococcus epidermidis*

MECANISMO DE AÇÃO

Agente bactericida que inibe a síntese da parede celular bacteriana

POSOLOGIA

0,5–2 g IV/IM a cada 12 h

DOSAGEM CONFORME A FUNÇÃO RENAL

***Clearance* de creatinina (ClCr) 50–90 mL/min:** 2 g IV a cada 8 h

ClCr 50–10 mL/min: 2 g IV a cada 12–24 h

ClCr < 10 mL/min: 1 g IV a cada 24 h

Hemodiálise: 1 g IV extra após diálise

Diálise peritoneal ambulatorial crônica (CAPD): 1–2 g IV a cada 48 h

Hemofiltração arteriovenosa contínua (HAVC): não recomendada

INTERAÇÕES MEDICAMENTOSAS

NEFROTOXICIDADE: aminoglicosídeos

AUMENTAM A EFICÁCIA DE CEFALOSPORINAS: aminoglicosídeos

REDUZEM A EFICÁCIA DE: anticoncepcionais orais

AUMENTA OS NÍVEIS DE CEFALOSPORINAS: probenecida

EFEITOS COLATERAIS

COMUNS: diarréia, náusea, vômitos, prurido, cefaléia, reações no local de injeção, erupção cutânea, febre, vaginite

RAROS: anafilaxia, encefalopatia, convulsões, colite pseudomembranosa, nefrite intersticial, leucopenia, síndrome de Stevens-Johnson, necrólise epidérmica tóxica, trombocitopenia, anemia hemolítica, eritema multiforme, confusão, vertigem, urticária, elevação dos testes de função hepática, hipoglicemia, anemia, elevação dos testes de função renal, hipocalcemia

MONITORIZAÇÃO

Nenhuma

CONTRA-INDICAÇÕES

Hipersensibilidade à droga/classe, alergia à penicilina, função renal comprometida, colite associada a antibióticos, convulsões, agentes nefrotóxicos

CLASSE EM RELAÇÃO À GRAVIDEZ

B

CETIRIZINA

(Zyrtec® compr. 5, 10 mg; líquido 5 mg/5 mL em frascos de 120 mL)

INDICAÇÕES

- Celulite basofílica⁺
- Dermatite atópica^ (ver p. 318)
- Dermatografismo^
- Eritema *gyratum repens*⁺
- Foliculite pustulosa eosinofílica do HIV⁺
- Prurido, picadas de mosquito^ (ver p. 357)
- Prurido, queimadura^ (ver p. 357)
- Psoríase^ (ver p. 358)
- Rinite alérgica*
- Urticária (ver p. 366)
  Aguda^
  Colinérgica^
  Crônica*
  Ao frio^, associado com zafirlucast 20 mg VO 1 vez dia^
  Ao calor^
  Solar^
- Urticaria pigmentosa⁺
- Urticária vasculite⁺ (ver p. 367)

MECANISMO DE AÇÃO

Bloqueador de segunda geração dos receptores H1 à histamina, sendo um metabólito carboxilácido da hidroxizina, anti-histamínico de primeira geração. Também inibe a quimiotaxia dos eosinófilos e seu acúmulo na pele. Anti-histamínico de longa ação, com mínima ação sedativa

POSOLOGIA

5–10 mg VO por dia. Pode ser necessário usar até 40 mg VO por dia na urticária e dermatite atópica.

DOSAGEM CONFORME A FUNÇÃO RENAL

ClCr < 30 mL/min: 5 mg VO a cada dia

DOSAGEM CONFORME A FUNÇÃO HEPÁTICA 5 mg VO a cada dia

INTERAÇÕES MEDICAMENTOSAS

DEPRESSÃO DO SISTEMA NERVOSO CENTRAL: opiáceos, tramadol, antidepressivos, anti-histamínicos, antipsicóticos, propoxifeno, barbitúricos, benzodiazepinas, droperidol, etanol, meperidina, alfa-2-agonistas centrais, meprobamato, metoclopramida, relaxantes musculares, fenotiazinas, prometazina, sedativos/hipnóticos, talidomida

HIPERTENSÃO: alfa-2-agonistas centrais (p. ex., metildopa)

EFEITOS COLATERAIS

COMUNS: sonolência, fadiga, boca seca, faringite, tonteira, dor abdominal, náusea, vômitos, diarréia, cefaléia, tosse, epistaxe, broncospasmo

RAROS: hepatite, reação de hipersensibilidade, anorexia, rubor, salivação aumentada, retenção urinária, insuficiência cardíaca, hipertensão, palpitação, taquicardia, coordenação anormal, ataxia, confusão, disfonia, hiperestesia, cãibras nas pernas, enxaqueca, mielite, paralisia, parestesia, ptose, síncope, tremor, abalos musculares, vertigem, alteração do campo visual, constipação, dispepsia, flatulência, gastrite, hemorróidas, apetite aumentado, melena, hemorragia retal, estomatite, edema de língua, alteração de cor da língua, cistite, disúria, hematúria, poliúria, incontinência urinária, surdez, otalgia, ototoxicidade, zumbido, desidratação, diabetes, sede, artralgia, artrite, artrose, mialgia, fraqueza muscular, agitação, amnésia, ansiedade, libido diminuída, depressão, labilidade emocional, euforia, concentração prejudicada, insônia, nervosismo, paranóia, bronquite, dispnéia, pneumonia, expectoração aumentada, sinusite, infecção do trato respiratório superior, dismenorréia, dor mamária, sangramento intermenstrual, leucorréia, menorragia, vaginite, linfadenopatia, acne, alopecia, angioedema, erupção bolhosa, dermatite, pele seca, eczema, furunculose, hiperceratose, hipertricose, erupção cutânea, fotossensibilidade, prurido, púrpura, seborréia, urticária, parosmia, ageusia, cegueira, conjuntivite, glaucoma, hemorragia ocular, xeroftalmia, astenia, lombalgia, edema da face, aumento de peso, palidez, pólipos nasais, edema, calafrios

MONITORIZAÇÃO

Nenhuma

CONTRA-INDICAÇÕES

Hipersensibilidade à droga/classe, hipersensibilidade a hidroxizina, função hepática ou renal prejudicada, uso concomitante de depressores do sistema nervoso central

CLASSE EM RELAÇÃO À GRAVIDEZ

B

CETOCONAZOL

(Nizoral® compr. 200 mg, creme 2% em tubos de 15, 30, 60 g; xampu 2%)

INDICAÇÕES

- Blastomicose*
- Candidíase mucocutânea*
- Candidíase oral*
- Candidíase vesical*
- Coccidioidomicose*
- Cromomicose*
- Dermatite seborréica (uso oral e tópico)^ (ver p. 320)
- Foliculite pitirospórica^
- Histoplasmose*
- Onicomicose^
- Paracoccidioidomicose*
- Pitíriase versicolor (uso oral e tópico)*
- Síndrome de Reiter$
- *Tinea capitis*^
- *Tinea corporis, cruris, pedis* (uso oral e tópico)*

Ver Apêndice I

MECANISMO DE AÇÃO

Inibe a síntese de ergosterol na membrana celular

POSOLOGIA

FOLICULITE PITIROSPÓRICA: 200 mg VO por dia durante 4 semanas

DERMATITE SEBORRÉICA: aplicação tópica 2 vezes ao dia durante 4 semanas; 200 mg VO por dia durante 4 semanas

Tinea capitis: 3,3–6,6 mg/kg/d

Tinea pedis: Aplicação tópica 2 vezes ao dia durante 6 semanas; 200 mg VO por dia durante 4 semanas.

Ptiríase versicolor, *Tinea corporis*, *Cruris*: aplicação tópica 2 vezes ao dia durante 2 semanas; 200 mg VO por dia durante 4 semanas (exceto pitiríase versicolor, 400 mg VO uma vez)

Ver Apêndice I

INTERAÇÕES MEDICAMENTOSAS

Depressão do Sistema Nervoso Central: alfentanil, benzodiazepinas, propoxifeno, buprenorfina, fentanil

Aumenta os Níveis de: amiodarona, almotriptan, aprepitant, aripiprazol, bosentan, budesonida, buspirona, ergotamina, carbamazepina, celecoxib, cilostazol, ciclosporina, delavirdina, digoxina, eletriptan, estatinas, imatinib, levobupivacaína, metformina, sulfoniluréias, metadona, mifepristona, modafinil, nefazodona, fenitoína, quetiapina, quinidina, repaglinida, sildenafil, sirolimo, tacrolimo, teofilina, tolterodina, alcalóides da pervinca, warfarin, ziprasidona, zonisamida

Aumentam os Níveis de Cetoconazol: amprenavir, inibidores de protease, paclitaxel

Reduzem os Níveis de Cetoconazol: barbitúricos, rifampicinas, didanosina, griseofulvina, bloqueadores H2, inibidores da bomba de prótons

Hipotensão: bepridil, bloqueadores dos canais de cálcio

Intervalo QT Prolongado: cisaprida, pimozida

Arritmias: disopiramida

Hiperglicemia Aumentada: pioglitazona

EFEITOS COLATERAIS

TÓPICO

Comuns: erupção cutânea, prurido, irritação, ardência

Raros: absorção sistêmica

ORAL

Comuns: náusea, tonteira, dor abdominal, diarréia, cefaléia, prurido, letargia, nervosismo, sonolência, erupção cutânea, transaminases elevadas, ginecomastia

RAROS: insuficiência supra-renal, trombocitopenia, insuficiência hepática, hepatotoxicidade, anafilaxia, leucopenia, anemia hemolítica, febre, calafrios, fotofobia, alopecia, impotência, pressão intracraniana aumentada, parestesias, hipertrigliceridemia, ideação suicida, depressão, intervalo QT prolongado

MONITORIZAÇÃO (ORAL)

BÁSICA: hemograma completo, função hepática

A CADA 6 SEMANAS: função hepática

CONTRA-INDICAÇÕES

TÓPICO: hipersensibilidade à droga/classe, gravidez

ORAL: hipersensibilidade à droga/classe, acloridria, meningite fúngica, função hepática prejudicada, gravidez

CLASSE EM RELAÇÃO À GRAVIDEZ

C

CICLOFOSFAMIDA

(Cytoxan® compr. 25, 50 mg; frascos-ampolas de 100, 200, 500, 1.000, 2.000 mg)

INDICAÇÕES

- Adenocarcinoma de ovário*
- Carcinoma da mama*
- Criofibrinogenemia+
- Crioglobulinemia$
- Dermatite eczematosa^
- Dermatomiosite, pulmonar$ (ver p. 321)
- Doença de Behçet$ (ver p. 323)
- *Eritema elevatum diutinum*+
- Esclerodermia$ (ver p. 329)
- Escleromixedema+
- Granulomatose de Wegener^ (ver p. 367)
- Granulomatose linfomatóidea$
- Histiocitose X$
- Ictiose linear circunflexa+
- Leucemia granulocítica crônica*
- Leucemia linfoblástica aguda*

- Leucemia linfocítica crônica[*]
- Leucemia mielógena aguda[*]
- Leucemia monocítica aguda[*]
- Linfoma de celularidade mista[*]
- Linfoma de células B, primário, associado com rituximab[$]
- Linfoma de Hodgkin[*]
- Linfoma histiocítico[*]
- Linfoma linfocítico[*]
- Linfoma maligno estágios III e IV de Ann Arbor[*]
- Líquen mixedematoso[+]
- Lúpus, renal[^], pulmonar/ocular/cerebral[$] (ver p. 337)
- Micose fungóide[*] (ver p. 332)
- Mieloma múltiplo[*]
- Necrólise epidérmica tóxica[+] (ver p. 343)
- Neuroblastoma[*]
- Paniculite histiocítica citofágica[+]
- Pênfigo foliáceo[$] associado com prednisona (ver p. 348)
- Pênfigo vulgar[$] associado com prednisona (ver p. 350)
- Penfigóide bolhoso[$] (ver p. 350)
- Penfigóide cicatricial[^] (ver p. 351)
- Pioderma gangrenoso[$] (ver p. 353)
- Poliarterite nodosa[^] (ver p. 367)
- Policondrite recorrente[$]
- Retículo-histiocitose multicêntrica[$]
- Retinoblastoma[*]
- Síndrome de Stevens-Johnson[+] (ver p. 364)
- Síndrome nefrótica de lesão mínima em crianças[*]
- Vasculite leucocitoclástica[^] (ver p. 367)

MECANISMO DE AÇÃO

Agente alquilante que produz ligações cruzadas no DNA

POSOLOGIA

Dermatoses Bolhosas, Doenças do Tecido Conjuntivo, Micose Fungóide: 1–5 mg/kg VO por dia (pode dar com prednisona 1 mg/kg/d VO para doenças bolhosas)

Vasculite, Neoplasias: 5–9 mg/kg IV por dia durante 1–2 semanas a cada mês

Nefropatia Lúpica, Vasculite Lúpica: 0,5–1 g/m^2 em pulso IV uma vez por mês

Linfoma de Células B Primário: 1,5 g/m^2 IV 1 semana antes de rituximab, 375 mg/m^2 IV a cada semana durante 4 semanas no total

INTERAÇÕES MEDICAMENTOSAS

AUMENTAM OS NÍVEIS DE CICLOFOSFAMIDA: alopurinol, cimetidina, cloranfenicol

AUMENTAM OS NÍVEIS DE: succinilcolina

DIMINUEM OS NÍVEIS DE CICLOFOSFAMIDA: barbitúricos

REDUZ OS NÍVEIS DE: digoxina

TOXICIDADE CARDÍACA: doxorrubicina

IMUNOSSUPRESSÃO: alefacept

SUPRESSÃO DA MEDULA ÓSSEA: rituximab, zidovudina

EFEITOS COLATERAIS

COMUNS: esterilidade, amenorréia, cistite hemorrágica, infecções, náusea, vômitos, alopecia, leucopenia, diarréia, anorexia, erupção cutânea, mal-estar, estomatite, pele/dentes/unhas escurecidos

RAROS: dor abdominal, colite hemorrágica, erosões mucosas, icterícia, síndrome de Stevens-Johnson, necrólise epidérmica tóxica, trombocitopenia, anemia, necrose tubular renal, pneumonia intersticial, fibrose pulmonar, astenia, síndrome de secreção inapropriada de hormônio antidiurético (ADH), insuficiência cardíaca congestiva, pericardite, anafilaxia, cicatrização lenta de ferida, fibrose vesical, disúria, eritema acral, urticária, hepatotoxicidade, miocardiopatia, convulsões, neoplasias (bexiga, leucemia, linfoma, carcinoma de células escamosas)

MONITORIZAÇÃO

BÁSICA: hemograma completo, bioquímica sérica, exame de urina, radiografia de tórax

SEMANALMENTE DURANTE 3 MESES, A SEGUIR MENSALMENTE DURANTE 3 MESES, A SEGUIR A CADA 6 MESES: hemograma completo, bioquímica sérica, exame de urina

A CADA 6 MESES: radiografia de tórax, citologia da urina

CONTRA-INDICAÇÕES

Hipersensibilidade à droga ou classe, supressão grave da medula óssea, uso com outros agentes alquilantes ou imunossupressores, uso de vacinas virais "vivas", gravidez

CLASSE EM RELAÇÃO À GRAVIDEZ

D

CICLOPIROX

(Penlac® solução esmalte de unha 8% em frascos de 3,3, 6,6 mL)

INDICAÇÕES

- Onicomicose*

MECANISMO DE AÇÃO

Inibe o transporte transmembrânico fúngico, alterando a permeabilidade da membrana celular.

POSOLOGIA

Aplicar nas unhas ao deitar-se. Limpar com álcool a cada 8 dias. Usar até 48 semanas.

INTERAÇÕES MEDICAMENTOSAS

Nenhuma

EFEITOS COLATERAIS

COMUNS: eritema, irritação

RAROS: alteração da forma da unha, unhas encravadas, alteração de cor das unhas

MONITORIZAÇÃO

Nenhuma

CONTRA-INDICAÇÕES

Hipersensibilidade à droga/classe, imunossupressão, diabético

CLASSE EM RELAÇÃO À GRAVIDEZ

B

CICLOSPORINA

(Neoral® compr. 25, 50, 100 mg, solução VO 100 mg/mL, solução IV 50 mg/mL; Sandimmune® compr. 25, 100 mg, solução VO 100 mg/mL)

INDICAÇÕES

- Alopecia areata$ (ver p. 313)
- Dermatite atópica^ (ver p. 318)
- Dermatomiosite$ (ver p. 321)
- Dermatose por IgA linear+ (ver p. 322)
- Doença de Behçet (oral),^ (tópica)+ (ver p. 323)
- Doença de Darier+ (ver p. 324)
- Doença de Hailey-Hailey+ (ver p. 325)
- Doença enxerto-*versus*-hospedeiro^ (ver p. 326)
- Epidermólise bolhosa adquirida+ (ver p. 327)
- Esclerodermia, sistêmica^, linear+ (ver p. 329)
- Estomatite aftosa^ (ver p. 330)
- Fotodermatite+
- Granuloma anular+ (ver p. 331)
- Linfoma cutâneo de linfócitos T, forma infantil subcutânea+ (ver p. 332)
- Líquen plano+ (ver p. 336)
- Líquen plano pilar+ (ver p. 336)
- Lúpus bolhoso+, paniculite+, sistêmico$ (ver p. 337)
- Necrobiose lipoídica+ (ver p. 343)
- Necrólise epidérmica tóxica+ (ver p. 343)
- Pênfigo eritematoso+
- Pênfigo paraneoplásico+ (ver p. 348)
- Pênfigo vulgar^ (ver p. 350)
- Penfigóide bolhoso$ (ver p. 350)
- Penfigóide cicatricial+ (ver p. 351)
- Penfigóide gestacional+ (ver p. 352)
- Pioderma gangrenoso$ (ver p. 353)
- Pitiríase liquenóide crônica+ (ver p. 354)
- Pitiríase rubra pilar+ (ver p. 355)
- Prurigo nodular+
- Psoríase, em placas*, pustulosa$ (ver p. 358)
- Síndrome de Reiter+ (ver p. 363)
- Síndrome de Sweet+ (ver p. 365)
- Síndrome hipereosinofílica+ (ver p. 365)

MECANISMO DE AÇÃO

Liga-se à ciclofilina inibindo a calcineurina e diminuindo a atividade do fator de transcrição NFAT1, o que reduz a transcrição de citocinas pró-inflamatórias, como interleucina-2, interferon-gama e citocinas quimioatrativas neutrofílicas

POSOLOGIA

3–5 mg/kg/d divididos em 2 vezes ao dia

LINFOMA DE LINFÓCITOS T CUTÂNEO INFANTIL SUBCUTÂNEO: 5–12 mg/kg/d VO com ciclofosfamida/doxorrubicina/vincristina/prednisona

INTERAÇÕES MEDICAMENTOSAS

HIPERPOTASSEMIA: inibidores da enzima conversora de angiotensina, diuréticos poupadores de potássio, potássio

NEFROTOXICIDADE: inibidores da enzima conversora de angiotensina, adefovir, aminoglicosídeos, carboplatina, cidofovir, cisplatina, colchicina, drogas antiinflamatórias não-esteróides, agentes nefrotóxicos, sirolimo, tacrolimo, ácido zoledrônico

IMUNOSSUPRESSÃO: alefacept

DEPRESSÃO DO SISTEMA NERVOSO CENTRAL: alfentanil, benzodiazepinas, fentanil

AUMENTAM OS NÍVEIS DE CICLOSPORINA: amiodarona, androgênios, aprepitant, azóis, antifúngicos, bromocriptina, cimetidina, ciprofloxacina, antibióticos macrolídeos, anticoncepcionais orais, esteróides, delavirdina, diltiazem, efavirenz, fluvoxamina, griseofulvina, metoclopramida, metronidazol, nefazodona, nicardipina, inibidores de protease, quinupristina/dalfopristina, verapamil

AUMENTA OS NÍVEIS DE: aripiprazol, bosentan, buprenorfina, caspofungina, digoxina, eletriptan, etoposida, ezetimiba, paclitaxel, sildenafil, tadalafil, tenofovir, tolteradina, alcalóides da pervinca

MIOPATIA: estatinas

DIMINUEM OS NÍVEIS DE CICLOSPORINA: barbitúricos, carbamazepina, imatinib, modafinil, nafcilina, octreotida, orlistat, fenitoína, rifabutina, rifampicina, rifapentina, terbinafina

HIPOTENSÃO: bloqueadores dos canais de cálcio

INTERVALO QT PROLONGADO: cisaprida, pimozida

CONVULSÕES: doxorrubicina

TOXICIDADE PELO ERGOT: ergots

INFECÇÃO: leflunomida, agentes bloqueadores do fator de necrose tumoral

ACIDOSE LÁCTICA: metformina

EFEITOS COLATERAIS

COMUNS: hipertensão, acne, cãibras nas pernas, diarréia, parestesias, cefaléia, dor abdominal, sinusite, náusea, vômitos, hirsutismo, hiperplasia gengival, mialgias, letargia, infecção, níveis elevados de uréia/creatinina, hipomagnesemia, hiperpotassemia, hiperuricemia, hiperglicemia

RAROS: convulsões, leucopenia, trombocitopenia, hepatotoxicidade, anafilaxia, nefrotoxicidade, neoplasia, infecção, trombose capilar glomerular, diabetes

MONITORIZAÇÃO

BÁSICO: pressão arterial, creatinina, uréia, magnésio

APÓS 2 SEMANAS: pressão arterial, creatinina, uréia, magnésio

MENSALMENTE A PARTIR DAÍ: pressão arterial, creatinina, uréia, magnésio

CONTRA-INDICAÇÕES

HIV ou câncer, problemas hepáticos ou renais, hipersensibilidade à droga/classe, hipersensibilidade ao óleo de rícino, agentes nefrotóxicos, uso de vacinas "vivas", gravidez

CLASSE EM RELAÇÃO À GRAVIDEZ

C

CIDOFOVIR

(Vistide® frascos-ampolas 375 mg)

INDICAÇÕES

- Carcinoma basocelular$ (ver p. 315)
- Carcinoma espinocelular+ (ver p. 316)
- Condiloma acuminado^ (ver p. 368)

- Herpes simples^
- Molusco contagioso$ (ver p. 341)
- Neoplasia intra-epitelial cervical$
- Papilomatose laríngea$
- Retinite por citomegalovírus em pacientes HIV-positivos*
- Verruga vulgar em pacientes HIV-positivos+ (ver p. 368)

MECANISMO DE AÇÃO

Nucleosídeo análogo do desoxicitidina monofosfato que é incorporado no DNA viral por DNA polimerases virais o que bloqueia a síntese adicional de DNA. Não depende da timidina cinase viral para fosforilação

POSOLOGIA

RETINITE POR CITOMEGALOVÍRUS

5 mg/kg IV a cada semana por 2 semanas, a seguir VO a cada semana. Aplicar pré-hidratação com soro fisiológico e probenecida

DOSAGEM CONFORME A FUNÇÃO RENAL

Clearance **de creatinina (ClCr) 50–90 mL/min:** 5 mg/kg IV a cada semana

ClCr 10–50 mL/min: 0,5–2 mg/kg IV a cada semana

ClCr < 10 mL/min: 0,5 mg/kg IV a cada semana

Hemodiálise: faltam dados

DOSAGEM RENAL DE MANUTENÇÃO

ClCr 50–90 mL/min: 5 mg/kg IV a cada 2 semanas

ClCr 10–50 mL/min: 0,5–2 mg/kg IV a cada 2 semanas

ClCr < 10 mL/min: 0,5 mg/kg IV a cada 2 semanas

Hemodiálise: faltam dados

VERRUGA VULGAR EM PACIENTES HIV-POSITIVOS

375 mg IV a cada 2 semanas

OUTRAS POSOLOGIAS

Pode ser misturado a creme ou gel, que pode ser usado 1 a 2 vezes ao dia. Adicionar 15 mg de cidofovir (75 mg/mL) a 22,5 g de Dermovan® como veículo para fazer creme de cidofovir 3%

INTERAÇÕES MEDICAMENTOSAS

HIPOPOTASSEMIA: combinações de bloqueadores dos receptores à angiotensina/hidroclorotiazida, inibidores da anidrase carbônica

NEFROTOXICIDADE: adefovir, aminoglicosídeos, inibidores da cicloxigenase-2, agentes nefrotóxicos, drogas antiinflamatórias não esteróides, tenofovir

INTERVALO QT PROLONGADO: antiarrítmicos classe III, bepridil, cisaprida, meperidina/prometazina, fenotiazinas, pimozida, quinolonas

SUPRESSÃO DA MEDULA ÓSSEA: supressores da medula óssea, carboplatina, cisplatina, clozapina, quimioterapia citotóxica, interferon alfa e beta, oxaliplatina, rituximab, zidovudina

ACIDOSE LÁCTICA: metformina/sulfoniluréias

EFEITOS COLATERAIS

TÓPICOS

COMUNS: cefaléia, náusea, faringite, prurido, erupção cutânea, parestesias, ulceração, dor

RAROS: nenhum

SISTÊMICOS

COMUNS: proteinúria, náusea, vômitos, astenia, erupção cutânea, diarréia, alopecia, infecção, calafrios, febre, anorexia, dispnéia, anemia, dor abdominal, creatinina elevada

RAROS: nefrotoxicidade, neutropenia, uveíte anterior, pressão intra-ocular diminuída, acidose metabólica

MONITORIZAÇÃO

BÁSICA E 48 H ANTES DE CADA DOSE: creatinina, contagem absoluta de neutrófilos, proteína urinária

CONTRA-INDICAÇÕES

Hipersensibilidade à droga ou classe de droga, hipersensibilidade à probenecida, creatinina $>$ 1,5 mg/dL, *clearance* de creatinina $\leq$ 55 mL/min, proteína urinária $\geq$100 mg/dL (proteinúria), gravidez

Não administrar agentes nefrotóxicos no intervalo de 7 dias do uso de cidofovir

CLASSE EM RELAÇÃO À GRAVIDEZ

C

CIMETIDINA

(Tagamet® compr. 200, 300, 400, 800 mg; 300 mg/5 mL em frascos de 8 onças; 300 mg/5 mL frascos de uso único; 300 mg/2 mL em frascos-ampolas de 2,8 mL)

INDICAÇÕES

- Acne+ (ver p. 311)
- Alopecia androgênica$ (ver p. 312)
- Candidíase cutânea$
- Úlceras duodenais, ativas e no tratamento de manutenção*
- Eritema multiforme+ (ver p. 328)
- Úlceras gástricas, ativas benignas*
- Refluxo gastresofágico*
- Sangramento gastrintestinal, profilaxia*
- Herpes simples+
- Hirsutismo+
- Síndromes hipersecretórias*
- Mastocitose/urticária pigmentosa+
- Molusco contagioso$ (ver p. 341)
- Prevenção de hemólise em uso de dapsona$
- Esclerodermia, esofagite+ (ver p. 329)
- Urticária^ (ver p. 366)
- Verruga vulgar^ (ver p. 368)

MECANISMO DE AÇÃO

Inibe competitivamente a histamina nos receptores H2 das células parietais bloqueando a secreção ácida gástrica. Também exerce efeitos antiandrogênicos através da ligação aos receptores a androgênios. Há também receptores H2 nos linfócitos T supressores que, quando bloqueados pela cimetidina, estimulam o sistema imune celular

POSOLOGIA

20–40 mg/kg VO por dia ou 800–1.600 mg VO por dia

INTERAÇÕES MEDICAMENTOSAS

AUMENTA OS NÍVEIS DE: albendazol, amiodarona, aripriprazol, cafeína, atamoxetina, bupivacaína bupropiona, buspirona, benzodiazepinas, carbamazepina, citalopram, clozapina, ciclosporina, dolasetron, escitalopram, etanol, fluvastatina, galantamina, metformina, mifepristona, moricizina, nevirapina, olanzapina, paroxetina, fenitoína, procainamida, quetiapina, quinidina, sertralina, sildenafil, sirolimo, tacrina, tacrolimo, terbinafina, teofilina, ácido valpróico, warfarin, zolmitriptan

Reduz os Níveis de: atanavir, cefpodoxima, delarvidina, gefitinib, ferro, itraconazol, cetoconazol

Depressão do Sistema Nervoso Central e Respiratória: alfentanil, fentanil, antidepressivos tricíclicos

Hipotensão: bepridil, betabloqueadores, bloqueadores dos canais de cálcio

Arritmias Cardíacas: cisaprida, flecainida, lidocaína, mepivacaína, tioridazina

Miopatia: lovastatina, sinvastatina

EFEITOS COLATERAIS

Comuns: cefaléias, diarréia, ginecomastia, náusea, vômitos, tonteira, sonolência, erupção cutânea

Raros: neutropenia, trombocitopenia, agranulocitose, anemia aplástica, confusão, agitação, sonolência, elevação dos testes de função hepática, hipotensão, arritmias cardíacas, impotência, pancitopenia, nefrite intersticial, retenção urinária, anafilaxia, artralgia, mialgia, eritema multiforme, eritema nodoso, síndrome de Stevens-Johnson, necrólise epidérmica tóxica

MONITORIZAÇÃO

Nenhuma

CONTRA-INDICAÇÕES

Hipersensibilidade à droga ou classe

CLASSE EM RELAÇÃO À GRAVIDEZ

B

CIPROEPTADINA

(Periactin® compr. 4 mg, líquido 2 mg/5 mL)

INDICAÇÕES

- Acantose nigricante$^+$ (ver p. 311)
- Anafilaxia*
- Angioedema* (ver p. 315)

- Dermatite atópica^ (ver p. 318)
- Dermatografismo*
- Epidermólise bolhosa simples^ (ver p. 327)
- Mastocitose+
- Prurido, induzido por histamina^ (ver p. 357)
- Reações alérgicas a hemoderivados*
- Rinite alérgica*
- Urticária, crônica*, aquagênica+ (ver p. 366)
- Urticária pigmentosa+

MECANISMO DE AÇÃO

Bloqueador de primeira geração dos receptores H1 à histamina que possui atividade anticolinérgica, sedativa e anti-serotoninérgica

POSOLOGIA

4 mg VO 3 vezes ao dia

INTERAÇÕES MEDICAMENTOSAS

DEPRESSÃO DO SISTEMA NERVOSO CENTRAL: opiáceos, tramadol, propoxifeno, antidepressivos, anti-histamínicos, antipsicóticos, barbitúricos, benzodiazepinas, alfa-2-agonistas centrais, dexmedetomidina, dronabinol, droperidol, etanol, meperidina, meprobamato, metoclopramida, relaxantes musculares, fenotiazinas, prometazina, codeína, sedativos/hipnóticos, talidomida

EFEITO ANTICOLINÉRGICO: anticolinérgicos, alfa-2-agonistas centrais, ciclopentolato/fenilefrina, disopiramida, inibidores da monoamino oxidase

REDUZEM A EFICÁCIA DA CIPROEPTADINA: colinérgicos

EFEITOS COLATERAIS

COMUNS: boca seca, náusea, vômitos, dor abdominal, tonteira, cefaléia, fadiga, retenção urinária, erupção cutânea, urticária, ganho ponderal, diarréia, sedação, sonolência

RAROS: agranulocitose, trombocitopenia, confusão, redução da coordenação, agitação, nervosismo, tremor, irritabilidade, insônia, parestesias, neurite, convulsões, euforia, alucinações, tendência a desmaio, histeria, edema, fotossensibilidade, hipotensão, palpitações, labirintite, visão turva, diplopia, vertigem, zumbido, taquicardia, choque, anemia hemolítica, leucopenia, colestase, insuficiência hepática, hepatite, anorexia, constipação, icterícia, freqüência/retenção urinária, menstruação irregular, secreções brônquicas espessadas, congestão nasal, constrição torácica, sibilos, fadiga, calafrios, cefaléia, febre, ganho ponderal

MONITORIZAÇÃO

Nenhuma

CONTRA-INDICAÇÕES

Hipersensibilidade à droga/classe, doença ulcerosa péptica, glaucoma, recém-nascido/prematuro, lactação, inibidores da monoaminoxidase, obstrução do colo vesical, hipertrofia prostática, idoso, asma, hipertireoidismo, doença cardiovascular/hipertensão

CLASSE EM RELAÇÃO À GRAVIDEZ

B

CLINDAMICINA

(Cleocin® cápsulas 75, 150, 300 mg; IV/IM; suspensão 75 mg/5 mL)

INDICAÇÕES

- *Actinomyces* sp.*
- *Bacteroides fragilis**
- *Clostridium perfringens**
- *Eubacterium* sp.*
- *Fusobacterium* sp.*
- *Peptococcus* sp.*
- *Peptostreptococcus* sp.*
- *Propionibacterium* sp.*
- *Staphylococcus aureus* sensível à meticilina*
- *Streptococcus pneumoniae**
- *Streptococcus pyogenes**

Ver Apêndice II

Usualmente eficaz:

- *Prevotella melaninogenica*

Escassos estudos clínicos:

- *Chlamydia* sp.

MECANISMO DE AÇÃO

Liga-se à subunidade ribossômica 50S, o que inibe a síntese de proteína

POSOLOGIA

150–450 mg VO 4 vezes ao dia, 300–600 mg IM a cada 6–12 h, 300–900 mg IV a cada 6–12 h

INTERAÇÕES MEDICAMENTOSAS

EFEITOS NEUROMUSCULARES: toxina botulínica

BLOQUEIO NEUROMUSCULAR PROLONGADO: bloqueadores neuromusculares não-despolarizantes

REDUZ A EFICÁCIA DE: anticoncepcionais orais

EFEITOS COLATERAIS

COMUNS: diarréia, náusea, vômitos, dor abdominal, erupção, prurido, icterícia, urticária, hipotensão, tromboflebite (IV)

RAROS: colite pseudomembranosa, trombocitopenia, anafilaxia, síndrome de Stevens-Johnson, granulocitopenia, esofagite

MONITORIZAÇÃO

FREQÜENTEMENTE SE EM USO PROLONGADO: hemograma completo, função renal, função hepática

CONTRA-INDICAÇÕES

Hipersensibilidade à droga/classe, colite ulcerativa, colite associada com antibiótico, função hepática ou renal prejudicada

CLASSE EM RELAÇÃO À GRAVIDEZ

B

CLINDAMICINA TÓPICA

(Clindets® clindamicina 1% em aplicadores, 69 aplicadores por caixa; Cleocin T® gel 1% em tubos de 30, 60 g; loção em frascos de 60 mL; solução em frascos de 30, 60 mL; aplicadores); clindamicina 1% e peróxido de benzoíla 5% (Duac® gel em tubos de 45 g); clindamicina 1% e peróxido de benzoíla 5% (BenzaClin® gel em tubos de 20, 50 g)

INDICAÇÕES

- Acne vulgar (clindamicina*, clindamicina associada com peróxido de benzoíla*) (amplo espectro: bactérias gram-positivas, gram-negativas e anaeróbicas), em associação com gel de adapaleno* (ver p. 311)
- Eritrasma (clindamicina$)
- Doença de Fox-Fordyce (clindamicina+)
- Hidradenite supurativa (clindamicina^)
- Rosácea (clindamicina^, clindamicina associada com peróxido de benzoíla^) (ver p. 361)
- Foliculite em tufos (clindamicina+)

MECANISMO DE AÇÃO

Liga-se à subunidade ribossômica 50S bacteriana, o que interfere com a síntese proteíca ao impedir o prolongamento de cadeias peptídicas através da inibição da transferência de segmentos peptidila

POSOLOGIA

Aplicar 2 vezes ao dia (uma vez ao dia para Duac®)

INTERAÇÕES MEDICAMENTOSAS

EFICÁCIA DIMINUÍDA/ANTAGONISMO: eritromicina tópica

IRRITAÇÃO AUMENTADA/RESSECAMENTO: isotretinoína, tretinoína tópica

EFEITOS COLATERAIS

COMUNS: ardência, prurido, secura, eritema, descamação, pele oleosa

RAROS: colite pseudomembranosa, foliculite gram-negativa

MONITORIZAÇÃO

Nenhuma

CONTRA-INDICAÇÕES

Hipersensibilidade à droga/classe, colite pseudomembranosa, colite ulcerativa, gravidez (peróxido de benzoíla)

CLASSE EM RELAÇÃO À GRAVIDEZ

B (clindamicina), C (clindamicina com peróxido de benzoíla)

CLOFAZIMINA

(Lamprene® compr. 50 mg)

INDICAÇÕES

- Acne conglobata[+] (ver p. 311)
- Acne fulminante[+] (ver p. 311)
- *Doença enxerto-versus*-hospedeiro, crônica[$] (ver p. 326)
- Eritema *discrômico*[$]
- Eritema *elevatum diutinum*[+]
- Granuloma anular[+] (ver p. 331)
- Granuloma anular elastolítico de células gigantes[+]
- Granuloma facial[+]
- Histiocitose, ulcerativa[+]
- Infecções por micobactérias atípicas[^]
- Leishmaniose[$]
- Lepra lepromatosa[*]
- Lobomicose[+]
- Lúpus, cutâneo[$] (ver p. 337)
- Lúpus vulgar[+] (ver p. 337)
- Malacoplasia[+]
- Necrobiose lipoídica[+] (ver p. 343)
- Pioderma gangrenoso[$] (ver p. 353)
- Prurigo nodular[+]
- Psoríase, pustulosa[$] (ver p. 358)
- Queilite de Miescher[+]
- Rinoscleroma[$]
- Sarcoidose, laríngea[+] (ver p. 362)
- Síndrome de Melkersson-Rosenthal[$]
- Síndrome de Rothmann-Makai[+]
- Síndrome de Sweet[+] (ver p. 365)
- Tuberculose[^]
- Vitiligo[+] (ver p. 369)

MECANISMO DE AÇÃO

Liga-se aos resíduos guanina do DNA. Inibe a cadeia respiratória mitocondrial e a formação de radicais livres. Altera a função dos monócitos e neutrófilos. Exerce efeitos antiinflamatórios e antimicrobianos com imunomodulação seletiva

POSOLOGIA

50–400 mg VO por dia

INTERAÇÕES MEDICAMENTOSAS

AUMENTA OS NÍVEIS DE CLOFAZIMINA: isoniazida

ALTERA A FARMACODINÂMICA DA: rifampicina

EFEITOS COLATERAIS

COMUNS: hiperpigmentação castanho-alaranjada cutânea, xerose, cãibras abdominais, náusea, vômitos, diarréia

RAROS: hiperpigmentação da lágrima/suor/leite/urina/fezes/cabelo/expectoração, ictiose, deposição de cristais em vísceras, enteropatia fatal, infarto esplênico, enterite eosinofílica, arritmias cardíacas, edema, acentuação do vitiligo, distúrbios eletrolíticos, alterações ungueais

MONITORIZAÇÃO

BÁSICA, A SEGUIR MENSALMENTE: função hepática, eletrólitos, bilirrubina

CONTRA-INDICAÇÕES

Hipersensibilidade à droga ou classe, gravidez, doença gastrintestinal, distúrbios eletrolíticos

CLASSE EM RELAÇÃO À GRAVIDEZ

C

CLORAMBUCIL

(Leukeran® compr. 2 mg)

INDICAÇÕES

- Amiloidose devida a artrite reumatóide$ (ver p. 314)
- Angiite linfocítica benigna+
- Criofibrinogenemia+
- Crioglobulinemia$
- Dermatomiosite$ (ver p. 321)
- Doença de Behçet (cutânea,^ ocular$) (ver p. 323)
- Epidermólise bolhosa adquirida+ (ver p. 327)
- Eritema *elevatum diutinum*+
- Esclerodermia^ (ver p. 329)
- Escleromixedema+
- Granuloma anular$ (ver p. 331)
- Granulomatose de Wegener+ (ver p. 367)
- Histiocitose disseminada$
- Histiocitose multicêntrica+
- Histiocitose sinusal com linfadenopatia maciça+

- Histiocitose X[$]
- Leucemia linfocítica crônica[*]
- Linfoma folicular gigante[*]
- Linfoma de Hodgkin[*]
- Linfossarcoma[*]
- Líquen mixedematoso[+]
- Macroglobulinemia de Waldenström[$]
- Mastocitose[$]
- Micose fungóide[$] (ver p. 332)
- Nefrite lúpica[^] (ver p. 337)
- Pênfigo foliáceo[$] (ver p. 348)
- Pênfigo vulgar[$] (ver p. 350)
- Penfigóide bolhoso[$] (ver p. 350)
- Pioderma gangrenoso[$] (ver p. 353)
- Poliarterite nodosa[+] (ver p. 367)
- Policondrite recorrente[$]
- Sarcoidose[$] (ver p. 362)
- Sarcoma de Kaposi[$] (ver p. 363)
- Síndrome de Sézary[$] (ver p. 332)
- Síndrome de Sweet[+] (ver p. 365)
- Xantogranuloma necrobiótico com paraproteinemia[$]

MECANISMO DE AÇÃO

Agente alquilante, derivado da mostarda nitrogenada, provoca ligações cruzadas no DNA

POSOLOGIA

2–16 mg VO a cada dia (0,05–0,2 mg/kg/d)

INTERAÇÕES MEDICAMENTOSAS

Nenhuma

EFEITOS COLATERAIS

COMUNS: esterilidade masculina, amenorréia feminina, dano às cromátides/cromossomos, mielossupressão, náusea, vômitos, diarréia, ulceração oral, alopecia

RAROS: tosse, tremores, confusão, agitação, ataxia, paresia flácida, alucinações, fibrose pulmonar, neuropatia periférica, pneumonia intersticial, necrólise epidérmica tóxica, síndrome de Stevens-Johnson, eritema multiforme, leucemia, carcinoma espinocelular, febre medicamentosa, hepatotoxicidade, icterícia, cistite

MONITORIZAÇÃO

BÁSICA: hemograma completo, bioquímica sangüínea, radiografia de tórax

SEMANALMENTE DURANTE 3 MESES, A SEGUIR MENSALMENTE DURANTE 3 MESES, A SEGUIR A CADA 3 MESES: hemograma completo, bioquímica sérica

A CADA 6 MESES: radiografia de tórax

CONTRA-INDICAÇÕES

Hipersensibilidade à droga ou classe, resistência precedente ao clorambucil, imunossupressão aditiva com uso com outros agentes alquilantes e imunossupressores, administração de vacinas virais "vivas", gravidez

CLASSE EM RELAÇÃO À GRAVIDEZ

D

CLORANFENICOL

(Chloromycetin® IV; Amphicol® cáps. 250 mg)

INDICAÇÕES

- *Aeromonas aerogenes**
- *Burkholderia cepacia**
- *Enterobacter* sp.*
- *Escherichia coli**
- *Haemophilus influenzae**
- *Klebsiella* sp.*
- *Moraxella catarrhalis**
- *Neisseria gonorrhoeae**
- *Neisseria meningitidis**
- *Proteus* sp.*
- *Pseudomonas aeruginosa**
- Riquetioses
- *Salmonella* sp.*
- *Staphylococcus aureus* sensível à meticilina*
- *Streptococcus pneumoniae**
- *Streptococcus pyogenes**

Ver Apêndice II

Usualmente eficaz:

- *Actinomyces* sp.
- *Bacteroides fragilis*
- *Brucella* sp.
- *Chlamydia* sp.
- *Clostridium*, não *difficile*
- *Francisella tularensis*
- *Haemophilus ducreyi*
- *Listeria monocytogenes*
- *Mycoplasma pneumoniae*
- *Peptostreptococcus* sp.
- *Prevotella melaninogenica*
- *Salmonella* sp.
- *Shigella* sp.
- *Stenotrophomonas maltophilia*
- *Vibrio vulnificus*
- *Yersinia enterocolitica*

Estudos clínicos escassos:

- *Clostridium difficile*
- *Enterococcus faecalis*
- *Enterococcus faecium*

MECANISMO DE AÇÃO

Agente bacteriostático que se liga à subunidade ribossômica 50S inibindo a síntese de proteína

POSOLOGIA

50–100 mg/kg IV por dia

DOSAGEM CONFORME A FUNÇÃO RENAL

Hemodiálise: aplicar após a diálise

DOSAGEM CONFORME A FUNÇÃO HEPÁTICA

Insuficiência hepática: dose inicial de 1 g, a seguir 500 mg a cada 6 h. Monitorar as concentrações

Lesão hepática/cirrose: 500 mg a cada 6 h

Icterícia: 25 mg/kg/d

INTERAÇÕES MEDICAMENTOSAS

AUMENTA OS NÍVEIS DE: bosentan, fenitoína, voriconazol, warfarin

REDUZ A EFICÁCIA DE: cianocobalamina, ciclofosfamida, ferro, metotrexato, penicilina

AUMENTA A TOXICIDADE DE: fenobarbital

REDUZ A EFICÁCIA DO CLORANFENICOL: metoexital

HIPOGLICEMIA: sulfoniluréias

SUPRESSÃO DA MEDULA ÓSSEA: cimetidina

EFEITOS COLATERAIS

COMUNS: cefaléia, náusea, vômitos, diarréia, febre, erupção cutânea, urticária, prurido, neuropatia periférica, neurite óptica, visão turva

RAROS: anemia aplástica, anemia hipoplástica, agranulocitose, trombocitopenia, anafilaxia, síndrome do "bebê cinzento", colite pseudomembranosa

MONITORIZAÇÃO

FREQÜENTEMENTE SE EM USO PROLONGADO: hemograma completo

CONTRA-INDICAÇÕES

Hipersensibilidade à droga/classe, gravidez, lactância, infecções brandas, função prejudicada hepática ou renal, deficiência de glicose-6-fosfato desidrogenase, doenças hematológicas, supressores da medula óssea, membrana timpânica perfurada

CLASSE EM RELAÇÃO À GRAVIDEZ

C

CLORETO DE ALUMÍNIO

(Drysol® solução 20% em frascos de 35 e 60 mL; Certain-Dri® solução/roll-on 12% [venda livre]; Xerac AC® solução 6,25% em frascos de 35 e 60 mL)

INDICAÇÕES

- Acne vulgar^ (ver p. 311)
- Epidermólise bolhosa+ (ver p. 327)
- Hemostasia*
- Hiperidrose*
- Prevenção de bolhas nos pés ao andar grandes distâncias^

MECANISMO DE AÇÃO

Inibe reversivelmente a secreção das glândulas exócrinas; entretanto, o mecanismo exato é desconhecido

POSOLOGIA

HIPERIDROSE: aplicação diária ao deitar-se, na pele seca; a seguir ocluir se necessário

HEMOSTASIA: uma aplicação imediatamente após biópsia por *shave*/pequeno procedimento

EPIDERMÓLISE BOLHOSA: aplicar solução 20% 2 vezes ao dia

INTERAÇÕES MEDICAMENTOSAS

Nenhuma

EFEITOS COLATERAIS

COMUNS: dermatite por irritante, 1ª sensação de ardência, prurido

RAROS: nenhum

MONITORIZAÇÃO

Nenhuma

CONTRA-INDICAÇÕES

Não usar eletrocautério imediatamente após o uso, porque a solução é inflamável, nem deve ser aplicada em pele irritada, hipersensibilidade à droga/classe

CLASSE EM RELAÇÃO À GRAVIDEZ

Inaplicável, uma vez que não é uma droga aprovada pelo FDA. Não é absorvida sistemicamente

CLOROQUINA

(Aralen® compr. 250, 500 mg; ampolas 250 mg/5 mL)

INDICAÇÕES

- Amebíase extra-intestinal (trofozoítos de *Entamoeba histolytica*)[*]
- Artrite psoriásica[$]
- Dermatite atópica[$] (ver p. 318)
- Dermatomiosite[+] (ver p. 321)
- Erupção polimorfa à luz[^]
- Granuloma anular[+] (ver p. 331)
- Infiltrado linfocítico de Jessner[$]
- Linfocitoma cutis[+]
- Líquen plano, oral[+] (ver p. 336)
- Lúpus, cutâneo[*], paniculite[+] (ver p. 337)
- Paniculite de Weber-Christian[+]
- Paniculite idiopática[+]
- Porfiria cutânea tardia[^] (ver p. 356)
- Profilaxia da malária[*]
- Sarcoidose cutânea[$], pulmonar[^]
- Tratamento da malária (*Plasmodium vivax* e *malariae* formas eritrocíticas, *P. falciparum* exceto gametócitos)[*]

MECANISMO DE AÇÃO

O mecanismo exato é desconhecido. Admite-se que iniba algumas enzimas ao interagir com o DNA, para exercer sua ação plasmodicida. Afeta a filtração da luz ao alterar a síntese de prostaglandinas e inibir a produção de superóxido dismutase, e ligar-se ao DNA. Inibe a formação de complexos antígeno-anticorpo, diminui a responsividade dos linfócitos, e diminui a capacidade dos macrófagos de expressar antígenos da superfície celular, o que leva à imunossupressão. Diminui o tamanho e função dos lisossomos, e prejudica a quimiotaxia para exercer sua ação antiinflamatória. Também inibe a agregação das plaquetas

POSOLOGIA

Cada compr. de 500 contém 300 mg de cloroquina base. Cada mililitro de droga intravenosa contém 40 mg de cloroquina base. Droga intravenosa deve ser dada somente se cloroquina oral não for disponível. A dose diária não deve exceder 4 mg/kg

DERMATOMIOSITE, PANICULITE LÚPICA: 250 mg VO 2 vezes ao dia

AMEBÍASE EXTRA-INTESTINAL: começar com 1 g VO por dia durante 2 dias, a seguir 500 mg VO por dia durante 2–3 semanas

GRANULOMA ANULAR: 3 mg/kg/d VO

LÚPUS ERITEMATOSO, ARTRITE PSORIÁSICA, PANICULITE DE WEBER-CHRISTIAN: 250 mg VO por dia

PROFILAXIA DA MALÁRIA: 1–2 semanas antes da exposição, 500 mg VO a cada semana. Se começada depois da exposição, 500 mg VO a cada 6 horas 2 vezes

TRATAMENTO DA MALÁRIA: começar com 1 g VO 1 vez, a seguir 500 mg VO 6 h depois, a seguir 500 mg VO a cada dia durante 2 dias

PORFIRIA CUTÂNEA TARDIA: 250 mg VO 2 vezes por semana

SARCOIDOSE PULMONAR: 750 mg VO a cada dia durante 6 meses, a seguir 500 mg VO a cada dia durante 2 meses, a seguir 250 mg VO a cada dia

INTERAÇÕES MEDICAMENTOSAS

CONVULSÕES: mefloquina

EFEITOS COLATERAIS GASTRINTESTINAIS: piridostigmina

EFEITOS COLATERAIS

COMUNS: náusea, vômitos, anorexia, diarréia, dor abdominal, cefaléia, visão turva, erupção cutânea, prurido, fadiga, alopecia, alterações pigmentares

RAROS: convulsões, agranulocitose, anemia aplástica, trombocitopenia, retinopatia (> 4 mg/kg/d), metemoglobinemia, perda auditiva, hipotensão, anormalidades eletrocardiográficas, fraqueza, alterações de personalidade, zumbido, nictalopia, escotomas, surdez neurológica, cãibras abdominais, erupção líquen plano-símile

MONITORIZAÇÃO

BÁSICA: exame oftalmológico/campo visual, hemograma completo, dosagem de glicose-6-fosfato desidrogenase, função hepática, pesquisa na urina de 24 h para porfirinas

A CADA 6 MESES: exame oftalmológico

MENSALMENTE DURANTE 3 MESES, A SEGUIR A CADA 4–6 MESES: hemograma completo, hepatograma

CONTRA-INDICAÇÕES

Hipersensibilidade à droga ou classe, alterações retinianas, porfiria, distúrbios gastrintestinais, doença neurológica, psoríase, função hepática comprometida, deficiência de glicose-6-fosfato desidrogenase, uso de outros antimaláricos, gravidez, uso concomitante de hidroxicloroquina

CLASSE EM RELAÇÃO À GRAVIDEZ

C

CLOTRIMAZOL

(Mycelex® pastilhas de 10 mg, 70 e 100 pastilhas por frasco; Mycelex® creme 1% tubos de 15, 30 e 90 g; Mycelex® creme vaginal 1% [venda livre]; Lotrimin® creme 1% em tubos de 15, 30 e 45 g; Lotrimin AF® creme, loção, solução 1% [venda livre])

INDICAÇÕES

- Candidíase, cutânea* (tópica)
- Candidíase, orofaríngea* (pastilhas)
- Dermatofitose* (tópica)

MECANISMO DE AÇÃO

Altera a permeabilidade da membrana celular fúngica ao inibir a 14-alfa desmetilase na biossíntese do ergosterol, o que conduz à parada do crescimento celular

POSOLOGIA

CANDIDÍASE CUTÂNEA: aplicar 2 vezes ao dia durante 2–4 semanas

CANDIDÍASE OROFARÍNGEA: 1 pastilha VO 5 vezes ao dia durante 14 dias

DERMATOFITOSE: aplicar 2 vezes ao dia durante 2–4 semanas

INTERAÇÕES MEDICAMENTOSAS

Nenhuma

EFEITOS COLATERAIS

PASTILHA

COMUNS: náusea

RAROS: vômitos, cãibras abdominais, elevação dos testes de função hepática

TÓPICO

COMUNS: irritação, ardência, ferroada, prurido, eritema

RAROS: edema, urticária, descamação, erupção bolhosa

MONITORIZAÇÃO

Nenhuma

CONTRA-INDICAÇÕES

Hipersensibilidade à droga/classe, função hepática prejudicada, gravidez (pastilha)

CLASSE EM RELAÇÃO À GRAVIDEZ

C (pastilha), B (tópica)

COALTAR

(Polytar® sabonete 3,2% [venda livre]; Polytar® xampu 4,5% [venda livre]; Zetar® emulsão 30% e xampu 1% em frascos de 180 mL; Betatar® xampu 1% em frascos de 240 mL; Denorex extraforte® xampu 2,5% em frascos de 120, 240, 360 mL; Denorex® xampu 1,8% em frascos de 120, 240, 360 mL; DHS® xampu 0,5% em frascos de 120, 240, 480 mL; Duplex T® xampu 2% em frascos de 480, 3.840 mL; Doak Tar xampu® 3% em frascos de 240 mL; solução de coltar 20%® em frascos de 120, 480, 3.840 mL; LCD® pomada; Elta Tar® creme 2% em tubos de 114, 480 g; Balnetar® líquido 2,5% em frascos de 225 mL; Medotar® pomada 1% em tubos de 454 g; Estar® gel 5% em tubos de 90 g). Pode ser misturado em concentrações de 5–20%, em cremes ou pomadas. Esta é apenas uma lista parcial de todos os produtos

INDICAÇÕES

- Dermatite atópica^ (ver p. 318)
- Dermatite seborréica* (ver p. 320)
- Pitiríase versicolor$
- Psoríase* (ver p. 358)
- Vitiligo$ (ver p. 369)

MECANISMO DE AÇÃO

Suprime a síntese de DNA e reduz a atividade mitótica da epiderme. Atua como ceratolítico

POSOLOGIA

Cremes, Pomada: usar 1 a 3 vezes por semana, 2 h antes de exposição à luz ultravioleta. Remover então com óleo mineral imediatamente antes da exposição. O método de Goeckerman pode ser usado em pacientes hospitalizados. Nesses casos, as etapas descritas acima podem ser executadas diariamente

Xampu: usar 1 vez por dia, em dias alternados ou mesmo 1 vez por semana

INTERAÇÕES MEDICAMENTOSAS

Nenhuma

EFEITOS COLATERAIS

COMUNS: fototoxicidade, dermatite de contato, dermatite por irritante, 1º prurido, foliculite, comedões/erupção acneiforme, ceratoses

RAROS: câncer de pele

MONITORIZAÇÃO

Nenhuma

CONTRA-INDICAÇÕES

Hipersensibilidade à droga ou classe

CLASSE EM RELAÇÃO À GRAVIDEZ

Não-aplicável

COLESTIRAMINA

(Prevalite® pó em pacotes de 5,5 g em caixas de 42 ou 60, latas de 231 g; Questran® pó em pacotes de 4 g em caixa de 60, latas de 378 g)

INDICAÇÕES

- Colite pseudomembranosa*
- Hipercolesterolemia*
- Irritação cutânea secundária a:
  Fístula biliar+
  Diarréia por ácidos biliares elevados+
  Enterostomia$
  Anastomose ileoanal$
- Prurido associado a (ver p. 357):
  Colestase^
  Colestase da gravidez$
  Dermatite herpetiforme+
  Insuficiência hepática^
  Comprometimento hepático em porfirias+
  Policitemia vera+
  Anemia falciforme+
  Uremia^

MECANISMO DE AÇÃO

Liga-se aos ácidos biliares intestinais, impedindo sua circulação enteroepática

POSOLOGIA

PRURIDO: 2–8 g VO 2 vezes ao dia. Misturar com água e tomar antes das refeições

IRRITAÇÃO CUTÂNEA: pode-se misturar 20 g com Aquaphor® para criar pomada para usar a cada dia ou 2 vezes ao dia

INTERAÇÕES MEDICAMENTOSAS

REDUZ A EFICÁCIA DE: bloqueadores dos receptores à angiotensina, inibidores da enzima conversora de angiotensina, amiodarona, combinações de betabloqueador/tiazida, digoxina, combinações de diuréticos poupadores de potássio/hidroclorotiazida, tiazidas, vitaminas lipossolúveis, derivados do ácido fíbrico, ácido fólico, leflunomida, combinações lovastatina/niacina, meloxicam, multivitaminas com minerais, micofenolato mofetil, niacina, estatinas, hormônios tireóideos, ursodiol, ácido valpróico, warfarin

EFEITOS COLATERAIS

COMUNS: constipação, flatulência, náusea, dispepsia, dor abdominal, anorexia, gosto azedo, cefaléia, urticária, erupção cutânea, fadiga, perda ponderal

RAROS: impactação fecal, hemorragia gengival, hematúria

MONITORIZAÇÃO

Nenhuma

CONTRA-INDICAÇÕES

Hipersensibilidade à droga/classe, obstrução biliar, isquemia coronária, constipação, gravidez

CLASSE EM RELAÇÃO À GRAVIDEZ

C

COLCHICINA

(Colchicine® compr. 0,5, 0,6 mg)

INDICAÇÕES

- Amiloidose[$] (ver p. 314)
- Anetodermia[+]
- Artrite psoriásica[$]
- Doença de Behçet[^] (ver p. 323)
- Dermatite herpetiforme[+] (ver p. 320)
- Dermatomiosite[+] (ver p. 321)
- Dermatose por IgA linear[+] (ver p. 322)
- Dermatose pustulosa subcornea[$]
- Epidermólise bolhosa adquirida[+] (ver p. 327)
- Eritema *elevatum diutinum*[+]
- Esclerodermia[$] (ver p. 329)
- Febre mediterrânea familial[^]
- Gota, aguda e manutenção[*]
- Hanseníase reacional tipo II[$]
- Paquidermoperiostose[+]
- Pioderma gangrenoso[+] (ver p. 353)
- Poliarterite nodosa[+] (ver p. 367)
- Policondrite recorrente[+]
- Psoríase, em placas[$], pustulosa[+] (ver p. 358)
- Púrpura anular teleangiectásica[+]
- Púrpura de Henoch-Schönlein[+] (ver p. 367)
- Pustulose palmoplantar[$]
- Síndrome de Sweet[$] (ver p. 365)
- Urticária vasculite[+] (ver p. 367)
- Vasculite leucocitoclástica[$] (ver p. 367)

MECANISMO DE AÇÃO

Inibe a construção do dímero da tubulina, o que retém as células na metáfase inibindo a motilidade celular. Também diminui a mobilidade, adesividade e quimiotaxia dos polimorfonucleares. Interfere com a desgranulação lisossômica, liberação de histamina e movimento dos melanossomos

POSOLOGIA

1–2,4 mg VO por dia

INTERAÇÕES MEDICAMENTOSAS

EFEITOS COLATERAIS HEPÁTICOS E RENAIS: ciclosporina

EFEITOS COLATERAIS

COMUNS: diarréia, cefaléia, náusea, vômitos, dor abdominal, neutropenia, alopecia, erupção cutânea, anemia

RAROS: anemia aplástica, trombocitopenia, agranulocitose, celulite, mioneuropatia, tromboflebite, desidratação, hipopotassemia, hipocalcemia, hiponatremia, acidose metabólica, estomatite, porfiria cutânea tardia, coagulação intravascular disseminada, angústia respiratória

MONITORIZAÇÃO

BÁSICA, A SEGUIR MENSALMENTE: hemograma completo, bioquímica sérica, exame de urina

CONTRA-INDICAÇÕES

Hipersensibilidade à droga ou classe, discrasias sangüíneas, doença cardiovascular, gravidez, disfunção gastrintestinal, função renal comprometida, função hepática comprometida

CLASSE EM RELAÇÃO À GRAVIDEZ

C

DANAZOL

(Danocrine® cáps. 50, 100, 200 mg)

INDICAÇÕES

- Angioedema hereditário* (ver p. 315)
- Endometriose*
- Mastopatia fibrocística*
- Trombocitopenia auto-imune no lúpus sistêmico$ (ver p. 337)
- Vasculite livedóide$ (ver p. 367)
- Lúpus discóide+ (ver p. 337)
- Prurido de doença mielodisplástica$ (ver p. 357)
- Urticária colinérgica^, crônica^ (ver p. 366)

MECANISMO DE AÇÃO

Suprime o hormônio luteinizante e o hormônio foliculoestimulante, inibindo o eixo hipofisário-ovariano, exibe fraca atividade androgênica, e diminui as imunoglobulinas G, M e A

POSOLOGIA

ENDOMETRIOSE

Branda: 100–200 mg VO 2 vezes ao dia durante 3–6 meses, então ajustar

Grave: 400 mg VO 2 vezes ao dia durante 3–6 meses, então ajustar

MASTOPATIA FIBROCÍSTICA: 50–200 mg VO 2 vezes ao dia durante 2–6 meses, então ajustar

ANGIOEDEMA HEREDITÁRIO, URTICÁRIA (COLINÉRGICA E CRÔNICA): 200 mg VO 2 a 3 vezes ao dia até responder, então reduzir à metade a dose a cada 1–3 meses

VASCULITE LIVEDÓIDE: 200 mg VO por dia

PRURIDO DA DOENÇA MIELOPROLIFERATIVA: 400–800 mg VO a cada dia

TROMBOCITOPENIA NO LÚPUS SISTÊMICO: 1 mg/kg/d VO

INTERAÇÕES MEDICAMENTOSAS

DEPRESSÃO DO SISTEMA NERVOSO CENTRAL: alfentanil, fentanil

AUMENTO DOS NÍVEIS DE: aprepitant, aripiprazol, buprenorfina, ciclosporina, eletriptan, eplerenona, gefitinib, paclitaxel, sirolimo, tacrolimo, tolterodina

HIPERCALCEMIA: esteróides sistêmicos

HIPOGLICEMIA: hipoglicemiantes, insulina, tizolidinodionas

MIOPATIA: estatinas

AUMENTO DO IRN: warfarin

EFEITOS COLATERAIS

COMUNS: acne, vaginite, irregularidade menstrual, labilidade emocional, ganho ponderal, hirsutismo, voz mais grave, espermatogênese aumentada, elevação dos testes de função hepática

RAROS: disfunção hepática, tromboembolismo, falha da contracepção, virilização, pseudotumor cerebral, adenoma hepático, cistite hemorrágica, hematúria microscópica, exacerbação da hipertrofia prostática, exacerbação da enxaqueca, ansiedade, exacerbação da hipertensão, exacerbação da insuficiência cardíaca congestiva, níveis aumentados de lipoproteína de baixa densidade, icterícia colestática

MONITORIZAÇÃO

BÁSICA: antígeno prostático específico em homens, testes de função hepática

MENSALMENTE: hepatograma

CONTRA-INDICAÇÕES

Hipersensibilidade à droga/classe, porfiria, gravidez, lactação, sangramento vaginal não diagnosticado, enxaqueca, disfunção hepática, insuficiência cardíaca congestiva, convulsões, carcinoma prostático, hipertensão, hipertrofia prostática

CLASSE EM RELAÇÃO À GRAVIDEZ

X

DAPSONA

(Dapsone® compr. 25, 100 mg)

INDICAÇÕES

- Dermatite herpetiforme* (ver p. 320)
- Dermatomiosite+ (ver p. 321)
- Dermatose por IgA linear$, com micofenolato mofetil 155 mg/m^2 VO por dia+ (ver p. 322)
- Dermatose pustulosa subcornea+
- Doença de Behçet^ (ver p. 323)
- Eritema discrômico *perstans*+
- Eritema *elevatum diutinum*$
- Granuloma anular elastolítico de células gigantes+
- Granuloma anular+ (ver p. 331)
- Hanseníase*
- Lúpus bolhoso$, cutâneo subagudo+ (ver p. 337)
- Mordida de aranha armadeira castanha^
- Pênfigo foliáceo$ (ver p. 348)
- Pênfigo vulgar$ (ver p. 350)
- Penfigóide bolhoso$ (ver p. 350)

- Penfigóide cicatricial$ (ver p. 351)
- Pioderma gangrenoso$ (ver p. 353)
- Poliarterite nodosa+ (ver p. 367)
- Policondrite recorrente$
- Púrpura de Henoch-Schönlein+ (ver p. 367)
- Síndrome de Sweet+ (ver p. 365)
- Urticária vasculite+ (ver p. 366)
- Vasculite leucocitoclástica+ (ver p. 367)

MECANISMO DE AÇÃO

Sulfona com atividade bactericida e bacteriostática contra *Mycobacterium leprae.* Também inibe a quimiotaxia dos neutrófilos e, conseqüentemente, a lesão tecidual

POSOLOGIA

25–300 mg VO a cada dia

INTERAÇÕES MEDICAMENTOSAS

AUMENTAR OS NÍVEIS DE DAPSONA: trimetoprim, probenecida, antagonistas do ácido fólico

REDUZEM OS NÍVEIS DE DAPSONA: carvão ativado, PABA, rifampicina, rifabutina, rifapentina, antiácidos, didanosina

HEMÓLISE: sulfas, hidroxicloroquina

SUPRESSÃO DA MEDULA ÓSSEA: clozapina, supressores da medula óssea, interferon alfa e beta, rituximab, zidovudina

EFEITOS COLATERAIS

COMUNS: dor de garganta, febre, palidez, púrpura, icterícia, hemólise, fadiga, náusea, vômitos, mialgia, calafrios, mal-estar, tonteira, erupção cutânea, dor abdominal, cefaléia, anemia

RAROS: agranulocitose, anemia aplástica, metemoglobinemia, eritema multiforme, síndrome de Stevens-Johnson, necrólise epidérmica tóxica, urticária, eritema nodoso, necrose tubular aguda, neuropatia periférica, hepatotoxicidade, anorexia, visão turva, zumbido, albuminúria, artralgias, pancreatite, fotossensibilidade, eosinofilia pulmonar, síndrome nefrótica, vertigem, taquicardia, psicose, hipoalbuminúria, necrose papilar renal, infertilidade masculina, lúpus eritematoso induzido por droga

MONITORIZAÇÃO

BÁSICA: hemograma completo, dosagem de glicose-6-fosfato desidrogenase, testes de função hepática

SEMANALMENTE DURANTE O PRIMEIRO MÊS, A SEGUIR MENSALMENTE DURANTE 6 MESES E, DEPOIS, A CADA 6 MESES: hemograma completo, hepatograma

CONTRA-INDICAÇÕES

Hipersensibilidade à droga/classe, deficiência de glicose-6-fosfato desidrogenase, disfunção hepática, disfunção renal, disfunção cardiovascular, gravidez

CLASSE EM RELAÇÃO À GRAVIDEZ

C

DAPTOMICINA

(Cubicin® IV)

INDICAÇÕES

- *Enterococcus faecalis**
- *Staphylococcus aureus* resistente à meticilina*
- *Staphylococcus aureus* sensível à meticilina*
- *Streptococcus agalactiae**
- *Streptococcus dysgalactiae**
- *Streptococcus pyogenes**

Ver Apêndice II

Usualmente eficaz:

- *Enterococcus faecium*
- *Listeria monocytogenes*
- *Staphylococcus epidermidis*
- *Streptococcus pneumoniae*

MECANISMO DE AÇÃO

Lipoproteína cíclica que se liga às membranas bacterianas e causa despolarização rápida das membranas, levando à inibição da síntese de DNA, RNA, proteínas e, finalmente, à morte celular

POSOLOGIA

4 mg/kg IV a cada 24 h

DOSAGEM CONFORME A FUNÇÃO RENAL

***Clearance* de creatinina < 30 mL/min, diálise peritoneal, hemodiálise:** 4 mg/kg IV a cada 48 h

INTERAÇÕES MEDICAMENTOSAS

AUMENTA OS NÍVEIS DE DAPTOMICINA: tobramicina

POTENCIAL RABDOMIÓLISE: estatinas

EFEITOS COLATERAIS

COMUNS: náusea, vômitos, diarréia, constipação, reação no local de injeção, cefaléia, prurido, insônia, insuficiência renal, níveis elevados de creatina cinase

RAROS: tonteira, dor nos membros, anemia, trombocitopenia, leucocitose, hipotensão, hipertensão, elevação dos testes de função hepática, dispepsia, febre, artralgia, fadiga, fraqueza, rubor, arritmia supraventricular, eosinofilia, vertigem, alteração do paladar, icterícia, níveis elevados de lactato desidrogenase, hipomagnesemia, níveis elevados de bicarbonato

MONITORIZAÇÃO

BÁSICA E SEMANALMENTE: creatina cinase

CONTRA-INDICAÇÕES

Hipersensibilidade à droga/classe

CLASSE EM RELAÇÃO À GRAVIDEZ

B

DENILEUCINA DIFTITOX

(Ontak® frascos-ampolas de 300 μg)

INDICAÇÕES

- Linfoma cutâneo de linfócitos T com expressão de CD25+* (ver p. 332)
- Psoríase$ (ver p. 358)

MECANISMO DE AÇÃO

Proteína de fusão que consiste em toxina diftérica e interleucina 2 (IL-2), que direciona a atividade citotóxica da toxina diftérica para as células que expressam o receptor a IL-2 (CD25)

POSOLOGIA

9–18 g/kg/d IV durante 5 dias consecutivos, dados a cada 21 dias

INTERAÇÕES MEDICAMENTOSAS

Nenhuma

EFEITOS COLATERAIS

COMUNS: reação de hipersensibilidade, síndrome de extravasamento capilar, febre, calafrios, astenia, infecção, dor, cefaléia, dor torácica, sintomas *influenza-símile*, reações no local de injeção, hipotensão, vasodilatação, taquicardia, eventos trombóticos, hipertensão, arritmia, náusea, vômitos, diarréia, constipação, dispepsia, disfagia, anemia, trombocitopenia, leucopenia, hipoalbuminemia, elevação dos níveis de transaminases, edema, hipocalcemia, perda ponderal, desidratação, hipopotassemia, mialgia, artralgia, tonteira, parestesias, confusão, insônia, dispnéia, tosse, faringite, rinite, erupção cutânea, prurido, sudorese, hematúria, albuminúria, piúria, níveis elevados de creatinina

RAROS: pancreatite, insuficiência renal, hematúria microscópica, hipertireoidismo, hipotireoidismo

MONITORIZAÇÃO

BÁSICA: biópsia de pele com imunoistoquímica para CD25+, hemograma completo, função hepática, função renal, albumina

ANTES DA INFUSÃO: hemograma completo, função hepática, função renal, albumina. (Não administrar se albumina < 3)

CONTRA-INDICAÇÕES

Hipersensibilidade à droga/classe, toxina diftérica ou interleucina-2, albumina sérica < 2 g/dL, gravidez

CLASSE EM RELAÇÃO À GRAVIDEZ

C

DESLORATADINA

(Clarinex® compr. 5 mg; Clarinex Reditabs® 5 mg, que se dissolve na boca)

INDICAÇÕES

- Dermatite atópica^ (ver p. 318)
- Rinite alérgica*
- Urticária crônica* (ver p. 366)

MECANISMO DE AÇÃO

Bloqueador de ação prolongada dos receptores H1 à histamina com mínima sedação e efeitos anticolinérgicos

POSOLOGIA

5 mg VO por dia

DOSAGEM CONFORME A FUNÇÃO RENAL: 5 mg VO em dias alternados

DOSAGEM CONFORME A FUNÇÃO HEPÁTICA: 5 mg VO em dias alternados

INTERAÇÕES MEDICAMENTOSAS

Nenhuma

EFEITOS COLATERAIS

COMUNS: cefaléia, náusea, fadiga, faringite, boca seca, tonteira, dispepsia, mialgia, sonolência, dismenorréia

RAROS: reação de hipersensibilidade, hepatotoxicidade

MONITORIZAÇÃO

Nenhuma

CONTRA-INDICAÇÕES

Hipersensibilidade à droga/classe, hipersensibilidade à loratadina, função hepática ou renal prejudicada, fenilcetonúria, gravidez

CLASSE EM RELAÇÃO À GRAVIDEZ

C

DIFENIDRAMINA

(Benadryl® compr. 25, 50 mg; líquido 12,5 mg/5 mL; 50 mg/mL para IV/IM em frascos-ampolas de 10 mL, seringas de 1 mL, ampolas de 1 mL)

INDICAÇÕES

- Anafilaxia*
- Anti-histamínico*

- Antiparkinsoniano*
- Antitussígeno*
- Cinetose*
- Dermatite atópica^ (ver p. 318)
- Insônia*
- Prurido, devido à morfina^, histamínico^ (ver p. 357)
- Reações distônicas*
- Sedação*
- Urticária^ (ver p. 366)

MECANISMO DE AÇÃO

Bloqueador de primeira geração dos receptores H1 à histamina centrais e periféricos com efeitos sedativos e anticolinérgicos

POSOLOGIA

25–50 mg VO/IM/IV a cada 4 h, máximo de 400 mg por dia, dose de 100 mg

INTERAÇÕES MEDICAMENTOSAS

Depressão do Sistema Nervoso Central: opiáceos, propoxifeno, tramadol, antidepressivos, anti-histamínicos, antipsicóticos, barbitúricos, benzodiazepinas, alfa-2-agonistas centrais, dexmedetomidina, dronabinol, droperidol, etanol, meperidina, meprobamato, metoclopramida, relaxantes musculares, fenotiazinas, codeína, sedativos/hipnóticos, talidomida

Efeitos Anticolinérgicos: anticolinérgicos, alfa-2-agonistas centrais, ciclopentolato/fenilefrina, disopiramida

Reduz a Eficácia da Difenidramina: colinérgicos

EFEITOS COLATERAIS

Comuns: sedação, tonteira, problemas de coordenação, secreção brônquica espessada, mucosas secas, visão turva, estimulação do sistema nervoso central, congestão nasal, constipação, palpitações, retenção urinária, dor epigástrica, anorexia, confusão, sudorese aumentada, tremor, aperto torácico, zumbido, erupção cutânea/urticária, fotossensibilidade, hipotensão, sibilos, efeitos anticolinérgicos, convulsões, labirintite, neurite

Raros: anemia hemolítica, trombocitopenia, agranulocitose, anafilaxia

MONITORIZAÇÃO

Nenhuma

CONTRA-INDICAÇÕES

Hipersensibilidade à droga/classe, lactação, injeção subcutânea/intradérmica, recém-nascido/prematuro, glaucoma de ângulo fechado, pressão intra-ocular aumentada, obstrução gastrintestinal, hipertrofia prostática, obstrução do colo vesical, asma, doença pulmonar, pacientes pediátricos, pacientes idosos, doença cardiovascular, hipertensão, úlcera péptica, uso concomitante de depressor do sistema nervoso central

CLASSE EM RELAÇÃO À GRAVIDEZ

B

DOXEPINA

(Sinequan® compr. 10, 25, 50, 75, 100, 150 mg; líquido 10 mg/mL em frascos de 120 mL; Zonalon® creme 5% em tubos de 30, 45 g; Prudoxin® creme 5% em tubos de 45 g)

INDICAÇÕES

- Ansiedade*
- Depressão*
- Dermatite atópica (oral,^ tópica*) (ver p. 318)
- Disestesia do couro cabeludo$ (ver p. 323)
- Escoriações neuróticas+
- Líquen simples crônico (tópica*) (ver p. 336)
- Prurido, reação cutânea alérgica^, HIV^ (ver p. 357)
- Urticária, crônica^, ao frio^ (ver p. 366)

MECANISMO DE AÇÃO

Seu mecanismo de ação exato não é conhecido. Exibe efeitos anticolinérgicos e anti-histamínicos. Influencia a atividade adrenérgica nas sinapses, pois a recaptação de norepinefrina pelas terminações nervosas é impedida. Também inibe a recaptação de serotonina

POSOLOGIA

ORAL

Depressão/Ansiedade: 150–300 mg VO por dia

Cutânea: 10–15 mg VO a cada 6 h

Máximo 300 mg por dia

TÓPICA

Creme: usar 2 vezes ao dia a 4 vezes ao dia

INTERAÇÕES MEDICAMENTOSAS

DEPRESSÃO DO SISTEMA NERVOSO CENTRAL: opiáceos, propoxifeno, tramadol, alfa-2-agonistas, antidepressivos, anti-histamínicos, barbitúricos, benzodiazepinas, carbamazepina, cimetidina, clozapina, dexmedetomidina, dronabinol, droperidol, etanol, haloperidol, loxapina, meperidina, meprobamato, metoclopramida, molindona, relaxantes musculares, antipsicóticos, fenotiazinas, prometazina/codeína, inibidores de protease, quetiapina, sedativos/hipnóticos, talidomida, tiotixeno

EVENTOS ADVERSOS CARDIOVASCULARES: anfetaminas

INTERVALO QT PROLONGADO: antiarrítmicos classe Ia e III, beta-2-agonistas, inibidores da anidrase carbônica, cisaprida, flumazenil, halotano, mefloquina, pimozida, quinolonas

EFEITOS ANTICOLINÉRGICOS: alfa-2-agonistas, anticolinérgicos, ciclopentolato/fenilefrina

HIPOPOTASSEMIA: inibidores da anidrase carbônica

REDUZEM A EFICÁCIA DA DOXEPINA: colinérgicos

HIPERTENSÃO: epinefrina, reserpina, simpaticomiméticos

AUMENTAM OS NÍVEIS DE ANTIDEPRESSIVOS TRICÍCLICOS (ATCs): imatinib, linezolida, inibidores da monoaminoxidase, metilfenidato, modafinil, inibidores de protease, terbinafina, bupropiona, cimetidina, flumazenil

DIMINUEM OS NÍVEIS DE ATCs: rifampicinas, barbitúricos, carbamazepina

TOXICIDADE PARA O SISTEMA NERVOSO CENTRAL: lítio

DIMINUEM A ABSORÇÃO DE DOXEPINA: nitratos

LIMIAR CONVULSIVO DIMINUÍDO: fenitoína

EFEITOS COLATERAIS

COMUNS: boca seca, visão turva, constipação, hipotensão, taquicardia, sonolência, tonteira, diaforese, retenção urinária, náusea, vômitos, zumbido, confusão, alucinações, ataxia, fraqueza, erupção cutânea, urticária, anorexia

RAROS: parestesia, ataxia, discinesia tardia, sintomas extrapiramidais, tremor, erupção cutânea, edema, fotossensibilidade, prurido, eosinofilia, supressão da medula óssea, convulsões, púrpura, alterações do paladar, diarréia, estomatite, alteração na libido, aumento testicular, ginecomastia, alteração glicêmica, sudorese, calafrios, rubor, icterícia, cefaléia, asma, febre

MONITORIZAÇÃO

Nenhuma

CONTRA-INDICAÇÕES

Hipersensibilidade à droga/classe, glaucoma, retenção urinária, gravidez

CLASSE EM RELAÇÃO À GRAVIDEZ

C

ECONAZOL

(Spectazole® creme 1% em tubos de 15, 30 e 85 g)

INDICAÇÕES

- Candidíase cutânea*
- Dermatofitose*

MECANISMO DE AÇÃO

Altera a permeabilidade da membrana celular fúngica ao inibir a 14-α-desmetilase na biossíntese do ergosterol, o que leva à interrupção do crescimento celular

POSOLOGIA

CANDIDÍASE CUTÂNEA: Aplicar 2 vezes ao dia

DERMATOFITOSE: Aplicar 1 vez ao dia

INTERAÇÕES MEDICAMENTOSAS

Nenhuma

EFEITOS COLATERAIS

COMUNS: eritema, prurido, ardência

RAROS: erupção

MONITORIZAÇÃO

Nenhuma

CONTRA-INDICAÇÕES

Hipersensibilidade à droga/classe, gravidez

CLASSE EM RELAÇÃO À GRAVIDEZ

C

EFALIZUMAB

(Raptiva® frascos-ampolas 125 mg injeção SC)

INDICAÇÕES

Psoríase, forma em placas, moderada a grave* (ver p. 358)

MECANISMO DE AÇÃO

Anticorpo monoclonal humanizado recombinante que se liga ao receptor da superfície dos linfócitos CD11a, que se liga à molécula de adesão intercelular (ICAM) e, dessa maneira, inibe a ativação e o trânsito dos linfócitos T

POSOLOGIA

0,7 mg/kg injeção SC para primeira dose, a seguir 1 mg/kg SC em intervalos semanais

INTERAÇÕES MEDICAMENTOSAS

IMUNOSSUPRESSÃO: imunossupressores, leflunomida, agentes bloqueadores do fator de necrose tumoral

EFEITOS COLATERAIS

COMUNS: cefaléia, infecção, febre, calafrios, astenia, síndrome influenza-símile, mialgias, lombalgia, náusea, diarréia, faringite, rinite, sinusite, infecção pelo vírus do herpes simples, erupção cutânea

RAROS: trombocitopenia, leucocitose, linfocitose, elevação dos testes de função hepática, proteína C-reativa elevada, formação de anticorpo, nova forma/exacerbação de psoríase, artrite, pneumonite intersticial, angioedema, neoplasias, reação de hipersensibilidade, laringospasmo

MONITORIZAÇÃO

BÁSICA: plaquetas

MENSALMENTE DURANTE 3 MESES, A SEGUIR A CADA 3 MESES: plaquetas

CONTRA-INDICAÇÕES

Hipersensibilidade à droga/classe, trombocitopenia, infecção, neoplasias, uso de vacinas "vivas", gravidez

CLASSE EM RELAÇÃO À GRAVIDEZ

C

ENXOFRE

(Rosac® sulfacetamida sódica 10% e enxofre 5% com filtro solar em tubos de 45 g; Sulfur soap® enxofre precipitado 10% [venda livre]; Zetacet® suspensão tópica de sulfacetamida sódica 10% e enxofre 5% em tubos de 30 g, loção em frascos de 25 g, irrigação em frascos de 170,1 e 340,2 g; Novacet® loção 5% com ácido salicílico 10% em frascos de 30, 60 mL; Sulfoxyl® loção 2% com peróxido de benzoíla 5% em frascos de 59 mL, loção 5% com peróxido de benzoíla 10% em frascos de 59 mL; Sebulex® xampu 2% com ácido salicílico 2% em frascos 210 mL; Plexion® limpador 5% com sulfacetamida sódica 10% em frascos de 180 e 360 mL). Esta é apenas uma lista parcial

INDICAÇÕES

- Acne vulgar[^] (ver p. 311)
- Demodex[^]
- Dermatite perioral[^]
- Dermatite seborréica[$] (ver p. 320)
- Dermatofitose[$]
- Escabiose[^] (ver p. 329)
- Pitiríase versicolor[^]
- Rosácea[^] (ver p. 361)
- Verruga[$] (ver p. 368)

MECANISMO DE AÇÃO

Agente ceratolítico que interage com as ligações de cisteína nos ceratinócitos.

POSOLOGIA

Aplicar 1 a 2 vezes ao dia.

ESCABIOSE: enxofre 5–10% em base vaselina aplicado ao deitar-se por 3 noites

INTERAÇÕES MEDICAMENTOSAS

Nenhuma

EFEITOS COLATERAIS

COMUNS: cheiro de ovo podre

RAROS: dermatite de contato, anemia hemolítica, agranulocitose, febre, icterícia

MONITORIZAÇÃO

Nenhuma

CONTRA-INDICAÇÕES

Hipersensibilidade à droga/classe, hipersensibilidade a sulfas (se combinado com sulfacetamida sódica), gravidez

CLASSE EM RELAÇÃO À GRAVIDEZ

C

EPOETINA ALFA

(Procrit® 2.000, 3.000, 4.000, 10.000, 20.000, 40.000 U/mL em frascos-ampolas de uso único com 1 mL, 1.000 U/mL em frascos-ampolas de multiuso de 2 mL, 20.000 U/mL em frascos-ampolas de multiuso de 1 mL; Epogen® 2.000, 3.000, 4.000, 10.000, 40.000 U/mL em frascos-ampolas de uso único de 1 mL, 1.000 U/mL em frascos-ampolas de multiuso de 2 mL, 20.000 U/mL em frascos-ampolas de multiuso de 1 mL)

INDICAÇÕES

- Anemia induzida por quimioterapia*
- Anemia induzida por insuficiência renal crônica*
- Anemia induzida por HIV*
- Pré-operatoriamente para redução das transfusões*

MECANISMO DE AÇÃO

Estimula a divisão e diferenciação das células progenitoras eritróides

POSOLOGIA

ANEMIA INDUZIDA POR QUIMIOTERAPIA: 150 U/kg SC/IV 3 vezes por semana durante 8 semanas. Na ausência de resposta, aumentar a dose até 300 U/kg SC/IV 3 vezes por semana

ANEMIA INDUZIDA POR INSUFICIÊNCIA RENAL CRÔNICA: 50–100 U/kg SC/IV 3 vezes por semana, dose-alvo para hematócrito 30–36. Se hematócrito for > 4 em 2 semanas, diminuir a dose em 25 U/kg. Se não houver resposta após 8 semanas, aumentar a dose 50–100 U/kg a cada 4–8 semanas

ANEMIA INDUZIDA POR HIV: 40.000 U SC a cada semana ou 100 U/kg SC/IV 3 vezes por semana durante 8 semanas. Aumentar a dose em 50–100 U/kg a cada 4–8 semanas até um máximo de 300 U/kg 3 vezes por semana

PRÉ-OPERATORIAMENTE PARA REDUÇÃO DE TRANSFUSÕES: 300 U/kg SC por dia durante 14 dias (10 dias antes da cirurgia e 4 dias depois da cirurgia), ou 600 U/kg SC a cada semana por 4 doses (dadas 21, 14, 7 dias antes da cirurgia e no dia da cirurgia). Se hemoglobina 10–13, associar com ferro e profilaxia com daunorrubicina-vincristina-prednisona

INTERAÇÕES MEDICAMENTOSAS

Nenhuma

EFEITOS COLATERAIS

COMUNS: cefaléia, artralgia, taquicardia, náusea, diarréia, febre, vômitos, dispnéia, edema, erupção cutânea, tonteira, fadiga, astenia, parestesias, reação no local de injeção, trombose do acesso vascular

RAROS: hipertensão, insuficiência cardíaca congestiva, tromboembolia, trombose do acesso vascular, infarto do miocárdio, acidente vascular cerebral, convulsões, dispnéia, edema, astenia, parestesias

MONITORIZAÇÃO

BÁSICA: hemograma completo. Se insuficiência renal crônica, devem ser verificados a função renal, eletrólitos, fósforo e ácido úrico

DUAS VEZES POR SEMANA DURANTE 2–6 SEMANAS, A SEGUIR EM INTERVALOS REGULARES: hemograma completo. Se ocorrer insuficiência renal crônica, devem ser verificados a intervalos regulares a função renal, eletrólitos, fósforo e ácido úrico

CONTRA-INDICAÇÕES

Hipersensibilidade à droga/classe, hipersensibilidade à albumina, hipersensibilidade a produtos derivados de mamíferos, hipertensão não controlada, deficiência de ferro, deficiência de folato ou vitamina B12, insuficiência cardíaca congestiva, doença coronária, convulsões, anemia falciforme, anemia hemolítica, porfiria, doenças hematológicas, *testemunhas de Jeová*, gravidez

CLASSE EM RELAÇÃO À GRAVIDEZ

C

ERITROMICINA TÓPICA

(ATS® gel 2% em tubos de 30, 60 g; solução em frascos de 60 mL; Erygel® gel 2% em tubos de 30, 60, 65 g; Theramycin Z® solução 2% em frascos de 60 ml; T-stat® solução 2% em frascos de 60 mL e almofadas 2% em caixas de 60)

INDICAÇÕES

- Acne vulgar* (boa cobertura gram-positiva) (ver p. 311)
- Dermatite perioral (eritromicina$)
- Eritrasma (eritromicina$)
- Foliculite em tufos (eritromicina$)
- Rosácea (eritromicina$) (ver p. 361)

MECANISMO DE AÇÃO

Liga-se à subunidade ribossômica 50S bacteriana e interfere com a síntese de proteína (macrolídeo)

POSOLOGIA

Aplicar 2 vezes ao dia

INTERAÇÕES MEDICAMENTOSAS

DIMINUI A EFICÁCIA DIMINUÍDA/FAZ ANTAGONISMO À ERITROMICINA: clindamicina tópica

ACENTUAM IRRITAÇÃO, RESSECAMENTO/SECURA: isotretinoína, tretinoína tópica

EFEITOS COLATERAIS

COMUNS: ardência, descamação, secura, eritema, pele oleosa, prurido, resistência bacteriana (quando eritromicina usada sozinha)

RAROS: dermatite de contato, sensibilização

MONITORIZAÇÃO

Nenhuma

CONTRA-INDICAÇÕES

Hipersensibilidade à droga/classe

CLASSE EM RELAÇÃO À GRAVIDEZ

B

ESTANOZOLOL

(Winstrol® compr. 2 mg)

INDICAÇÕES

- Angioedema hereditário[*] (ver p. 315)
- Artrite reumatóide[^]
- Criofibrinogenemia[+]
- Deficiência de proteína C[$]
- Doença de Behçet[+] (ver p. 323)
- Esclerodermia[^] (ver p. 329)
- Lipodermatosclerose[^] (ver p. 334)
- Líquen escleroso e atrófico[$] (ver p. 335)
- Pitiríase rubra pilar[+] (ver p. 355)
- Prurido da cirrose biliar primária[$] (ver p. 357)
- Urticária crônica[^] (ver p. 366)
- Vasculite[^] (ver p. 367)

MECANISMO DE AÇÃO

Esteróide anabólico derivado sintético da testosterona. Aumenta as lipoproteínas de baixa densidade, colesterol e triglicerídeos; diminui as lipoproteínas de alta densidade; tem atividade fibrinolítica; e inibe a produção hepática de C1, alguns fatores da coagulação e diversas glicoproteínas plasmáticas

POSOLOGIA

ANGIOEDEMA HEREDITÁRIO: começar com 2 mg VO 3 vezes ao dia. Diminuir a cada 1–3 meses até 2 mg VO por dia

INTERAÇÕES MEDICAMENTOSAS

RISCO DE SANGRAMENTO: anticoagulantes

HIPERGLICEMIA: insulina, hipoglicemiantes orais

EFEITOS COLATERAIS

COMUNS: virilização e irregularidades menstruais em mulheres, supressão de fatores da coagulação, elevação dos testes de função hepática, aumento peniano, atrofia testicular e oligospermia, ereções mais freqüentes, aumento clitoriano, alteração na libido, insônia, depressão, náusea, vômitos, diarréia, ginecomastia, acne, fechamento prematuro das epífises, edema

RAROS: tumores do fígado, peliose hepática, aterosclerose, hepatite e icterícia colestática, edema com ou sem insuficiência cardíaca congestiva, fechamento prematuro das epífises ósseas se dado a crianças, níveis diminuídos de globulina ligadora de tireoxina e T4 total, policitemia, retenção de eletrólitos (sódio, potássio, cloreto, fosfato, cálcio), intolerância à glicose, lipoproteínas aumentadas (lipoproteína de baixa densidade, colesterol, triglicerídeos), lipoproteína de alta densidade diminuída, creatinina aumentada, creatina fosfocinase aumentada, dependência/abuso de droga

MONITORIZAÇÃO

BÁSICA: hemoglobina, hematócrito, hepatograma, radiografias para idade óssea em crianças pré-púberes, antígeno prostático específico em homens

MENSALMENTE: hemoglobina, hematócrito, hepatograma

A CADA 6 MESES: radiografias para idade óssea em crianças pré-púberes

CONTRA-INDICAÇÕES

Homens com carcinoma de mama ou próstata, mulheres com carcinoma de mama e hipercalcemia, gravidez, síndrome nefrótica, hipersensibilidade à droga/classe

CLASSE EM RELAÇÃO À GRAVIDEZ

X

ESTERÓIDES SISTÊMICOS

- Betametasona (Celestone®, Beben® compr. 0,6 mg; suspensão 0,6 mg/5 mL)
- Cortisona (Cortone® compr. 25 mg)
- Dexametasona (Decadron®, Dexasone®, Dexone®, Hexadrol® compr. 0,25, 0,5, 0,75, 1, 1,5, 2, 4, 6 mg; solução 0,5 mg/5 mL; suspensão 0,5 mg/0,5 mL)
- Fludrocortisona (Florinef® compr. 0,1 mg)
- Hidrocortisona (Cortef,® Solu-Cortef® compr. 5, 10, 20 mg; suspensão 10 mg/5 mL)
- Metilprednisolona (Solu-Medrol®, Medrol®, Depo-Medrol® compr. 2, 4, 8, 16, 24, 32 mg; Dosepak, 21 compr. 4 mg, diminuindo de 24 mg a 0 ao longo de 7 dias)
- Prednisolona (Prelone®, Pediapred® compr. 5 mg; solução 5 mg/5 mL; suspensão 15 mg/5 mL)
- Prednisona (Deltasone®, Meticorten®, Pred-Pak® com 45 e 79 compr. 5 mg; Prednisone Intensol® solução 5 mg/5 mL, 5 mg/mL; Sterapred® 21 e 48 compr. 5 mg; Sterapred DS® 21, 48 e 49 compr. 10 mg; Winpred®, Metreton® compr. 1, 2,5, 5, 10, 20, 30 mg)
- Triancinolona (Aristocort®, Kenalog®, Aristopan® compr. 4 mg; solução 10 mg/mL, 25 mg/mL, 40 mg/mL)

ESTERÓIDE	DOSE EQUIVALENTE (mg)	POTÊNCIA ANTIINFLAMATÓRIA
Betametasona	0,6–0,75	20–30
Cortisona	25	0,8
Dexametasona	0,75	20–30
Hidrocortisona	20	1
Metilprednisona	4	5
Prednisolona	5	4
Prednisona	5	4
Triancinolona	4	5

INDICAÇÕES

- Acne[$] (pulso associado com isotretinoína,[+] IL[^]) (ver p. 311)
- Alopecia *areata*[$] (pulso,[$] IL[$]) (ver p. 313)
- Artrite psoriásica[*]
- Artrite reumatóide[*] (pulso[^])
- Ceratoacantoma, eruptivo (IL[+])
- Cicatriz/quelóide (IL[^]) (ver p. 360)
- Cisto mixóide (IL[+])
- Dermatite atópica[*] (IL,[$] IM[$]) (ver p. 318)
- Dermatite de contato[*] (IM[$]) (ver p. 319)
- Dermatite esfoliativa[*] (pulso[+])
- Dermatite herpetiforme[*] (ver p. 320)
- Dermatite numular (IM[$])
- Dermatite seborréica, grave[*] (ver p. 320)
- Dermatomiosite[*] (pulso[$]) (ver p. 321)
- Dermatose por IgA linear[$] (ver p. 322)
- Doença de Behçet[$] (pulso,[+] IL[+]) (ver p. 323)
- Epidermólise bolhosa[+] (ver p. 327)
- Epidermólise bolhosa adquirida[+] (ver p. 327)
- Eritema multiforme[*] (IM[+]) (ver p. 328)
- Fascite nodular (IL[+])
- Granuloma anular (IL[+]) (ver p. 331)
- Granuloma anular elastótico de células gigantes (IL[+])
- Hemangioma[$] (IL[$])
- Infiltrado linfocítico benigno (IL[+])
- Líquen escleroso e atrófico (IL[+]) (ver p. 335)
- Líquen plano[^] (IL,[+] IM[+]) (ver p. 336)
- Líquen plano pilar[+] (pulso associado com acitretina[+]) (ver p. 336)
- Lúpus discóide (IL[$]), cutâneo subagudo (IL[$]), sistêmico[*] (pulso associado com ciclofosfamida para nefrite[^], pulso para cerebrite[^])
- Micose fungóide[*] (IL,[$] IM[$]) (ver p. 332)
- Necrobiose lipoídica (IL[+]) (ver p. 343)
- Necrólise epidérmica tóxica[*] (pulso[+]) (ver p. 343)
- Nódulo reumatóide (IL[^])
- Pápulas pruriginosas e urticariforase da gravidez[+] (ver p. 358)
- Papuloeritrodermia de Ofuji[$]
- Papulose linfomatóide (IL[+]) (ver p. 346)
- Pênfigo foliáceo[*] (pulso[^]) (ver p. 348)
- Pênfigo paraneoplásico[+] (pulso associado com ciclofosfamida[+]) (ver p. 348)
- Pênfigo vulgar[*] (pulso[^]) (ver p. 350)
- Penfigóide bolhoso[*] (ver p. 350)
- Penfigóide cicatricial[$] (pulso associado com ciclofosfamida,[$] IL[+]) (ver p. 351)
- Penfigóide gestacional[$] (ver p. 352)

- Pioderma gangrenoso[$] (pulso,[+] IL[+]) (ver p. 353)
- Poliarterite nodosa[^] (pulso associado com ciclofosfamida[+]) (ver p. 367)
- Prevenção de neuralgia pós-herpética[$] (ver p. 345)
- Prurigo nodular (IM,[$] IL[$])
- Psoríase[*] (IL,[$] IM[$]) (ver p. 358)
- Púrpura de Henoch-Schönlein[^] (pulso associado com ciclofosfamida[$]) (ver p. 367)
- Queilite granulomatosa (IL[$])
- Queimadura solar[$]
- Quelóides (IL[^]) (ver p. 360)
- Reações de hipersensibilidade medicamentosa[*] (IM[$])
- Sarcoidose cutânea,[$] pulmonar,[^] neurológica[^] (pulso neurológica,[$] polineuropatia,[+] hipopituitarismo,[+] IL[+]) (ver p. 362)
- Síndrome de Churg-Strauss[^] (ver p. 367)
- Síndrome de Melkersson-Rosenthal (IL[$])
- Síndrome de Sjögren[$] (pulso[+])
- Síndrome de Stevens-Johnson[*] (pulso[+]) (ver p. 364)
- Síndrome de Sweet[$] (pulso associado com clorambucil[+]) (ver p. 365)
- Síndrome de Weber-Christian[+]
- Urticária pigmentosa[+] (IL[+])
- Urticária vasculite[$] (pulso associado com ciclofosfamida[+]) (ver p. 367)
- Urticária[*] (IM[$]) (ver p. 366)
- Vasculite[$] (ver p. 367)
- Vitiligo[$] (pulso,[$] IL[^]) (ver p. 369)

MECANISMO DE AÇÃO

Exercem efeitos antiinflamatórios e imunossupressores. Inibem o fator nuclear capa B (NFkB), diminuindo a produção de interleucina-1 (IL-1), do fator de necrose tumoral alfa, moléculas de adesão e fatores de crescimento. Também inibem AP-1 (fator de transcrição heterodimérico composto de c-jun, c-fos e fator de transcrição ativador), o que diminui a produção de citocinas. Causam apoptose dos linfócitos e eosinófilos. Inibem a fosfolipase A2, reduzindo a produção de cicloxigenase, prostaglandinas, leucotrienos e mediadores inflamatórios derivados do ácido hidroxieicosatetraenóico

POSOLOGIA

IL, MENSALMENTE

Acne, alopecia areata na face: triancinolona 2,5 mg/mL

Quelóides, alopecia areata no couro cabeludo, lesões graves e recalcitrantes (exigindo doses mais altas): triancinolona 5–40 mg/mL

Menos de 20 mg de triancinolona não suprime os níveis séricos de cortisol. Pode ser diluído com cloreto de sódio 0,9% e/ou anestésico local.

Aspirar o esteróide para a seringa antes de adicionar o diluente para evitar precipitação. Injetar no interior da derme papilar, evitando produzir palidez cutânea.

IM: triancinolona 40 mg a cada 3–4 semanas conforme necessário

PULSO IV: metilprednisolona 1 g por dia durante 3–5 dias

IV: metilprednisolona 10–100 mg a cada 8 h, diminuindo a cada 1–3 dias

ORAL: prednisona 0,5–1 mg/kg/d, dependendo da gravidade, diminuindo a cada 3–7 dias

Exceto IL, dar concomitantemente cálcio oral com vitamina D, bifosfonato e bloqueadores H_2/inibidores da bomba de prótons.

INTERAÇÕES MEDICAMENTOSAS

DIMINUEM OS NÍVEIS DE ESTERÓIDES: barbitúricos, fenitoína, efedrina, rifampicina, colestiramina

AUMENTAM OS NÍVEIS DE ESTERÓIDES: estrogênios, cetoconazol, aspirina, agentes antiinflamatórios não-esteróides, macrolídeos

DIMINUEM OS NÍVEIS DE: warfarin, vacinas, agentes antidiabéticos, isoniazida

AUMENTAM NÍVEIS DE: ciclosporina, diuréticos depletores de potássio, digital

HIPOPOTASSEMIA: diuréticos depletores de potássio, digital

ACENTUAM A *MIASTENIA GRAVIS*: agentes anticolinesterásicos

EFEITOS COLATERAIS

IM, IV, VO, PULSO

COMUNS: retenção de sódio, retenção de líquido, insuficiência cardíaca congestiva, hipopotassemia, hipertensão, fraqueza muscular, miopatia do esteróide, osteoporose, úlcera péptica, cefaléia, náusea, vômito, doença de Cushing, hiperglicemia, hiperlipidemia, ganho ponderal, catarata, acne, hirsutismo, infecção, estrias, atrofia cutânea, glaucoma

RAROS: fraturas por compressão, necrose avascular, fraturas patológicas, pancreatite, esofagite, distensão abdominal, cura prejudicada das feridas, petéquias/equimoses, eritema facial, sudorese aumentada, reação diminuída em teste cutâneo, convulsões, pressão intracraniana aumentada com papiledema (pseudotumor cerebral), vertigem, irregularidades menstruais, supressão do crescimento em crianças, ausência de responsividade córtico-supra-renal e hipofisária, diabetes melito, necessidade aumentada de insulina, exoftalmia, balanço negativo de nitrogênio, perfuração intestinal, agitação, psicose, infecções oportunistas, hipocalcemia, esteatose hepática, depressão, neuropatia periférica, infecções por herpesvírus, reativação de tuberculose, telangiectasias, reação de rebote ao sumagre venenoso, exacerbação de psoríase pustulosa, acantose nigricante, eflúvio telógeno, crise supra-renal, linfoma não-Hodgkin, sarcoma de Kaposi, carcinoma espinocelular do trato geniturinário

IM (ESPECÍFICOS)

COMUNS: atrofia local, sangramento local, dor, alterações pigmentares locais

RAROS: rubor, cãibras musculares, necrose gordurosa, equimose

IL

COMUNS: dor, sangramento, atrofia, alterações pigmentares

RAROS: ulceração, calcificação, infecção secundária, formação de granuloma, reações alérgicas, supressão do eixo hipotalâmico-hipofisário supra-renal (HHA), hirsutismo, acne, doença de Cushing, inibição do crescimento, síncope, cegueira

MONITORIZAÇÃO (NÃO IL)

BÁSICA: radiografia de tórax, pressão arterial, glicemia de jejum, exame oftalmológico, peso, eletrólitos, teste PPD, lipidograma

PRIMEIRO MÊS, A SEGUIR A CADA 3 MESES: pressão arterial, glicemia de jejum, peso, eletrólitos, lipidograma

APÓS 6 MESES, A SEGUIR ANUALMENTE: exame oftalmológico

Em pulsoterapia, verificar eletrocardiograma antes de cada dose diária; resultados laboratoriais (potássio, glicose) antes e depois de cada dose; e durante a infusão os sinais vitais a cada 20 min, monitorização cardíaca e freqüentes glicemias por picada de dedo.

CONTRA-INDICAÇÕES

Hipersensibilidade à droga/classe, infecção fúngica sistêmica, ceratite pelo vírus herpes simplex, psicose/depressão, úlcera péptica, hipertensão, tuberculose, diabetes melito, osteoporose, glaucoma, catarata, uso de vacinas "vivas", gravidez

CLASSE EM RELAÇÃO À GRAVIDEZ

C

ESTERÓIDES TÓPICOS

GRUPO 1 (MAIS POTENTES)

- Betametasona dipropionato (Clobevate® gel 0,05%; Diprolene® loção, pomada, gel 0,05%)
- Clobetasol propionato (Temovate® creme, pomada, gel, solução 0,05%; Temovate E® creme emoliente 0,05%; Olux? espuma 0,05%)
- Diflorasona diacetato (Psorcon® pomada 0,05%)
- Halobetasol propionato (Ultravate® creme, pomada 0,05%)

GRUPO 2

- Ancinonida (Cyclocort® pomada, loção, creme 0,1%)
- Betametasona dipropionato (Diprosone® pomada 0,05%; Maxivate® creme, pomada 0,05%)
- Desoximetasona (Topicort® creme, pomada, gel 0,25%; Topicort® gel 0,05%)
- Diflorasona diacetato (Florone®, Maxiflor®, pomada 0,05%)
- Fluocinonida (Lidex® creme, pomada, gel, solução 0,05%; Lidex E® creme emoliente 0,05%)
- Halcinonida (Halog® creme, pomada, solução 0,1%)

GRUPO 3

- Ancinonida (Cyclocort® loção 0,1%)
- Betametasona dipropionato (Diprosone® creme 0,05)
- Betametasona valerato (Betatrex®, Valisone® pomada 0,1%)
- Diflorasona diacetato (Florone®, Maxiflor® creme 0,05%)
- Fluticasona propionato (Cutivate® pomada 0,005%)
- Mometasona furoato (Elocon® pomada 0,1%)
- Triancinolona acetonida (Aristocort®, Kenalog® creme, pomada 0,5%)

GRUPO 4

- Ancinonida (Cyclocort® creme 0,1%)
- Desoximetasona (Topicort LP® creme emoliente 0,05%)
- Fluocinolona acetonida (Synalar HP® creme emoliente 0,2%; Synalar® pomada 0,025%)
- Flurandrenolida (Cordran® pomada 0,05%)
- Halcinonida (Halog® creme 0,025%)
- Hidrocortisona valerato (Westcort® pomada 0,2%)
- Mometasona furoato (Elocon® creme, loção 0,1%)
- Triancinolona acetonida (Aristocort®, Kenalog® pomada 0,1%)

GRUPO 5

- Betametasona dipropionato (Diprosone®, Maxivate® loção 0,05%)
- Betametasona valerato (Valisone®, Betatrex® creme, loção 0,1%; Luxiq? espuma 0,1%)
- Clocortolona pivalato (Cloderm® creme 0,1%)
- Desonida (DesOwen®, Tridesilon® pomada 0,05%)
- Fluocinolona acetonida (Synalar® creme 0,025%)
- Flurandrenolida (Cordran® creme, loção 0,05%; Cordran? pomada 0,025%)
- Fluticasona (Cutivate® creme 0,05%)
- Hidrocortisona butirato (Locoid® creme, pomada, solução 0,1%)
- Hidrocortisona valerato (Westcort® creme 0,2%)
- Prednicarb (Dermatop® creme 0,1%)
- Triancinolona acetonida (Ariscotort®, Kenalog® creme 0,1%; Kenalog® pomada, loção 0,025%)

GRUPO 6

- Alclometasona dipropionato (Aclovate® creme, pomada 0,05%)
- Betametasona valerato (Valisone® creme 0,01%)
- Desonida (DesOwen® creme, loção 0,05%; Tridesilon® creme 0,05%)
- Fluocinolona acetonida (Synalar® creme, solução 0,01%)
- Triancinolona acetonida (Aristocort®, Kenalog® creme 0,025%)

GRUPO 7 (MENOS POTENTES)

- Hidrocortisona (Hytone® creme, pomada, loção 0,5, 1, 2,5%)

INDICAÇÕES (LISTA PARCIAL)

- Acne$ (ver p. 311)
- Alopecia *areata*$ (ver p. 313)
- Cicatriz/quelóide$ (ver p. 360)
- Condrodermatite nodular da hélice+
- Dermatite atópica* (ver p. 318)
- Dermatite das fraldas^
- Dermatite de contato* (ver p. 319)
- Dermatite numular$
- Dermatite seborréica* (ver p. 320)
- Dermatomiosite* (ver p. 321)
- Dermatose por IgA linear+ (ver p. 322)
- Doença de Behçet, cutânea$ (ver p. 323)
- Eczema disidrótico^
- Epidermólise bolhosa adquirida+ (ver p. 327)
- Eritema multiforme* (ver p. 328)
- Eritrodermia$

- Granuloma anular[+] (ver p. 331)
- Infiltrado linfocítico de Jessner[$]
- Linfoma cutâneo de linfócitos T, forma em placas[*] (ver p. 332)
- Líquen escleroso e atrófico[$] (ver p. 335)
- Líquen plano[^] (ver p. 336)
- Líquen plano pilar[+] (ver p. 336)
- Líquen simples crônico[^] (ver p. 336)
- Lúpus cutâneo[*] (ver p. 337)
- Morféia[$] (ver p. 342)
- Necrobiose lipoídica[+] (ver p. 343)
- Pápulas pruriginosas e urticariformes da gravidez[$] (ver. 358)
- Papulose linfomatóide[+] (ver p. 346)
- Pênfigo eritematoso[+]
- Pênfigo foliáceo[*] (ver p. 348)
- Pênfigo vulgar[*] (ver p. 350)
- Penfigóide bolhoso[*] (ver p. 350)
- Penfigóide cicatricial[$] (ver p. 351)
- Penfigóide gestacional[$] (ver p. 352)
- Pioderma gangrenoso[$] (ver p. 353)
- Pitiríase rósea[+] (ver p. 355)
- Prurido[*] (ver p. 357)
- Psoríase,[*] em associação com pomada de calcipotrieno[*] (ver p. 358)
- Queimadura solar[^]
- Reação à droga[*]
- Sarcoidose cutânea[+] (ver p. 362)
- Síndrome de Sweet[+] (ver p. 365)
- Síndrome de Well[+]
- Urticária pigmentosa[+]
- Urticária[*] (ver p. 366)
- Vitiligo[^] (ver p. 369)

MECANISMO DE AÇÃO

Exercem efeitos antiinflamatórios e antiproliferativos locais e, raramente, efeitos imunossupressores sistêmicos. Inibem a produção de prostaglandinas, reduzem a sensibilidade à histamina e à sua liberação, e inibem a sensibilização dos mastócitos. Induzem lipocortinas, vasocortina e vasorregulina, que impedem a formação de mediadores inflamatórios (prostaglandinas, leucotrienos e ácido hidroxieicosanóico). Inibem o fator nuclear capa B (NFkB), diminuindo a produção de interleucina-1, fator de necrose tumoral alfa, moléculas de adesão e fatores de crescimento. Também inibem AP-1, um fator de transcrição heterodimérico composto de c-jun, c-fos e fator de transcrição ativador, diminuindo assim a produção de citocinas. Causam apoptose dos linfócitos e eosinófilos. Inibem a fosfolipase A2, o que leva à produção diminuída de cicloxigenase, prostaglandinas, leucotrienos e mediadores inflamatórios derivados do ácido hidroeicosatetraenóico. Os leucócitos têm capacidade diminuída de aderir, migrar e fagocitar. Também há produção diminuída de interferon gama, IL-2 e fator estimulador de colônias de granulócitos-macrófagos

POSOLOGIA

Aplicar 1 a 2 vezes ao dia. Usar produtos com baixa potência para face, virilha, áreas intertriginosas. Produtos de alta potência devem ser restritos a 2 semanas ou 20 g em virtude do risco de absorção sistêmica. Pode ser misturado com Orabase® para uso em mucosa

CREME: áreas úmidas

ESPUMA: couro cabeludo ou corpo

GEL: couro cabeludo ou mucosa

LOÇÕES: couro cabeludo ou mucosa

POMADA: áreas espessas, liquenificadas ou descamativas

SOLUÇÃO: couro cabeludo ou mucosa

INTERAÇÕES MEDICAMENTOSAS

Nenhuma

EFEITOS COLATERAIS

COMUNS: ardência, ferroada, irritação, atrofia, telangiectasia, estrias, prurido, fissura, eritema, foliculite, acne, dermatite perioral, ressecamento, hipopigmentação

RAROS: entorpecimento, doença de Cushing, dermatite de contato, infecção, miliária, supressão do eixo hipotalâmico-hipofisário-supra-renal (HHA), retardo do crescimento em crianças, efeito rebote do esteróide, glaucoma, catarata, taquifilaxia, hipertricose facial, ulceração genital, reativação de sarcoma de Kaposi, rosácea, retardo na cicatrização de feridas

MONITORIZAÇÃO

PERIODICAMENTE SE EM USO PROLONGADO: cortisol matinal, cortisol livre urinário ou teste de estimulação com ACTH

CONTRA-INDICAÇÕES

Hipersensibilidade à droga/classe, gravidez, infecção aguda, infestação

CLASSE EM RELAÇÃO À GRAVIDEZ

C

ETAMBUTOL

(Myambutol® compr. 100, 400 mg)

INDICAÇÕES

- *Mycobacterium avium-intracellulare*^
- *Mycobacterium bovis*$
- *Mycobacterium gordonae*+
- *Mycobacterium kansasii*^
- *Mycobacterium scrofulaceum*+
- *Mycobacterium tuberculosis**
- *Mycobacterium ulcerans*+
- *Mycobacterium xenopi*^

Ver Apêndice III

MECANISMO DE AÇÃO

Difunde-se para o interior das células micobacterianas e inibe a produção de metabólitos, o que prejudica seu metabolismo e multiplicação terminando com a morte da célula

POSOLOGIA

15–25 mg/kg VO por dia

DOSAGEM CONFORME A FUNÇÃO RENAL

***Clearance* de creatinina (ClCr) 50–90 mL/min:** a cada 24 h

ClCr 10–50 mL/min: a cada 24–36 h

ClCr < 10 mL/min: a cada 48 h

Hemodiálise: 200 mg extras VO após diálise

Hemofiltração arteriovenosa contínua: a cada 24 h

Diálise peritoneal crônica: a cada 48 h

INTERAÇÕES MEDICAMENTOSAS

REDUZEM A EFICÁCIA DO ETAMBUTOL: antiácidos

EFEITOS COLATERAIS

COMUNS: visão turva, dor articular, anorexia, náusea, vômitos, dispepsia, dor abdominal, febre, mal-estar, cefaléia, tonteira, desorientação, alucinações, erupção cutânea, hiperuricemia, prurido

RAROS: anafilaxia, trombocitopenia, neurite óptica, neuropatia periférica, artralgia, hiperuricemia, perda da percepção de vermelho-verde, escotoma central, cegueira, confusão, alucinações, vertigem, anorexia, neurite periférica, extremidades entorpecidas, eosinofilia, elevação dos testes de função hepática, neurite retrobulbar

MONITORIZAÇÃO

BÁSICA: exame oftalmológico

MENSALMENTE: exame oftalmológico se dose > 15 mg/kg/d

CONTRA-INDICAÇÕES

Hipersensibilidade à droga/classe, neurite óptica, gota, doenças ocular, função renal prejudicada, agentes neurotóxicos, uso em crianças

CLASSE EM RELAÇÃO À GRAVIDEZ

B

ETANERCEPT

(Enbrel® frascos-ampolas 25 mg SC, seringas pré-enchidas com 50 mg/mL)

INDICAÇÕES

- Artrite psoriásica*
- Artrite reumatóide*, juvenil*
- Doença de Behçet^ (ver p. 323)
- Esclerodermia$ (ver p. 329)
- Espondilite anquilosante*
- Estomatite aftosa+ (ver p. 330)
- Histiocitose X+
- Penfigóide cicatricial+ (ver p. 351)
- Psoríase*, forma em placas moderada a grave (ver p. 358)
- Síndrome de Wegener^ (ver p. 367)

MECANISMO DE AÇÃO

Proteína humana recombinante de fusão de receptor ao fator de necrose tumoral alfa (TNF-α) consistindo em dois domínios extracelulares p75 do receptor TNF-α e região Fc de imunoglobulina G1. Também inibe TNF-α solúvel e ligado à membrana.

POSOLOGIA

PSORÍASE: 50 mg SC duas vezes por semana durante 3 meses, a seguir 50 mg SC 4 vezes por semana

ARTRITE PSORIÁSICA, ARTRITE REUMATÓIDE, ESPONDILITE ANQUILOSANTE: 50 mg SC 4 vezes por semana

INTERAÇÕES MEDICAMENTOSAS

RISCO AUMENTADO DE INFECÇÕES: imunossupressão

EFEITOS COLATERAIS

COMUNS: infecção respiratória alta, reação no local de injeção

RAROS: reativação de tuberculose, doenças desmielinizantes, anemia aplástica, desenvolvimento de anticorpo antinuclear (ANA) positivo, desenvolvimento de DNA bifilamentar positivo (dsDNA), lúpus induzido por droga, alopecia maligna, tosse, pancitopenia, insuficiência cardíaca congestiva, sepse/infecções sérias, mielite, neurite óptica, faringite, cefaléia, rinite, dor abdominal, náusea, vômito, erupção cutânea

MONITORIZAÇÃO

Nenhuma

CONTRA-INDICAÇÕES

Neoplasias, sepse/infecção, insuficiência cardíaca congestiva, tuberculose, uso de vacinas "vivas", hipersensibilidade à droga/classe

CLASSE EM RELAÇÃO À GRAVIDEZ

B

FANCICLOVIR

(Famvir® compr. 125, 250, 500 mg)

INDICAÇÕES

- Hepatite B crônica^
- Herpes simples no imunocomprometido^
- Herpes simples primário$
- Herpes simples recorrente*
- Herpes zoster oftálmico^
- Herpes zoster*
- Mononucleose+
- Profilaxia de herpes simples após *resurfacing* a *laser*^
- Varicela

MECANISMO DE AÇÃO

Pró-droga oral do penciclovir com biodisponibilidade aumentada, que requer fosforilação pela timidina cinase viral para ser ativada. Inibe a DNA polimerase viral e, assim, a síntese de DNA

POSOLOGIA

HEPATITE B CRÔNICA: 500 mg VO 3 vezes ao dia durante 12 meses

PROFILAXIA DE HERPES SIMPLES APÓS *RESURFACING* A *LASER*: 500 mg VO 2 vezes ao dia durante 10 dias

HERPES ZOSTER: 500 mg VO a cada 8 h durante 7 dias

HERPES ZOSTER OFTÁLMICO: 500 mg VO 3 vezes ao dia durante 7 dias

HERPES OROLABIAL OU GENITAL RECORRENTE NO IMUNOCOMPROMETIDO: 500 mg VO 2 vezes ao dia durante 7 dias

MONONUCLEOSE: 500 mg VO 3 vezes ao dia durante 3 dias

HERPES GENITAL RECORRENTE: 125 mg VO a cada 12 h durante 5 dias

HERPES OROLABIAL OU GENITAL RECORRENTE: 500 mg VO a cada 12 h durante 7 dias

SUPRESSÃO DE HERPES GENITAL OU OROLABIAL RECORRENTE: 250 mg VO a cada 12 h

VARICELA: 1.000 mg VO 3 vezes ao dia durante 7 dias

DOSAGEM CONFORME A FUNÇÃO RENAL

***Clearance* de creatinina (ClCr) 50–90 mL/min:** 500 mg VO a cada 8 h

ClCr 10–50 mL/min: 500 mg VO a cada 12-24 h

ClCr < 10 mL/min: 250 mg VO a cada 24 h

Hemodiálise: 250 mg VO a cada 24 h após diálise

Diálise peritoneal ambulatorial contínua: faltam dados

Hemofiltração arteriovenosa contínua: 500 mg VO a cada 12-24 h

INTERAÇÕES MEDICAMENTOSAS

AUMENTAM OS NÍVEIS DE FANCICLOVIR: probenecida, cimetidina, teofilina

EFEITOS COLATERAIS

COMUNS: cefaléia, náusea, diarréia, parestesias, enxaqueca, fadiga, vômitos, flatulência, dor abdominal, prurido, erupção cutânea, dismenorréia

RAROS: nenhum

MONITORIZAÇÃO

Nenhuma

CONTRA-INDICAÇÕES

Hipersensibilidade à droga/classe ou ao penciclovir

CLASSE EM RELAÇÃO À GRAVIDEZ

B

FEXOFENADINA

(Allegra® compr. 30, 60, 180 mg)

INDICAÇÕES

- Dermatite atópica^ (ver p. 318)
- Rinite alérgica*
- Urticária crônica* (ver p. 366)

MECANISMO DE AÇÃO

Metabólito ativo da terfenadina, bloqueia os receptores H_1 da histamina. Tem baixos efeitos sedativos e anticolinérgicos

POSOLOGIA

120–180 mg VO por dia

DOSAGEM CONFORME A FUNÇÃO RENAL: 60 mg VO por dia

INTERAÇÕES MEDICAMENTOSAS

DIMINUEM OS NÍVEIS DE FEXOFENADINA: antiácidos

AUMENTAM OS NÍVEIS DE FEXOFENADINA: cetoconazol, eritromicina

EFEITOS COLATERAIS

COMUNS: cefaléia, tonteira, sonolência

RAROS: reação de hipersensibilidade, lombalgia, infecção respiratória alta, dispepsia, fadiga, tosse, febre, otite, sinusite

MONITORIZAÇÃO

Nenhuma

CONTRA-INDICAÇÕES

Hipersensibilidade à droga/classe, função renal prejudicada, gravidez

CLASSE EM RELAÇÃO À GRAVIDEZ

C

FILGRASTIM

(Neupogen® 300 µg/mL em frascos-ampolas de 1 mL; 480 µg/1,6 mL em frascos-ampolas de 1,6 mL; 300 µg/0,5 mL em seringas preenchidas com 1 mL; 480 µg/0,8 mL em seringas preenchidas com 1 mL)

INDICAÇÕES

- Neutropenia na AIDS*
- Neutropenia pós-quimioterapia*
- Neutropenia pós-transfusão de medula óssea*
- Mobilização de progenitores*

MECANISMO DE AÇÃO

Fator estimulador de colônias de granulócitos recombinantes humanos que estimula a proliferação e diferenciação de granulócitos e macrófagos, e ativa algumas funções celulares finais

POSOLOGIA

NEUTROPENIA NA AIDS: 1–10 μg/kg SC por dia

NEUTROPENIA PÓS-TRANSFUSÃO DE MEDULA ÓSSEA: começar pelo menos 24 h após quimioterapia a 10 μg/kg IV por dia infundidos ao longo de 4 h ou 24 h

NEUTROPENIA PÓS-QUIMIOTERAPIA: começar pelo menos 24 h após quimioterapia a 5 μg/kg SC/IV por dia. Pode aumentar a dose em 5 μg/kg por ciclo. Continuar por 2 semanas

MOBILIZAÇÃO DE PROGENITORES: começar 4 dias antes da primeira leucaférese a 10 μg/kg SC por dia e continuar até a última leucaférese.

INTERAÇÕES MEDICAMENTOSAS

AUMENTAM A SENSIBILIDADE DAS CÉLULAS MIELÓIDES EM RÁPIDA DIVISÃO AOS EFEITOS CITOTÓXICOS: quimioterapia citotóxica

LEUCOCITOSE: lítio

EFEITOS COLATERAIS

COMUNS: dor óssea, dor musculoesquelética, esplenomegalia, reação no local de injeção, níveis elevados de fosfatase alcalina, níveis elevados de lactato desidrogenase, hiperuricemia, náusea, dor abdominal, dor no flanco, cefaléia, trombocitopenia, anemia, hipotensão, leucocitose, alopecia, diarréia, febre neutropênica, mucosite, dispnéia, tosse, erupção cutâneas

RAROS: ruptura esplênica, síndrome de angústia respiratória, anafilaxia, trombocitose, infarto do miocárdio, arritmias, epistaxe, reações transfusionais, dor torácica, dor de garganta, constipação, complicações hemorrágicas, erupção Sweet-símile

MONITORIZAÇÃO

BÁSICO E DUAS VEZES POR DIA: hemograma completo com contagem absoluta de neutrófilos. Pode suspender se contagem absoluta de neutrófilos > 1.000 durante 3 dias e depois do nadir previsto

CONTRA-INDICAÇÕES

Hipersensibilidade à droga/classe, hipersensibilidade a proteínas de *Escherichia coli,* anemia falciforme, mielodisplasia, neoplasia mielóide, gravidez

CLASSE EM RELAÇÃO À GRAVIDEZ

C

FINASTERIDA

(Propecia® 1 mg)

INDICAÇÕES

- Alopecia androgênica, feminina+, masculina* (ver p. 312)
- Hidradenite supurativa+
- Hirsutismo^

MECANISMO DE AÇÃO

Inibidor da 5-α-redutase tipo II, que estimula a conversão de testostrona em diidrotestosterona

POSOLOGIA

1 mg VO por dia

INTERAÇÕES MEDICAMENTOSAS

Nenhuma

EFEITOS COLATERAIS

COMUNS: libido diminuída, volume de ejaculação diminuída, impotência, disfunção erétil, ginecomastia, miopatia

RAROS: reação de hipersensibilidade, teratogenicidade (feto masculino)

MONITORIZAÇÃO

BÁSICA: antígeno prostático específico em homens acima de 50 anos de idade

CONTRA-INDICAÇÕES

Hipersensibilidade à droga, gravidez, uso em mulheres e crianças, doença hepática

CLASSE EM RELAÇÃO À GRAVIDEZ

X

FLUCITOSINA

(Ancobon® cáps. 250, 500 mg)

INDICAÇÕES

- Candidíase, endocardite*
- Candidíase, peritonite*
- Criptococose*

Ver Apêndice I

MECANISMO DE AÇÃO

O mecanismo exato de ação é desconhecido

POSOLOGIA

Ver Apêndice I

INTERAÇÕES MEDICAMENTOSAS

AUMENTA OS NÍVEIS DE: adefovir, tenofovir

NEFROTOXICIDADE: adefovir, aminoglicosídeos, anfotericina, cidofovir, ácido zoledrônico

SUPRESSÃO DA MEDULA ÓSSEA: supressores da medula óssea, carboplatina, cisplatina, clozapina, quimioterapia citotóxica, interferon alfa, interferon beta, zidovudina

ACIDOSE: metformina, sulfoniluréias, rituximab

EFEITOS COLATERAIS

COMUNS: dor torácica, dispnéia, erupção cutânea, prurido, náusea, vômitos, dor abdominal, diarréia, azotemia, anemia, ataxia, cefaléia, parestesias, confusão, alucinações, fadiga, hipoglicemia, hipopotassemia, vertigem

RAROS: parada cardíaca, disfunção ventricular, parada respiratória, sangramento gastrintestinal, colite ulcerativa, insuficiência renal, agranulocitose, anemia aplástica, trombocitopenia, prurido, fotossensibilidade, anorexia, boca seca, úlcera gastrintestinal, icterícia, hiperbilirrubinemia, cristalúria, leucopenia, eosinofilia, perda auditiva, neuropatia periférica, sedação, convulsões, psicose, fraqueza, necrólise epidérmica tóxica

MONITORIZAÇÃO

BÁSICA E SEMANALMENTE: função renal, hemograma completo

CONTRA-INDICAÇÕES

Hipersensibilidade à droga/classe, função renal e hepática prejudicada, supressão da medula óssea, gravidez

CLASSE EM RELAÇÃO À GRAVIDEZ

C

FLUCONAZOL

(Diflucan® compr. 50, 100, 150, 200 mg; suspensão 10 mg/mL e 40 mg/mL em frascos de 35 mL; solução IV a 200 mg/100 mL e 400 mg/200 mL)

INDICAÇÕES

- Blastomicose^
- Candidíase, bacteriemia*
- Candidíase, bexiga*
- Candidíase, em ferida^
- Candidíase, endocardite*
- Candidíase esofágica*
- Candidíase, estomatite/esofagite/vaginite em HIV*
- Candidíase, orofaríngea*
- Candidíase, peritonite*
- Candidíase, profilaxia em transplante de medula óssea (TMO)*
- Candidíase oral*
- Candidíase vaginal*
- Coccidioidomicose, meningite, pulmonar com HIV^
- Criptococcose, meningite, HIV, não-HIV, não-meningite*
- Esporotricose, cutânea e linfonodal$
- Pitiríase versicolor
- Onicomicose^
- *Tinea capitis*^
- *Tinea corporis, cruris, pedis*^

Ver Apêndice I.

MECANISMO DE AÇÃO

Agente fungistático que inibe a C14 alfa-desmetilação de esterol pelo citocromo P450 fúngico

POSOLOGIA

ONICOMICOSE: 150–300 mg VO por semana durante 3–6 meses para unhas das mãos, 6–12 para unhas dos pés

TINEA CAPITIS: 8 mg/kg VO por semana durante 8–12 semanas

TINEA CORPORIS, CRURIS, PEDIS: 150 mg VO por semana durante 2–4 semanas

PITIRÍASE VERSICOLOR: 400 mg VO uma vez

Ver Apêndice I

DOSAGEM IV CONFORME A FUNÇÃO RENAL

***Clearance* de creatinina (ClCr) 50–90 mL/min:** dose normal de 200–400 mg IV por dia

ClCr < 50 mL/min, hemofiltração arteriovenosa contínua, diálise peritoneal ambulatorial crônica: 50% da dose normal

Hemodiálise: 200 mg extras IV após diálise

INTERAÇÕES MEDICAMENTOSAS

DEPRESSÃO DO SISTEMA NERVOSO CENTRAL: alfentanil, benzodiazepinas, propoxifeno, buprenorfina, fentanil

AUMENTA OS NÍVEIS DE: amiodarona, almotriptan, aprepitant, aripiprazol, bosentan, budesonida, buspirona, ergotamina, carbamazepina, celecoxib, cilostazol, ciclosporina, digoxina, eletriptan, estatinas, imatinib, levobupivacaína, metformina, sulfoniluréias, metadona, mifepristona, modafinil, nefazodona, fenitoína, quetiapina, quinidina, repaglinida, sildenafil, sirolimo, tacrolimo, teofilina, tolterodina, alcalóides da pervinca, warfarin, ziprasidona, zonisamida

AUMENTA OS NÍVEIS DE FLUCONAZOL: amprenavir, inibidores de protease, paclitaxel

REDUZEM OS NÍVEIS DE FLUCONAZOL: barbitúricos, rifampicinas

HIPOTENSÃO: bepridil, bloqueadores dos canais de cálcio

INTERVALO PT PROLONGADO: cisaprida, pimozida

ARRITMIAS: disopiramida

HIPERGLICEMIA: pioglitazona

EFEITOS COLATERAIS

COMUNS: náusea, cefaléia, erupção cutânea, vômitos, dor abdominal, diarréia, dispepsia, ageusia, tonteira

RAROS: hepatotoxicidade, síndrome de Stevens-Johnson, angioedema, convulsões, leucopenia, agranulocitose, necrólise epidérmica tóxica, alopecia, neutropenia, trombocitopenia, hipercolesterolemia, hipertrigliceridemia, hipopotassemia

MONITORAMENTO

Nenhum

CONTRA-INDICAÇÕES

Hipersensibilidade à droga/classe, função hepática ou renal prejudicada, gravidez

CLASSE EM RELAÇÃO À GRAVIDEZ

C

FLUOCINOLONA ACETONIDA 0,01%, HIDROQUINONA 4%, TRETINOÍNA 0,05%

(Tri-Luma® creme em tubos de 30 g)

INDICAÇÕES

- Melasma*

MECANISMO DE AÇÃO

A hidroquinona inibe a tirosinase, impedindo a conversão de tirosina em dopa. A tretinoína é um retinóide tópico que modifica a ceratinização folicular anormal, para promover a separação das células cornificadas e aumentar a descamação dos corneócitos foliculares. Ela também aumenta a atividade mitótica do epitélio folicular, o que aumenta o *turn-over* dos corneócitos. Também modula a proliferação e diferenciação das células epidérmicas, pela ativação de receptores ao ácido retinóico, o que altera a expressão gênica. A fluocinolona é um esteróide tópico que exerce efeitos antiinflamatórios e imunossupressivos. Ela inibe o fator nuclear capa B (NFkB) para diminuir a produção de interleucina-1, fator de necrose tumoral alfa, moléculas de adesão e fatores de crescimento. Também inibe AP-1, que é um fator de transcrição heterodimérico composto de c-jun, c-fos e fator de transcrição ativador, para diminuir a produção de citocinas. Causa apoptose de linfócitos e eosinófilos. Inibe a fosfolipase A2, o que leva à produção diminuída de cicloxigenase, prostaglandinas, leucotrienos e mediadores inflamatórios derivados do ácido hidroxieicosatetraenóico

POSOLOGIA

Aplicar ao deitar-se. Deve usar filtro solar diariamente

INTERAÇÕES MEDICAMENTOSAS

Não usar concomitante com hidroquinona, retinóides ou esteróides tópicos

EFEITOS COLATERAIS

COMUNS: eritema, ardência, ressecamento, descamação, erupção cutânea, rosácea, acne, dermatite perioral, telangiectasias, prurido, irritação, alterações pigmentares

RAROS: atrofia, estrias, ocronose exógena, dermatite de contato, parestesias, supressão do eixo hipotalâmico-hipofisário-supra-renal (HPA)

MONITORIZAÇÃO

Nenhum. Se houver suspeita de supressão do eixo HPA, verificar hormônio adrenocorticotrópico ou co-sintropina, cortisol plasmático matinal e cortisol livre urinário

CONTRA-INDICAÇÕES

Exposição ao sol e uso de medicações fotossensibilizantes; hipersensibilidade às drogas/classes ou sulfitos, gravidez

CLASSE EM RELAÇÃO À GRAVIDEZ

C

FLUOROQUINOLONAS DE PRIMEIRA GERAÇÃO

Ácido nalidíxico (NegGram® compr. 0,25, 0,5, 1 g; suspensão 250 mg/ 5 mL)

INDICAÇÕES

- *Enterobacter* sp.*
- *Escherichia coli* *
- *Klebsiella* sp.*
- *Proteus* sp.*

Ver Apêndice II

MECANISMO DE AÇÃO

Agente bactericida que inibe a DNA girase

POSOLOGIA

1 g VO 4 vezes ao dia

INTERAÇÕES MEDICAMENTOSAS

REDUZEM A EFICÁCIA DAS FLUOROQUINOLONAS: antiácidos, cálcio, didanosina, ferro, multivitaminas, sucralfato

DIMINUEM A EFICÁCIA DE: anticoncepcionais orais, quinapril

CONVULSÕES: drogas antiinflamatórias não esteróides

SANGRAMENTO: warfarin

EFEITOS COLATERAIS

COMUNS: sonolência, fraqueza, cefaléia, vertigem, perturbações visuais, dor abdominal, náusea, vômitos, diarréia, erupção cutânea, prurido, urticária, angioedema, fotossensibilidade, febre, cefaléia

RAROS: hipertensão intracraniana, convulsões, leucopenia, trombocitopenia, colite pseudomembranosa, anemia hemolítica, síndrome de Stevens-Johnson, acidose metabólica, icterícia colestática

MONITORIZAÇÃO

Freqüentemente se em Uso Prolongado: hemograma completo, função renal, função hepática

CONTRA-INDICAÇÕES

Hipersensibilidade à droga/classe, convulsões, função hepática/renal/pulmonar prejudicada, doença cardiovascular, gravidez

CLASSE EM RELAÇÃO À GRAVIDEZ

C

FLUOROQUINOLONAS DE SEGUNDA GERAÇÃO

Ciprofloxacina (Cipro® compr. 100, 250, 500, 750 mg; suspensão 250, 500 mg/5 mL; IV), enoxacina (Penetrex® compr. 200, 400 mg), lomefloxacina (Maxaquin® compr. 400 mg), norfloxacina (Noroxin® compr. 400 mg), ofloxacina (Floxin® compr. 200, 300, 400 mg)

INDICAÇÕES

- *Bacillus anthracis* (ciprofloxacina*)
- *Bacteroides fragilis* (ciprofloxacina*)
- *Chlamydia trachomatis* (ofloxacina*)
- *Citrobacter freundii* e *diversus* (ciprofloxacina*, lomefloxacina*, norfloxacina*, ofloxacina*)
- *Enterobacter cloacae* e *aerogenes**
- *Enterococcus faecalis* (ciprofloxacina*, norfloxacina*)
- *Escherichia coli**
- *Haemophilus influenzae* (ciprofloxacina*, lomefloxacina*, ofloxacina*)
- *Haemophilus parainfluenzae* (ciprofloxacina*)
- *Klebsiella pneumoniae**
- *Moraxella catarrhalis* (ciprofloxacina*, lomefloxacina*)
- *Morganella morganii* (ciprofloxacina*)
- *Neisseria gonorrhoeae**
- *Proteus mirabilis**
- *Proteus vulgaris* (norfloxacina*, enoxacina*)
- *Providencia stuartii* (ciprofloxacina*)
- *Pseudomonas aeruginosa**

- *Serratia marcescens* (ciprofloxacina*, norfloxacina*, ofloxacina*)
- *Staphylococcus aureus* sensível à meticilina (ciprofloxacina*, norfloxacina*, ofloxacina*)
- *Staphylococcus epidermidis**
- *Staphylococcus saprophyticus* (enoxacina*, norfloxacina*)
- *Streptococcus agalactiae* (norfloxacina*)
- *Streptococcus pneumoniae* (ciprofloxacina*, ofloxacina*, lomefloxacina*)
- *Streptococcus pyogenes* (ciprofloxacina*, norfloxacina*, ofloxacina*)

Ver Apêndice II

Usualmente eficazes:

- *Aeromonas* sp.
- *Chlamydia* sp. (lomefloxacina, ofloxacina)
- *Citrobacter* sp.
- *Enterobacter* sp.
- *Klebsiella* sp. (não enoxacina)
- *Legionella* sp. (ofloxacina, ciprofloxacina)
- *Listeria monocytogenes* (lomefloxacina)
- *Moraxella catarrhalis* (ofloxacina)
- *Morganella* sp.
- *Mycoplasma pneumoniae* (ciprofloxacina, ofloxacina)
- *Neisseria meningitidis* (ciprofloxacina, ofloxacina)
- *Pasteurella multocida* (ofloxacina, ciprofloxacina)
- *Proteus vulgaris* (lomefloxacina, ofloxacina, ciprofloxacina)
- *Providencia* sp.
- *Salmonella* sp. (não lomefloxacina)
- *Serratia* sp.
- *Shigella* sp. (não lomefloxacina)
- *Staphylococcus aureus* sensível à meticilina (lomefloxacina)
- *Yersinia enterolitica*

Estudos clínicos escassos:

- *Acinetobaceter* sp. (ciprofloxacina, ofloxacina)
- *Actinomyces* sp. (ofloxacina)
- *Clostridium,* não *difficile* (ofloxacina, ciprofloxacina)
- *Peptostreptococcus* sp. (ofloxacina, ciprofloxacina)
- *Prevotella melaninogenica* (ofloxacina)

MECANISMO DE AÇÃO

Agentes bactericidas que inibem a DNA girase

POSOLOGIA

CIPROFLOXACINA

250-750 mg VO a cada 12 h; 200–400 mg IV a cada 12 h

Gonorréia: 500 mg VO uma vez

DOSAGEM CONFORME A FUNÇÃO RENAL

***Clearance* de creatinina (ClCr) 10–50 Ml/min:** 50–75%

ClCr < 10 mL/min: 50%

Hemodiálise: 250 mg VO ou 200 mg IV a cada 12 h

Diálise peritoneal ambulatorial crônica (DAPC): 250 mg VO ou 200 mg IV a cada 8 h

Hemofiltração arteriovenosa contínua (HAVC): 200 mg IV a cada 12 h

OPROFLOXACINA

400 mg VO/IV a cada 12 h

Gonorréia: 400 mg VO dose única

DOSAGEM CONFORME A FUNÇÃO HEPÁTICA: 400 mg VO por dia

DOSAGEM CONFORME A FUNÇÃO RENAL

ClCr 10–50 mL/min: 200–400 a cada 12 h

ClCr < 10 mL/min e DPAC: 200 mg a cada 24 h

Hemodiálise: 100–200 mg após diálise

HAVC: 300 mg por dia

ENOXACINA

200–400 mg VO 2 vezes ao dia

Gonorréia: 400 mg VO dose única

DOSAGEM CONFORME A FUNÇÃO RENAL

ClCr < 30 mL/min: dose normal para primeira dose, a seguir 50% a cada 12 h

DOSAGEM CONFORME A FUNÇÃO HEPÁTICA: diminuir a dose em caso de cirrose avançada

LOMEFLOXACINA

400 mg VO por dia

Gonorréia: 400 mg VO dose única

DOSAGEM CONFORME A FUNÇÃO RENAL

ClCr 10–40 mL/min: 400 mg VO uma vez, a seguir 200 mg VO por dia

NORFLOXACINA

400 mg VO 2 vezes ao dia

Gonorréia: 800 mg VO dose única

DOSAGEM CONFORME A FUNÇÃO RENAL

ClCr < 30 mL/min: 400 mg VO por dia

INTERAÇÕES MEDICAMENTOSAS

DIMINUEM A EFICÁCIA DAS FLUOROQUINOLONAS: antiácidos, cálcio, didanosina, ferro, multivitaminas, sucralfato, bismuto, ranitidina, quercetina, zinco

DIMINUEM A EFICÁCIA DE: anticoncepcionais orais, quinapril

CONVULSÕES: drogas antiinflamatórias não-esteróides

SANGRAMENTO: warfarin

AUMENTAM OS NÍVEIS DE CAFEÍNA: cafeína (não lomefloxacina)

NEFROTOXICIDADE: inibidores da anidrase carbônica (não lomefloxacina), alcalinizantes da urina (não lomefloxacina)

AUMENTAM OS NÍVEIS DE: clozapina (não lomefloxacina), ciclosporina (não lomefloxacina), olanzapina (não lomefloxacina), fenitoína (não lomefloxacina), riluzol (não lomefloxacina), teofilina (não lomefloxacina), tolterodina (só com norfloxacina)

AUMENTA OS NÍVEIS DE FLUOROQUINOLONAS: probenecida

HIPOGLICEMIA: metformina (não lomefloxacina), sulfoniluréias (não lomefloxacina)

RUPTURA DE TENDÕES: esteróides

EFEITOS COLATERAIS

COMUNS: náusea, vômitos, diarréia, dor abdominal, dispepsia, tonteira, inquietude, vaginite, insônia, fotossensibilidade, prurido, erupção cutânea, ansiedade, agitação, confusão, tendinite, artralgia, resultados elevação dos testes de função hepática

RAROS: convulsões, reações de hipersensibilidade, fototoxicidade, colite pseudomembranosa, superinfecção, hipertensão intracraniana, psicose, ruptura de tendão, artropatia

MONITORIZAÇÃO

FREQÜENTEMENTE SE EM USO PROLONGADO: hemograma completo, função renal, função hepática

CONTRA-INDICAÇÕES

Hipersensibilidade à droga/classe, uso em crianças, função renal ou hepática prejudicada, convulsões, distúrbio do sistema nervoso central, teofilina (ciprofloxacina, enoxacina), desidratação, diabetes melito, exposição ao sol, lactação, deficiência de glicose-6-fosfato desidrogenase (norfloxacina), *miastenia gravis* (norfloxacina)

CLASSE EM RELAÇÃO À GRAVIDEZ

C

FLUOROQUINOLONAS DE TERCEIRA GERAÇÃO

Levofloxacina (Levaquin® compr. 250, 500 mg), esparfloxacina (Zagam® compr. 200 mg)

INDICAÇÕES

- *Chlamydia pneumoniae**
- *Enterobacter cloacae**
- *Enterococcus faecalis* (levofloxacina*)
- *Escherichia coli* (levofloxacina*)
- *Haemophilus influenza**
- *Haemophilus parainfluenzae* (levofloxacina*)
- *Klebsiella pneumoniae**
- *Legionella pneumophila* (levofloxacina*)
- *Moraxella catarrhalis**
- *Mycoplasma pneumoniae**
- *Proteus mirabilis* (levofloxacina*)
- *Pseudomonas aeruginosa* (levofloxacina*)
- *Staphylococcus aureus* sensível à meticilina*
- *Staphylococcus saprophyticus* (levofloxacina*)
- *Streptococcus pneumoniae**
- *Streptococcus pyogenes* (levofloxacina*)

Ver Apêndice II

Usualmente eficaz (levofloxacina):

- *Aeromonas* sp.
- *Chlamydia* sp.
- *Citrobacter* sp.
- *Clostridium*, não *difficile*

- *Morganella* sp.
- *Neisseria gonorrhoeae*
- *Neisseria meningitidis*
- *Pasteurella multocida*
- *Peptostreptococcus* sp.
- *Prevotella melaninogenica*
- *Proteus vulgaris*
- *Providencia* sp.
- *Salmonella* sp.
- *Serratia* sp.
- *Shigella* sp.
- *Staphylococcus epidermidis*
- *Streptococcus milleri*
- *Streptococcus viridans*
- *Yersinia enterocolitica*

Escassos estudos clínicos (levofloxacina):

- *Acinetobacter* sp.
- *Stenotrophomonas maltophilia*

MECANISMO DE AÇÃO

Agentes bactericidas que inibem a DNA girase bacteriana

POSOLOGIA

LEVOFLOXACINA

250–500 mg VO/IV por dia

DOSAGEM CONFORME A FUNÇÃO RENAL

***Clearance* de creatinina (ClCr) 10–50 mL/min e hemofiltração arteriovenosa contínua (HAVC):** 500 mg inicialmente, a seguir 250 mg a cada 24–48 h

ClCr < 10 mL/min e hemodiálise e diálise peritoneal ambulatorial crônica (DPAC): 500 mg inicialmente, a seguir 250 mg a cada 48 h

ESPARFLOXACINA

400 mg VO inicialmente, a seguir 200 mg VO por dia

DOSAGEM CONFORME A FUNÇÃO RENAL

ClCr 10–50 mL/min: 50–75%

ClCr < 10 mL/min e hemodiálise: 50% a cada 48 h

DPAC e HAVC: sem dados

INTERAÇÕES MEDICAMENTOSAS

REDUZEM A EFICÁCIA DAS FLUOROQUINOLONAS: antiácidos, cálcio, didanosina, ferro, multivitaminas, sucralfato

DIMINUEM A EFICÁCIA DE: anticoncepcionais orais, quinapril

CONVULSÕES: drogas antiinflamatórias não-esteróides

SANGRAMENTO: warfarin

NEFROTOXICIDADE: inibidores da anidrase carbônica

AUMENTAM OS NÍVEIS DE FLUOROQUINOLONAS: probenecida

HIPOGLICEMIA: metformina, sulfoniluréias

RUPTURA DE TENDÕES: esteróides

INTERVALO QT PROLONGADO: tiazidas, anfotericina, antiarrítmicos classe IA e III, beta-2-agonistas, cidofovir, cisaprida, cisplatina, dolasetron, droperidol, eritromicina, foscarnet, haloperidol, halotano, mefloquina, meperidina, fenotiazinas, pimozida, prometazina, risperidona, ziprasidona, antidepressivos tricíclicos

EFEITOS COLATERAIS

COMUNS: náusea, vômitos, diarréia, dor abdominal, cefaléia, dispepsia, tonteira, inquietude, sensação de desfalecimento, vaginite, insônia, prurido, erupção cutânea, fotossensibilidade, ansiedade, agitação, confusão, tendinite, artralgia, elevação dos testes de função hepática

RAROS: anafilaxia, reações de hipersensibilidade, fototoxicidade, colite pseudomembranosa, superinfecção, hipertensão intracraniana, convulsões, psicose, ruptura de tendão, artropatia, prolongamento do QT, *torsades de pointes*

MONITORIZAÇÃO

FREQÜENTEMENTE, SE EM USO PROLONGADO: hemograma completo, função renal, função hepática

CONTRA-INDICAÇÕES

Hipersensibilidade à droga/classe, gravidez, lactação, uso em crianças, QT longo, antiarrítmicos classe IA e III, função renal prejudicada, convulsões, distúrbio do sistema nervoso central, desidratação, diabetes melito, exposição ao sol, hipopotassemia, bradicardia, miocardiopatia, condições pró-arrítmicas

CLASSE EM RELAÇÃO À GRAVIDEZ

C

FLUOROQUINOLONAS DE QUARTA GERAÇÃO

Gatifloxacina (Tequin® compr. 200, 400 mg; IV), moxifloxacina (Avelox® compr. 400 mg), trovafloxacina (Trovan® compr. 100, 200 mg)

INDICAÇÕES

- *Bacteroides fragilis* (trovafloxacina*)
- *Chlamydia pneumoniae**
- *Enterococcus faecalis* (trovafloxacina*)
- *Escherichia coli* (trovafloxacina*, gatifloxacina*)
- *Gardnerella vaginalis* (trovafloxacina*)
- *Haemophilus influenzae**
- *Haemophilus parainfluenzae* (gatifloxacina*, moxifloxacina*)
- *Klebsiella pneumoniae**
- *Legionella pneumophila* (gatifloxacina*, trovafloxacina*)
- *Moraxella catarrhalis**
- *Mycoplasma pneumoniae**
- *Neisseria gonorrhoeae* (gatifloxacina*)
- *Peptostreptococcus* sp. (trovafloxacina*)
- *Prevotella* sp. (trovafloxacina*)
- *Proteus mirabilis* (trovafloxacina*, gatifloxacina*)
- *Pseudomonas aeruginosa* (trovafloxacina*)
- *Staphylococcus aureus* sensível à meticilina*
- *Streptococcus agalactiae* (trovafloxacina*)
- *Streptococcus pneumoniae**
- *Streptococcus pyogenes* (moxifloxacina*)
- *Streptococcus viridans* (trovafloxacina*)

Ver Apêndice II

Usualmente eficazes:

- *Actinomyces* sp. (moxifloxacina, gatifloxacina)
- *Aeromonas* sp.
- *Bacteroides fragilis* (moxifloxacina)
- *Chlamydia* sp.
- *Citrobacter* sp.
- *Clostridium*, não *difficile*
- *Enterobacter* sp.
- *Enterococcus faecalis* (gatifloxacina, moxifloxacina)
- *Escherichia coli* (moxifloxacina)
- *Legionella* sp.
- *Listeria monocytogenes* (trovafloxacina)
- *Morganella* sp.

- *Neisseria gonorrhoeae* (trovafloxacina, gatifloxacina)
- *Neisseria meningitidis*
- *Pasteurella multocida*
- *Peptostreptococcus* sp. (moxifloxacina, gatifloxacina)
- *Prevotella melaninogenica*
- *Proteus mirabilis* (moxifloxacina)
- *Proteus vulgaris*
- *Providencia* sp.
- *Salmonella* sp.
- *Serratia* sp.
- *Shigella* sp.
- *Staphylococcus epidermidis*
- *Stenotrophomonas maltophilia* (trovafloxacina, moxifloxacina)
- *Streptococcus milleri*
- *Yersinia enterocolitica*

Escassos estudos clínicos:

- *Acinetobacter* sp.
- *Bacteroides fragilis* (gatifloxacina)
- *Clostridium difficile*
- *Enterococcus faecium*
- *Pseudomonas aeruginosa* (moxifloxacina, gatifloxacina)

MECANISMO DE AÇÃO

Agentes bactericidas que inibem a DNA girase bacteriana

POSOLOGIA

GATIFLOXACINA

400 mg VO/IV por dia

DOSAGEM CONFORME A FUNÇÃO RENAL

***Clearance* de creatinina (ClCr) < 50 mL/min, hemofiltração arteriovenosa contínua e diálise peritoneal crônica:** 200 mg por dia

Hemodiálise: 200 mg por dia após diálise

MOXIFLOXACINA

400 mg VO/IV por dia

TROVAFLOXACINA

200 mg VO/IV por dia

DOSAGEM CONFORME A FUNÇÃO HEPÁTICA: diminuir a dose 50%

INTERAÇÕES MEDICAMENTOSAS

REDUZEM A EFICÁCIA DAS FLUOROQUINOLONAS: antiácidos, cálcio, didanosina, ferro, multivitamínicas, sucralfato, morfina (trovafloxacina)

DIMINUEM A EFICÁCIA DE: anticoncepcionais orais, quinapril

CONVULSÕES: drogas antiinflamatórias não esteróides

SANGRAMENTO: warfarin

NEFROTOXICIDADE: inibidores da anidrase carbônica (não trovafloxacina)

AUMENTAM OS NÍVEIS DE FLUOROQUINOLONAS: probenecida (gatifloxacina)

HIPOGLICEMIA (NÃO TROVAFLOXACINA): metformina, sulfoniluréias

RUPTURA DE TENDÕES: esteróides

INTERVALO QT PROLONGADO (NÃO TROVAFLOXACINA): tiazidas, anfotericina, antiarrítmicos classe IA e III, beta-2-agonistas, cidofovir, cisaprida, cisplatina, dolasetron, droperidol, eritromicina, foscarnet, haloperidol, halotano, mefloquina, meperidina, fenotiazinas, pimozida, prometazina, risperidona, ziprasidona, antidepressivos tricíclicos

EFEITOS COLATERAIS

COMUNS: náusea, vômitos, diarréia, dor abdominal, cefaléia, dispepsia, tonteira, inquietude, sensação de desfalecimento, vaginite, insônia, prurido, erupção cutânea, fotossensibilidade, ansiedade, agitação, confusão, tendinite, artralgia, elevação dos testes de função hepática

RAROS: anafilaxia, reações de hipersensibilidade, fototoxicidade, colite pseudomembranosa, superinfecção, hipertensão intracraniana, convulsões, psicose, ruptura de tendão, artropatia, prolongamento do QT, *torsades de pointes*, *hipoglicemia*

MONITORIZAÇÃO

FREQÜENTEMENTE SE EM USO PROLONGADO: hemograma completo, função renal, função hepática

CONTRA-INDICAÇÕES

Hipersensibilidade à droga/classe, gravidez, lactação, uso em crianças, QT longo, antiarrítmicos classe IA e III, função renal prejudicada, convulsões, distúrbios do sistema nervoso central, desidratação, diabetes melito, exposição ao sol, hipopotassemia, bradicardia, condições pró-arrítmicas, isquemia miocárdica, função hepática prejudicada (trovafloxacina)

CLASSE EM RELAÇÃO À GRAVIDEZ

C

FLUOROURACIL

(Efudex® solução a 2 e a 5% em frascos de 10 mL, creme 5% em tubos de 25 g; Carac® creme 0,5% em tubos de 30 g)

INDICAÇÕES

- Carcinoma basocelular superficial* (ver p. 315)
- Carcinoma espinocelular$ (ver p. 316)
- Ceratoacantoma$
- Ceratose actínica* (ver p. 317)
- Condiloma acuminado$ (ver p. 368)
- Doença de Bowen$

MECANISMO DE AÇÃO

Bloqueia a reação de metilação do ácido desoxiuridílico para ácido timidílico, o que inibe a síntese de DNA e RNA

POSOLOGIA

Aplicar com aplicador não-metálico e luvas e lavar as mãos depois. Evitar exposição ao sol. A cura completa deve ocorrer 1–2 meses após terminado o tratamento

CERATOSE ACTÍNICA: aplicar 2 vezes ao dia durante 2–4 semanas

DOENÇA DE BOWEN, CARCINOMA ESPINOCELULAR, CERATOACANTOMA: aplicar 2 vezes ao dia durante 2–8 semanas

CARCINOMA BASOCELULAR SUPERFICIAL: aplicar 2 vezes ao dia durante 3–6 semanas. Usar somente concentração 5%

INTERAÇÕES MEDICAMENTOSAS

Nenhuma

EFEITOS COLATERAIS

COMUNS: prurido, dermatite, ardência, eritema, descamação, erosões

RAROS: hiperpigmentação, fotossensibilidade, formação de cicatriz, leucocitose, insônia, irritabilidade, eosinofilia, trombocitopenia, granulações tóxicas, alopecia, bolhas, penfigóide bolhoso, descamação intensa, urticária, reação conjuntival, reação corneana, lacrimejamento, irritação nasal, herpes simples

MONITORIZAÇÃO

Nenhuma

CONTRA-INDICAÇÕES

Hipersensibilidade à droga/classe, gravidez

CLASSE EM RELAÇÃO À GRAVIDEZ

X

FOSCARNET

(Foscavir® 24 mg/mL, frascos de 250 e 500 mL)

INDICAÇÕES

- Retinite por citomegalovírus em pacientes com AIDS*
- Vírus herpes *simplex* resistente ao aciclovir*

MECANISMO DE AÇÃO

Análogo orgânico do pirofosfato inorgânico que inibe a replicação do herpesvírus pela inibição de DNA polimerases. Não exige ativação pela timidina cinase

POSOLOGIA

RETINITE POR CITOMEGALOVÍRUS: 90 mg/kg IV a cada 12 h durante 2–3 semanas para indução, a seguir 90 mg/kg/d IV para manutenção

VÍRUS HERPES *SIMPLEX* RESISTENTE AO ACICLOVIR: 40 mg/kg IV a cada 8–12 h durante 2–3 semanas, correr 750–1.000 mL soro fisiológico IV antes da infusão

DOSAGEM CONFORME A FUNÇÃO RENAL PARA INDUÇÃO

***Clearance* de creatinina (ClCr) > 1,4 mL/min/kg:** 60 mg/kg IV a cada 8 h

ClCr 1–1,4 mL/min/kg: 45 mg/kg IV a cada 8 h

ClCr 0,8–1 mL/min/kg: 50 mg/kg IV a cada 12 h

ClCr 0,6–0,8 mL/min/kg: 40 mg/kg IV a cada 12 h

ClCr 0,5–0,6 mL/min/kg: 60 mg/kg/IV a cada 24 h

ClCr 0,4–0,5 mL/min/kg: 50 mg/kg IV a cada 24 h

ClCr < 0,4 mL/min/kg: Não usar

DOSAGEM RENAL DE MANUTENÇÃO

ClCr > 1,4 mL/min/kg: 120 mg/kg IV a cada 24 h

ClCr 1–1,4 mL/min/kg: 90 mg/kg IV a cada 24 h

ClCr 0,8–1 mL/min/kg: 65 mg/kg IV a cada 24 h

ClCr 0,6–0,8 mL/min/kg: 105 mg/kg IV a cada 48 h

ClCr 0,5–0,6 mL/min/kg: 80 mg/kg IV a cada 48 h

ClCr 0,4–0,5 mL/min/kg: 65 mg/kg IV a cada 48 h

ClCr < 0,5 mL/min/kg: Não usar

INTERAÇÕES MEDICAMENTOSAS

NEFROTOXICIDADE: adefovir, aminoglicosídeos, cidofovir, agentes nefrotóxicos, tenofovir, ácido zoledrônico

SUPRESSÃO DA MEDULA ÓSSEA: supressores da medula óssea, carboplatina, cisplatina, clozapina, quimioterapia citotóxica, interferon alfa e beta, oxaliplatina, rituximab, zidovudina

NEUROPATIA PERIFÉRICA: didanosina

CONVULSÕES: imipenem

ACIDOSE LÁCTICA: metformina/sulfoniluréias, metformina

AUMENTAR OS NÍVEIS DE GANCICLOVIR: micofenolato mofetil, probenecida

HIPOPOTASSEMIA: combinações de bloqueador dos receptores à angiotensina/hidroclorotiazida, inibidores da anidrase carbônica

INTERVALO PROLONGADO: antiarrítmicos classe III, bepridil, cisaprida, dolasetron, droperidol, meperidina/prometazina, fenotiazinas, pimozida, quinolonas

EFEITOS COLATERAIS

COMUNS: febre, náusea, diarréia, vômitos, cefaléia, astenia, hipocalcemia, hipofosfatemia, hipopotassemia, ardência local, creatinina elevada, hipo/hipermagnesemia

RAROS: pancreatite, insuficiência renal, anemia, granulocitopenia, leucopenia, supressão da medula óssea, trombocitopenia, broncospasmo, convulsões

MONITORIZAÇÃO

BÁSICA: creatinina, cálcio, fósforo, potássio, magnésio

2–3 VEZES POR SEMANA DURANTE A INDUÇÃO: creatinina, cálcio, fósforo, potássio, magnésio

A CADA 1–2 SEMANAS DURANTE A MANUTENÇÃO: creatinina, cálcio, fósforo, potássio, magnésio. Suspender se *clearance* de creatinina < 0,4 mL/min/kg.

CONTRA-INDICAÇÕES

Hipersensibilidade à droga/classe, gravidez

CLASSE EM RELAÇÃO À GRAVIDEZ

C

FOTOQUIMIOTERAPIA EXTRACORPÓREA (FOTOFÉRESE)

INDICAÇÕES

- Artrite psoriásica[$]
- Dermatite atópica[+] (ver p. 318)
- Doença de Lyme[+]
- Doença enxerto-*versus*-hospedeiro[$] (ver p. 326)
- Epidermólise bolhosa adquirida[+] (ver p. 327)
- Escleredema[+]
- Esclerodermia[$] (ver p. 329)
- Escleromixedema[+]
- Linfoma cutâneo de linfócitos T estádio 2 e 3[^], eritrodérmico[*] (ver p. 332)
- Líquen plano, erosivo[+] (ver p. 337)
- Lúpus[$], sistêmico,[$] discóide,[+] cutâneo subagudo[+] (ver p. 337)
- Papulose linfomatóide[+] (ver p. 346)
- Pênfigo vulgar[+] (ver p. 350)
- Psoríase[+] (ver p. 358)
- Rejeição de transplante cardíaco[^], renal[+], pulmonar[$], hepático[+]
- Urticária solar[+] (ver p. 366)

MECANISMO DE AÇÃO

O paciente recebe 8-metoxipsoraleno (8-MOP) antes da fotoférese. O sangue passa através da máquina, a que separa o plasma e leucócitos dos eritrócitos. A fração eritrocitária retorna ao paciente, enquanto a fração plasma/leucócitos exposta a radiação ultravioleta A (UVA) (320–400 nm) e a seguir retorna ao paciente. Isto ocorre ao longo de 6 ciclos. Tal como na técnica tradicional de ingestão de um psoraleno e exposição cronometrada a uma fonte de ultravioleta a (UVA) em cabine apropriada (PUVA), o 8-MOP conjuga-se ao DNA pela fotoativação, o que leva à inibição da síntese de DNA e da proliferação celular. Também se admite que o uso do 8-MOP aumenta a quantidade de peptídeos antigênicos em circulação, o que leva a uma resposta citotóxica intensificada

POSOLOGIA

Num máximo de 2 vezes por semana até apenas uma sessão mensal, o 8-MOP é oferecido na dose de 0,4 mg/kg mais 10 mg extras. Ingerir 1,5–3 h antes do tratamento. O 8-MOP líquido pode ser injetado na bolsa de fotoférese.

INTERAÇÕES MEDICAMENTOSAS

FOTOSSENSIBILIDADE: antralina, coaltar, griseofulvina, fenotiazinas, ácido nalidíxico, salicilanilidas halogenadas, sulfas, tetraciclinas, tiazinas, azul de metileno, azul de toluidina, rosa bengala, laranja de metila

EFEITOS COLATERAIS

COMUNS: náusea, vômitos, prurido, eritema, edema, cefaléia, hipotensão, cãibras nas pernas, fotossensibilidade

RAROS: tonteira, nervosismo, insônia, depressão, erupção cutânea, urticária

MONITORIZAÇÃO

BÁSICA: exame oftalmológico, hemograma completo, anticorpos antinucleares, função hepática, função renal

ANUALMENTE: exame oftalmológico

A CADA 6 MESES: hemograma completo, anticorpos antinucleares, função hepática, função renal

CONTRA-INDICAÇÕES

Hipersensibilidade à droga/classe, doença hepática, doença renal, cataratas, gravidez

CLASSE EM RELAÇÃO À GRAVIDEZ

C

GABAPENTINA

(Neurontin® caps. 100, 300, 400, 800 mg; compr. 600 mg; 250 mg/5 mL em frasco de solução com 40 mL)

INDICAÇÕES

- Dor neuropática^
- Episódio convulsivo*
- Neuralgia pós-herpética^ (ver p. 345)
- Prurido, braquiorradial+

MECANISMO DE AÇÃO

Estruturalmente relacionada ao neurotransmissor ácido γ-aminobutírico (GABA), mas não interage com os seus receptores, inibe a captação/degradação ou se converte em GABA. O mecanismo exato é desconhecido

POSOLOGIA

Começar com 300 mg VO por dia no dia 1, a seguir 2 vezes ao dia no dia 2, 3 vezes ao dia no dia 3. Pode atingir dose máxima de 3.600 mg/d

DOR NEUROPÁTICA: 300–1.200 mg VO 3 vezes ao dia

EPISÓDIO CONVULSIVO: 300–1.200 mg VO 3 vezes ao dia

NEURALGIA PÓS-HERPÉTICA, PRURIDO BRAQUIORRADIAL: 300–600 mg VO 3 vezes ao dia

DOSAGEM CONFORME A FUNÇÃO RENAL

***Clearance* de creatinina (ClCr) 30–60:** máximo 300 mg VO 2 vezes ao dia

ClCr 15–30: máximo 300 mg VO por dia

ClCr < 15: máximo 300 mg VO em dias alternados

INTERAÇÕES MEDICAMENTOSAS

DIMINUEM A BIODISPONIBILIDADE DA DROGA: antiácidos

DEPRESSÃO DO SISTEMA NERVOSO CENTRAL: álcool

EFEITOS COLATERAIS

COMUNS: sonolência, tonteira, ataxia, fadiga, nistagmo, tremor, diplopia, rinite, visão turva, náusea, vômitos, nervosismo, disartria, ganho ponderal, dispepsia, erupção cutânea, acne, lombalgia, edema, vasodilatação, boca seca, constipação, mialgia, amnésia, tosse, prurido, impotência, ambliopia, hipertensão, hipotensão, enxaqueca

RAROS: leucopenia, taquicardia, glossite, hepatomegalia, hiper/hipotireoidismo, artralgia, artrite, ansiedade, parestesias, reflexos aumentados/diminuídos, pneumonia, dispnéia, apnéia, alopecia, eczema, sudorese aumentada, seborréia, herpes simples, hematúria, disúria, retenção/incontinência urinária, sangramento vaginal

CRIANÇAS: infecção viral, febre, hostilidade, labilidade emocional, bronquite, hipercinesia

MONITORIZAÇÃO

Nenhuma

CONTRA-INDICAÇÕES

Hipersensibilidade à droga/classe, comprometimento renal, gravidez. Evitar suspensão abrupta da droga

CLASSE EM RELAÇÃO À GRAVIDEZ

C

GANCICLOVIR

(Cytovene® cáps. 250, 500 mg, frascos-ampolas 500 mg)

INDICAÇÕES

- Colite por citomegalovírus (CMV)^
- Pneumonia por CMV^
- Retinite por CMV*
- *Herpes simiae*$
- Ceratite por vírus herpes *simplex*^
- Profilaxia contra CMV em paciente de transplante ou com doença pelo HIV*

MECANISMO DE AÇÃO

Nucleosídeo análogo da desoxiguanina que inibe a síntese de DNA viral ao inibir DNA polimerases virais e incorporar-se no DNA viral, resultando em finalização da cadeia

POSOLOGIA

RETINITE POR CMV

INDUÇÃO: 5 mg/kg IV a cada 12 h durante 14–21 dias

MANUTENÇÃO: 5 mg/kg IV por dia ou 1.000 mg VO 3 vezes ao dia

PROFILAXIA

5 mg/kg IV a cada 12 h durante 7–14 dias, a seguir 5 mg/kg IV por dia; ou 1.000 mg VO 3 vezes ao dia

DOSAGEM CONFORME A REAÇÃO RENAL PARA INDUÇÃO

***Clearance* de creatinina (ClCr) 50–90 mL/min:** 5 mg/kg IV a cada 12 h

ClCr 10–50 mL/min: 1,25–2,5 mg/kg IV a cada 24 h

ClCr < 10 mL/min: 1,25 mg/kg IV 3 vezes por semana

Diálise peritoneal ambulatorial contínua: 1,25 mg/kg IV 3 vezes por semana após diálise

Hemodiálise: administrar dose após diálise

DOSAGEM CONFORME A REAÇÃO RENAL DE MANUTENÇÃO

***Clearance* de creatinina (ClCr) 50–90 mL/min:** 2,5–5 mg/kg IV a cada 24 h

ClCr 10–50 mL/min: 0,6–1,25 mg/kg IV a cada 24 h

ClCr < 10 mL/min: 0,625 mg/kg IV 3 vezes por semana

Hemodiálise: 0,6 mg/kg IV após diálise

Diálise peritoneal ambulatorial contínua: 0,625 mg/kg IV 3 vezes por semana

INTERAÇÕES MEDICAMENTOSAS

NEFROTOXICIDADE: adefovir, aminoglicosídeos, cidofovir, agentes nefrotóxicos, tenofovir

Supressão da Medula Óssea: supressores da medula óssea, carboplatina, cisplatina, clozapina, quimioterapia citotóxica, interferon alfa e beta, oxaliplatina, rituximab, zidovudina

Neuropatia Periférica: didanosina

Convulsões: imipenem

Acidose Láctica: metformina/sulfoniluréias, metformina

Aumentam os Níveis Aumentados de Ganciclovir: micofenolato mofetil, probenecida

EFEITOS COLATERAIS

Comuns: diarréia, febre, leucopenia, anorexia, vômitos, anemia, sudorese, calafrios, febre, prurido, neuropatia, parestesias, níveis elevados de transaminases hepáticas, fertilidade prejudicada, níveis elevados de creatinina, infecção, flebite

Raros: trombocitopenia, neutropenia, pancitopenia, convulsões, coma, sepse, descolamento de retina, nefrotoxicidade, hipertensão, pancreatite, perfuração gastrintestinal, fertilidade prejudicada, depressão

MONITORIZAÇÃO

Básica, a Seguir Periodicamente: hemograma completo, creatinina

CONTRA-INDICAÇÕES

Hipersensibilidade à droga/classe, supressores da medula óssea, disfunção renal, gravidez

CLASSE EM RELAÇÃO À GRAVIDEZ

C

GENTAMICINA TÓPICA

(Garamycin topical® creme 0,1% em tubo de 15 g, pomada em tubo de 15 g)

INDICAÇÕES

- Acne, pustulosa com cultura positiva para *Pseudomonas* sp.⁺

- Infecções bacterianas cutâneas+ (alguns gram-positivos, atua contra gram-negativos incluindo *Staphylococcus aureus* e *Pseudomonas* spp.)
- Leishmaniose cutânea$ (associada com paromomicina)
- Foliculite por banhos quentes (turbilhão)+
- Queimaduras infectadas^
- Úlceras infectadas$
- Foliculite em tufos+

MECANISMO DE AÇÃO

Agente bactericida que se liga à subunidade ribossômica 30S bacteriana e inibe a síntese de proteína (aminoglicosídeo)

POSOLOGIA

Aplicar 3 a 4 vezes ao dia

INTERAÇÕES MEDICAMENTOSAS

Nenhuma

EFEITOS COLATERAIS

COMUNS: irritação, eritema, fotossensibilidade, ardência

RAROS: nenhum

MONITORIZAÇÃO

Nenhuma

CONTRA-INDICAÇÕES

Hipersensibilidade à droga/classe, gravidez

CLASSE EM RELAÇÃO À GRAVIDEZ

D

GRISEOFULVINA

(Griseofulvin V® compr. micronizados 250, 500 mg; Grisactin® compr. micronizados 250, 500 mg; Gris-PEG® compr. ultramicronizados 125, 250 mg)

INDICAÇÕES

- Onicomicose*
- *Tinea barbae**
- *Tinea capitis**
- *Tinea corporis**
- *Tinea cruris**
- *Tinea imbricata*^
- *Tinea pedis**

Ver Apêndice I

MECANISMO DE AÇÃO

Agente fungistático que se deposita nos ceratinócitos, que são gradualmente esfoliados e substituídos por células novas não infectadas

POSOLOGIA

ONICOMICOSE: 750–1.000 mg VO por dia durante 4 meses para unhas das mãos, 6 meses para unhas dos pés (micronizada); 250 mg VO por dia durante 4 meses para unhas das mãos, 6 meses para unhas dos pés (ultramicronizada)

TINEA CAPITIS: 500 mg VO por dia durante 4–6 semanas (micronizada), 375 mg VO por dia durante 4–6 semanas (ultramicronizada; deve tratar o paciente e a família com xampu de sulfeto de selênio ou cetoconazol, 1 × dia durante 6 semanas)

TINEA BARBAE, CORPORIS, CRURIS: 500 mg VO por dia durante 2–4 semanas (micronizada), 375 mg VO por dia durante 2–4 semanas (ultramicronizada)

TINEA IMBRICATA: 500 mg VO 2 vezes ao dia durante 4 semanas

TINEA PEDIS: 500 mg VO por dia durante 4–8 semanas (micronizada), 250 mg VO por dia durante 4–8 semanas (ultramicronizada)

INTERAÇÕES MEDICAMENTOSAS

DIMINUI OS NÍVEIS DE: alfentanil, amiodarona, aprepitant, aripiprazol, bortezomib, bosentan, buprenorfina, benzodiazepinas, carbamazepina, bloqueadores dos canais de cálcio, claritromicina, anticoncepcionais orais, ciclosporina, delavirdina, disopiramida, efavirenz, eritromicinas, fentanil, geftinib, itraconazol, cetoconazol, levonorgestrel, paclitaxel, inibidores de protease, repaglinida, sirolimo, estatinas, tacrolimo, voriconazol, warfarin, zonisamida

Reduzem os Níveis de Griseofulvina: barbitúricos

Reação Tipo Dissulfiram: etanol

EFEITOS COLATERAIS

Comuns: erupção cutânea, urticária, náusea, cefaléia, confusão, vômitos, candidíase, fotossensibilidade, reação lúpus-símile, efeitos estrogênicos, parestesias, tonteira, fadiga, insônia, diarréia, flatulência, sede aumentada, proteinúria

Raros: granulocitopenia, hepatotoxicidade, neutropenia, nefrotoxicidade, eritema multiforme, angioedema, confusão mental

MONITORIZAÇÃO

Básica: hemograma completo, função hepática

CONTRA-INDICAÇÕES

Hipersensibilidade à droga/classe, porfiria, gravidez, alergia à penicilina, função hepática prejudicada

CLASSE EM RELAÇÃO À GRAVIDEZ

C

HIDROQUINONA

(Claripel® creme 4% com filtro solar em tubos de 28 e 45 g; Eldoquin forte® creme 4% em tubos de 30 g; Eldopaque forte® creme 4% com filtro solar em tubos de 40 g; Solaquin forte® creme ou gel 4% com filtro solar em tubos de 30 g; Lustra® creme 4% com ácido glicólico em tubos de 28,4 e 56,8 g; Lustra AF® creme 4% com ácido glicólico e filtro solar em tubos de 28,4 e 56,8 g; Melanex® solução 3% em frascos de 29 mL, Triluma® creme em tubos de 30 g)

INDICAÇÕES

- Efélides*
- Melasma*
- Fotoenvelhecimento, associado a *peeling* de ácido salicílico^
- Hiperpigmentação pós-*resurfacing* a *laser*^
- Lentigo senil*

MECANISMO DE AÇÃO

Despigmentação reversível por intermédio da oxidação enzimática da tirosina para dopa através da inibição da tirosinase e pela supressão de outros processos metabólicos melanocíticos

POSOLOGIA

Aplicar 1 a 2 vezes por dia. Deve ser usada com um filtro solar se o produto já não contiver um

INTERAÇÕES MEDICAMENTOSAS

Nenhuma

EFEITOS COLATERAIS

COMUNS: dermatite de contato, ressecamento, fissuras, eritema, ardência, irritação

RAROS: ocronose exógena, urticária, anafilaxia

MONITORIZAÇÃO

Nenhuma

CONTRA-INDICAÇÕES

Hipersensibilidade à droga/classe ou sulfitos, gravidez

CLASSE EM RELAÇÃO À GRAVIDEZ

C

HIDROXICLOROQUINA

(Plaquenil® compr. 200 mg)

INDICAÇÕES

- Angioedema com deficiência de inibidor de C1 esterase+ (ver p. 315)
- Artrite psoriásica$
- Artrite reumatóide*
- Dermatite atópica+ (ver p. 318)

- Dermatomiosite+ (ver p. 321)
- Eritema nodoso+
- Erupção polimorfa à luz*
- Esclerodermia+ (ver p. 329)
- Granuloma anular+
- Linfocitoma cutis+
- Líquen plano oral$ (ver p. 336)
- Lúpus eritematoso, sistêmico e discóide crônico* (ver p. 337)
- Mucinose eritematosa reticulada+
- Paniculite de Weber-Christian+
- Paniculite idiopática+
- Paniculite lúpica+ (ver p. 337)
- Pênfigo+ (ver p. 348-350)
- Porfiria cutânea tardia^ (ver p. 356)
- Profilaxia da malária*
- Sarcoidose cutânea$ (ver p. 362)
- Tratamento da malária*
- Urticária vasculite+ (ver p. 367)

MECANISMO DE AÇÃO

O mecanismo exato de ação é desconhecido. Admite-se que iniba enzimas interagindo com o DNA para exercer sua ação plasmodicida. Afeta a filtração da luz ao alterar a síntese de prostaglandinas, inibindo a produção de superóxido e ligar-se ao DNA. Inibe a formação de complexos antígeno-anticorpo, diminui a responsividade linfocitária, e reduz a capacidade dos macrófagos de expressar antígenos da superfície celular, o que conduz à imunossupressão. Diminui o tamanho e função dos lisossomos e prejudica a quimiotaxia para exercer sua ação antiinflamatória. Também inibe a agregação das plaquetas

POSOLOGIA

Cada comprimido de 200 mg contém 155 mg hidroxicloroquina base. Evitar doses diárias > 6,5 mg/kg

ANGIOEDEMA COM DEFICIÊNCIA DE INIBIDOR DE C1 ESTERASE, ARTRITE REUMATÓIDE, DERMATOMIOSITE, ERITEMA NODOSO, MUCINOSE ERITEMATOSA RETICULADA, PÊNFIGO: 200 mg VO 2 vezes ao dia

DERMATITE ATÓPICA, LÍQUEN PLANO ORAL, ESCLERODERMIA: 200–400 mg VO por dia

SARCOIDOSE CUTÂNEA: 2–3 mg/kg/d VO 4–12 semanas

DERMATOMIOSITE: 2–5 mg/kg/d VO

GRANULOMA ANULAR: 6 mg/kg/d VO

LÚPUS ERITEMATOSO: 400 mg VO 1 a 2 vezes ao dia

PANICULITE LÚPICA: 3,5 mg/kg/d VO

PROFILAXIA DA MALÁRIA: começar 2 semanas antes e continuar durante 6–8 semanas depois da exposição, 400 mg VO por semana

TRATAMENTO DA MALÁRIA: começar com 800 mg VO uma vez, a seguir 400 mg VO 6 h mais tarde, a seguir 400 mg VO por dia durante 2 dias

PORFIRIA CUTÂNEA TARDIA: 200 mg VO 2 vezes por semana

PANICULITE DE WEBER-CHRISTIAN: 4 mg/kg/d VO

INTERAÇÕES MEDICAMENTOSAS

Nenhuma

EFEITOS COLATERAIS

COMUNS: tonteira, ataxia, cefaléia, dor abdominal, náusea, vômitos, diarréia, prurido, perda ponderal, descoloramento do cabelo, alopecia, alterações pigmentares

RAROS: agranulocitose, trombocitopenia, anemia aplástica, convulsões, dermatite esfoliativa, alterações visuais, ototoxicidade, urticária, erupções liquenóides e purpúricas, eritema anular centrífugo, diarréia, cãibras abdominais, opacidade córnea, escotomas, irritabilidade, nervosismo, psicose, pesadelos, nistagmo, surdez nervosa, paralisias de músculos extra-oculares, fraqueza muscular, reflexos tendinosos profundos ausentes ou hipoativos, perturbações da acomodação visual, edema/atrofia/pigmentação anormal da mácula, palidez/atrofia do disco, retinopatia (> 6,5 mg/kg/d)

MONITORIZAÇÃO

BÁSICA: exame oftalmológico, hemograma completo, dosagem de glicose-6-fosfato desidrogenase, pesquisa de porfirina na urina de 24 h

A CADA 6 MESES: exame oftalmológico

MENSALMENTE DURANTE 3 MESES, A SEGUIR A CADA 4–6 MESES: hemograma completo

CONTRA-INDICAÇÕES

Hipersensibilidade à droga/classe, porfiria, alterações retinianas/campos visuais, psoríase, gravidez, uso concomitante de cloroquina

CLASSE EM RELAÇÃO À GRAVIDEZ

C

HIDROXIURÉIA

(Hydrea® cáps. 500 mg)

INDICAÇÕES

- Anemia falciforme*
- Carcinoma de ovário*
- Carcinoma espinocelular de cabeça e pescoço em associação com irradiação* (ver p. 316)
- Leucemia mielógena crônica resistente (LMC)*
- Melanoma* (ver p. 339)
- Pioderma gangrenoso+ (ver p. 353)
- Psoríase^ (ver p. 358)
- Síndrome de Sweet+ (ver p. 365)
- Síndrome hipereosinofílica$ (ver p. 365)

MECANISMO DE AÇÃO

Inibe a síntese e reparação do DNA e a regulação gênica ao atuar como um inibidor da nucleotídeo-redutase

POSOLOGIA

0,5–1,5 g/d VO em doses divididas

INTERAÇÕES MEDICAMENTOSAS

IMUNOSSUPRESSÃO: alefacept, supressões da medula óssea/quimioterapia citotóxica, clozapina, interferon alfa 2a/2b, interferon beta 1a/1b, rituximab, zidovudina

HEPATOTOXICIDADE: estavudina

INFECÇÃO: agentes bloqueadores do fator de necrose tumoral, vacinas "vivas"

EFEITOS COLATERAIS

COMUNS: supressão da medula óssea, estomatite, anorexia, náusea, vômitos, diarréia, constipação, erupção cutânea, eritema, disúria, cefaléia, tonteira, alucinações, alopecia, dermatite

RAROS: convulsões, leucopenia, leucemia, anemia, fibrose pulmonar, dermatomiosite, hiperpigmentação, úlceras de perna, líquen plano, vasculite, "memória de irradiação", erupção medicamentosa fixa, fotossensibilidade, urticária, eritema acral, eritema multiforme, carcinoma cutâneo, nível elevado de transaminases, níveis elevados de uréia/creatinina, perda de libido, artralgia, epistaxe, febre, diaforese, trombocitopenia

MONITORIZAÇÃO

BÁSICA: hemograma completo, bioquímica sérica, exame de urina

SEMANALMENTE DURANTE O PRIMEIRO MÊS, A SEGUIR MENSALMENTE SE NÃO ALTERADO: hemograma completo

MENSALMENTE, A SEGUIR A CADA 3-6 MESES SE NÃO ALTERADO: bioquímica sérica, exame de urina

CONTRA-INDICAÇÕES

Hipersensibilidade à droga/classe, depressão da medula óssea, gravidez, função renal prejudicada, uso de agentes mielossupressores, lactação, função hepática prejudicada, doença cardiopulmonar, psoríase instável/fulminante, artrite psoriásica, infecção continuada, discrasias sangüíneas

CLASSE EM RELAÇÃO À GRAVIDEZ

D

HIDROXIZINA

(Atarax® compr. 10, 25, 50, 100 mg; líquido 10 mg/5 mL em frascos de 240 mL)

INDICAÇÕES

- Ansiedade*
- Dermatite atópica^ (ver p. 318)
- Insônia*
- Náusea/vômito*
- Prurido* (ver p. 357)
- Sedação*
- Urticária crônica^, ao frio^ (ver p. 366)

MECANISMO DE AÇÃO

Bloqueador de primeira geração dos receptores H_1 à histamina periféricos e centrais. Apresenta ação central, assim causa sedação

POSOLOGIA

25–100 mg VO a cada 6 h

INTERAÇÕES MEDICAMENTOSAS

DEPRESSÃO DO SISTEMA NERVOSO CENTRAL: opiáceos, propoxifeno, tramadol, antidepressivos, anti-histamínicos, barbitúricos, benzodiazepinas, alfa-2-agonistas centrais, droperidol, dronabinol, etanol, meperidina, meprobamato, metoclopramida, relaxantes musculares, fenotiazinas, prometazina

ATIVIDADE ANTICOLINÉRGICA: anticolinérgicos, alfa-2-agonistas centrais, ciclopentolato/fenilefrina, dexmedetomidina, disopiramida

DIMINUEM A EFICÁCIA DA HIDROXIZINA: colinérgicos

EFEITOS COLATERAIS

COMUNS: boca seca, sonolência, tonteira, ataxia, fraqueza, fala empastada, cefaléia, agitação, paladar amargo, náusea

RAROS: sibilos, dispnéia, convulsões, depressão respiratória, tremor

MONITORIZAÇÃO

Nenhuma

CONTRA-INDICAÇÕES

Hipersensibilidade à droga/classe, gravidez, asma

CLASSE EM RELAÇÃO À GRAVIDEZ

C

IMIQUIMOD

(Aldara® creme 5% em caixas de doze pacotes de 250 mg)

INDICAÇÕES

- Carcinoma basocelular, superficial* (ver p. 315)
- Carcinoma espinocelular$, invasivo+ (ver p. 316)
- Carcinoma verrucoso (com *laser* de CO_2)+
- Ceratoacantoma+

- Ceratose actínica* (ver p. 317)
- Doença de Paget extramamária+
- Eritroplasia de Queyrat
- Granuloma anular+ (ver p. 331)
- Granuloma de corpo estranho+
- Hemangioma infantil+
- Herpes simples+
- Lentigo maligno, amelanótica+, melanótica+
- Linfoma cutâneo de linfócitos T , estádio IA+ (ver p. 332)
- Lúpus discóide+ (ver p. 337)
- Melanoma+ (ver p. 339)
- Molusco contagioso (creme 1% 3 vezes ao dia durante 5 dias por semana+, creme 5% a cada dia$) (ver p. 341)
- Poroceratose de Mibelli+
- Quelóide$ (ver p. 360)
- Verrugas genitais/perianais* (ver p. 368)

MECANISMO DE AÇÃO

Imunomodulador com propriedades antivirais e antitumorais que induzem a produção de fator de necrose tumoral alfa, interferon gama e alfa, interleucina 6-/-1/-8/-12, fator estimulador de colônias de granulócitos-macrófagos, e fator estimulador de colônias de granulócitos

POSOLOGIA

Ceratose Actínica: aplicar 2 vezes por semana durante 16 semanas

Carcinoma Basocelular (Superficial): aplicar 5 vezes por semana durante 6 semanas

Metástase de Melanoma: aplicar 1 a 2 vezes ao dia

Molusco Contagioso: aplicar creme 1% 3 vezes ao dia durante 5 dias por semana ou creme 5% diariamente

Poroceratose de Mibelli: aplicar 5 vezes por semana

Carcinoma Verrucoso, Carcinoma Espinocelular, Linfoma de Linfócitos T Cutâneo, Melanoma, Granuloma de Corpo Estranho, Granuloma Anular, Quelóide: aplicar diariamente

Verrugas, Doença de Paget, Ceratoacantoma, Hemangioma, Herpes, Eritroplasia de Queyrat, Doença de Paget Extramamária, Lentigo Maligno: aplicar 3 vezes por semana durante 16 semanas

Aplicar ao deitar-se, depois lavar dentro de 6-10 h. Não usar oclusão. Evitar contato sexual enquanto o creme estiver na pele. Reações locais são comuns

INTERAÇÕES MEDICAMENTOSAS

Nenhuma

EFEITOS COLATERAIS

COMUNS: eritema, ardência, hipopigmentação, irritação, prurido, dor à palpação, ferroada, erupção cutânea, erosões, escoriações, floculação, edema

RAROS: dor, fadiga, febre, síndrome influenza-símile, cefaléia, diarréia, mialgia

MONITORIZAÇÃO

Nenhuma

CONTRA-INDICAÇÕES

Hipersensibilidade à droga/classe

CLASSE EM RELAÇÃO À GRAVIDEZ

B

IMUNOGLOBULINA INTRAVENOSA

(BayGam® IV; Gaminune® 5, 10% IV; Gammagard® IV; Gammar-P® IV; Iveegam® IV; Sandoglobulin®; Panglobulin® IV; Polygam® IV; Venoglobulin-S® 5, 10% IV)

INDICAÇÕES

- AIDS em crianças*
- Dermatite atópica$ (ver p. 318)
- Dermatomiosite^ (ver p. 321)
- Dermatopatia fibrosante nefrogênica+
- Dermatose por IgA linear+ (ver p. 322)
- Doença de Kawasaki*
- Doença enxerto-*versus*-hospedeiro* (ver p. 326)
- Doença mista do tecido conjuntivo+
- Epidermólise bolhosa adquirida+ (ver p. 327)
- Eritema multiforme$ (ver p. 328)
- Escleromixedema+
- Hepatite A*

- Imunodeficiência humoral primária*
- Leucemia linfocítica crônica de células B*
- Necrólise epidérmica tóxica$ (ver p. 343)
- Pênfigo foliáceo$ (ver p. 348)
- Pênfigo vulgar$ (ver p. 350)
- Penfigóide bolhoso$ (ver p. 350)
- Penfigóide gestacional+ (ver p. 352)
- Penfigóide oral^ (ver p. 351)
- Pioderma gangrenoso+ (ver p. 353)
- Poliarterite nodosa cutânea+ (ver p. 367)
- Psoríase+ (ver p. 358)
- Púrpura trombocitopênica idiopática*
- Rubéola*
- Sarampo*
- Síndrome de Stevens-Johnson, recorrente+ (ver p. 364)
- Síndrome hipereosinofílica+ (ver p. 365)
- Transplante de medula óssea*
- Urticária retardada por pressão+, crônica$ (ver p. 366)
- Varicela*
- Vasculite leucocitoclásica+ (ver p. 367)
- Vasculite livedóide+ (ver p. 367)

MECANISMO DE AÇÃO

Bloqueia os receptores a Fc, impede lesão mediada pelo complemento, reduz patógenos e anticorpos circulantes, altera citocinas, tem ações antiidiotípicas, aumenta o catabolismo das imunoglobulinas, possui meia-vida de 17 dias, e inibe interações Fas-FasL

POSOLOGIA

Dermatomiosite, Doenças Imunobolhosas, Virais, Pioderma Gangrenoso, Dermatopatia Fibrosante Nefrogênica, Escleromixedema, Síndrome de Stevens-Johnson, Urticária (Retardada por Pressão): 2 g/kg/mês IV, divididos em 2 doses de 1 g/kg/d ou 5 doses de 0,4 g/kg/d

IgA Linear: 0,4 g/kg/d IV durante 5 dias com salazossulfapiridina 3 g VO por dia

Eritema Multiforme: 750 mg IM uma vez por mês

Necrólise Epidérmica Tóxica: 1 g/kg/d por 4 dias

INTERAÇÕES MEDICAMENTOSAS

Pode interferir com vacinas "vivas", como sarampo-caxumba-rubéola, febre amarela e varicela. O uso deve ser adiado até 6 meses depois de concluído o tratamento.

EFEITOS COLATERAIS

COMUNS: cefaléia, rubor, calafrios, mialgia, sibilos, taquicardia, lombalgia, náusea

RAROS: hipotensão, neutropenia, doença do soro, coagulação intravascular disseminada, meningite asséptica, eczema, alopecia, oligúria/anúria, insuficiência renal aguda, necrose tubular aguda, nefropatia tubular proximal, nefrose osmótica, trombose

MONITORIZAÇÃO

BÁSICA: função hepática, função renal, hemograma completo, IgA, HIV, hepatite A/B/C, fator reumatóide, crioglobulinas

ANTES DE CADA INFUSÃO SUBSEQÜENTE: função hepática, função renal, hemograma completo

ANUALMENTE: HIV, hepatite A/B/C

CONTRA-INDICAÇÕES

Hipersensibilidade à droga/classe ou anti-IgA, deficiência de IgA, sensibilidade ao timerosal, disfunção renal, gravidez. Pode diminuir a eficácia das vacinas de sarampo-caxumba-rubéola, varicela e febre amarela

CLASSE EM RELAÇÃO À GRAVIDEZ

C

INFLIXIMAB

(Remicade® frascos-ampolas 100 mg)

INDICAÇÕES

- Acrodermatite contínua de Hallopeau+
- Artrite psoriásica^
- Artrite reumatóide*
- Doença de Behçet$ (ver p. 323)

- Doença de Crohn*
- Doença de Sneddon-Wilkinson+
- Doença enxerto-*versus*-hospedeiro$ (ver p. 326)
- Hidradenite supurativa$
- Necrólise epidérmica tóxica+ (ver p. 343)
- Pioderma gangrenoso$ (ver p. 353)
- Psoríase^ (ver p. 358)
- Sarcoidose$ (ver p. 362)

MECANISMO DE AÇÃO

Anticorpo imunoglobulina G1 (IgG1) monoclonal quimérico com região constante humana e região variável de camundongo. Inibe a atividade do fator de necrose tumoral alfa (TNFα) e desencadeia lise, mediada por complemento, das células que expressam TNFα. Ele neutraliza TNFα solúvel e bloqueia TNFα ligado a receptores da membrana

POSOLOGIA

Infusão IV de 3–5 mg/kg, que pode atingir 10 mg/kg, dose única em 3 doses – 3 semanas alternadas (a seguir pode ser repetido a cada 4–8 semanas); ou mensalmente. Deve ser administrado com metotrexato ou outros imunossupressores para diminuir a probabilidade de formação de anticorpo*

INTERAÇÕES MEDICAMENTOSAS

Risco Aumentado de Infecções Sérias: imunossupressores

EFEITOS COLATERAIS

Comuns: reações no local de injeção, cefaléia, náusea, dor abdominal, febre, infecção respiratória superior, fadiga, tosse, infecção do trato urinário, mialgias, lombalgia, artralgia, tonteira, erupção cutânea

Raros: formação de anticorpo/anafilaxia/doença do soro, desenvolvimento de anticorpo antinuclear (ANA) positivo, desenvolvimento de DNA bifilamentar (dsDNA) positivo, lúpus induzido por droga, neoplasia, sepse/infecção séria, reativação de tuberculose, elevação dos testes de função hepática, dor torácica, dispnéia, hiper/hipotensão, insuficiência cardíaca congestiva, dor torácica, broncospasmo

MONITORIZAÇÃO

Básica: Teste PPD e radiografia de tórax

CONTRA-INDICAÇÕES

Neoplasias, infecção/tuberculose/sepse, insuficiência cardíaca congestiva, formação de anticorpo, reação de hipersensibilidade à droga/classe, doenças desmielinizantes, hipersensibilidade a produtos de camundongo, uso de vacinas "vivas"

CLASSE EM RELAÇÃO À GRAVIDEZ

B

INTERFERON ALFA 2A

(Roferon A® frascos-ampolas de uso único com 3, 6, 9, 36 milhões de unidades; seringas preenchidas com 3, 6, 9 milhões de unidades; frascos-ampolas multiuso com 9, 18 milhões de unidades)

INDICAÇÕES

- Angiossarcoma do couro cabeludo⁺
- Carcinoma basocelular$ (ver p. 315)
- Carcinoma espinocelular$ (ver p. 316)
- Celulite eosinofílica+
- Ceratoacantoma$
- Crioglobulinemia tipo 2^
- Dermatite atópica^ (ver p. 318)
- Doença de Behçet^ (ver p. 323)
- Hemangioma$
- Hepatite C crônica*
- Herpes genital recorrente$
- Herpes zoster^
- Vírus herpes *simplex* resistente ao aciclovir+
- Histiocitose de células de Langerhans+
- Leucemia de células pilosas*
- Leucemia mielógena crônica positiva para cromossomo Filadélfia*
- Linfoma cutâneo de linfócitos T^ (ver p. 332)
- Lúpus, discóide$, cutâneo subagudo$ (ver p. 337)
- POEMS (polineuropatia, organomegalia, endocrinopatia, gamopatia monoclonal, lesões cutâneas)+
- Sarcoma de Kaposi na AIDS*, tipo mediterrâneo+ (ver p. 363)
- Síndrome hipereosinofílica+ (ver p. 365)
- Urticária, crônica/mastocitose$ (resultados mistos) (ver p. 366)
- Xantogranuloma necrobiótico+

MECANISMO DE AÇÃO

Liga-se a receptores específicos na membrana, induzindo uma seqüência complexa de eventos intracelulares. Estes incluem indução de enzimas, supressão da proliferação celular, atividades de imunomodulação como intensificação das atividades fagocíticas dos macrófagos e aumento da citotoxicidade específica dos linfócitos para as células-alvo, e inibição da replicação viral

POSOLOGIA

HEPATITE C CRÔNICA: 3 milhões de unidades SC/IM 3 vezes por semana durante 12 meses; ou 6 milhões de unidades SC/IM 3 vezes por semana durante 3 meses, a seguir 3 milhões de unidades SC/IM durante 9 meses

LEUCEMIA DE CÉLULAS PILOSAS: 3 milhões de unidades SC/IM 3 vezes por semana (começar com 3 milhões de unidades por dia durante 16–24 semanas. Máximo de 3 milhões de unidades/dose)

SARCOMA DE KAPOSI NA AIDS: 3–6 milhões de unidades SC/IM 3 vezes por semana durante 10–12 semanas

INTERAÇÕES MEDICAMENTOSAS

SUPRESSÃO DA MEDULA ÓSSEA: inibidores da enzima conversora de angiotensina, zidovudina

IMUNOSSUPRESSÃO AUMENTADA: alefacept, supressores da medula óssea, rituximab

AUMENTA OS NÍVEIS DE: teofilinas

RISCO DE NEUROTOXICIDADE: alcalóides da pervinca

EFEITOS COLATERAIS

COMUNS: sintomas semelhantes a gripe, erupção cutânea, anorexia, náusea, vômito, diarréia, artralgia, irritação da garganta, boca seca, tonteira, depressão, cefaléia, parestesias, labilidade emocional, pensamento prejudicado, ansiedade, reações no local de injeção, linfadenopatia, tosse, sangramento gengival, flatulência, epistaxe, rinite, sinusite, diaforese, alopecia, irregularidade menstrual, psoríase, prurido, eczema, conjuntivite, seborréia, pele seca

RAROS: leucopenia, trombocitopenia, anemia, convulsões, anafilaxia, hepatotoxicidade, toxicidade pulmonar, ideação suicida, delírio, neuropatia periférica, arritmias, miocardiopatia, infarto do miocárdio, sangramento gastrintestinal, hipertensão, doenças auto-imunes

MONITORIZAÇÃO

Básica, a Seguir Mensalmente: hemograma completo, bioquímica clínica

Pacientes com Anormalidades Cardíacas: eletrocardiografma antes e periodicamente durante o tratamento

Pacientes com Hepatite C Crônica: testes de função hepática iniciar depois após 2 semanas, a seguir mensalmente

Pacientes com Contagens de Neutrófilos < 1.500/mm^3, Contagens de Plaquetas < 75.000/mm^3, Hemoglobina < 10 g/dL, Creatinina > 1,5 mg/dL: hemograma completo básico, a seguir monitorado estreitamente

Pacientes com Anormalidades Tireóideas: podem ser tratados se o hormônio TSH puder ser mantido na faixa normal. O TSH deve ser verificado basicamente, a seguir a cada 3 meses

CONTRA-INDICAÇÕES

Hipersensibilidade à droga, gravidez, hepatite auto-imune, mielossupressão, convulsões, cardiopatia, hepatopatia, nefropatia, depressão, doença do sistema nervoso central, diabetes, distúrbio tireóideo, agentes nefrotóxicos, agentes cardiotóxicos, distúrbios auto-imunes, uso de vacinas "vivas"

CLASSE EM RELAÇÃO À GRAVIDEZ

C

INTERFERON ALFA 2B

(Intron® frascos-ampola de uso único com 3, 5, 10, 18, 25, 50 milhões de unidades; frascos-ampolas multiuso com 18, 25 milhões de unidades; canetas com 3, 5, 10 milhões de unidades com 6 doses em cada uma)

INDICAÇÕES

- Angiossarcoma[+]
- Carcinoma basocelular[^] (ver p. 315)
- Carcinoma espinocelular[$] (ver p. 316)
- Condiloma acuminado[*] (ver p. 368)
- Crioglobulinemia tipo 2[^]
- Dermatite atópica[^] (ver p. 318)
- Doença de Behçet[^] (ver p. 323)
- Hemangioma[$]
- Hepatite B crônica[*]
- Hepatite C crônica[*]

- Herpes genital$
- Herpes zoster$
- Histiocitose de células de Langerhans+
- Leucemia de células pilosas*
- Linfoma cutâneo$ de linfócitos T (ver p. 332)
- Linfoma não-Hodgkin folicular*
- Lúpus discóide$ (ver p. 337)
- Melanoma, adjuvante* (ver p. 339)
- Sarcoma de Kaposi na AIDS* (ver p. 363)
- Síndrome de Schnitzler+
- Síndrome hipereosinofílica$ (ver p. 365)
- Urticária, crônica/mastocitose+ (resultados mistos) (ver p. 366)

MECANISMO DE AÇÃO

Liga-se a receptores de membrana específicos, induzindo uma seqüência complexa de eventos intracelulares. Estes incluem a indução de enzimas, supressão da proliferação celular, atividades imunomoduladoras como intensificação das atividades fagocíticas dos macrófagos e aumento da citotoxicidade específica dos linfócitos para células-alvo, e inibição da replicação viral

POSOLOGIA

ADJUVANTE NO MELANOMA: 10 milhões de unidades/m^2 SC/IM 3 vezes por semana durante 48 semanas

HEPATITE B CRÔNICA: 10 milhões de unidades SC/IM 3 vezes por semana durante 16 semanas ou 5 milhões de unidades SC/IM por dia durante 16 semanas

HEPATITE C CRÔNICA: 3 milhões de unidades SC/IM 3 vezes por semana durante 24–48 semanas ou 3 milhões de unidades SC/IM 3 vezes por semana durante 18–24 meses (monoterapia)

CONDILOMA ACUMINADO: 1 milhão de unidades intralesionalmente (IL) 3 vezes por semana durante 3 semanas (máximo de 5 condilomas por tratamento)

LINFOMA NÃO-HODGKIN FOLICULAR: 5 milhões de unidades SC/IM 3 vezes por semana durante 18 meses

LEUCEMIA DE CÉLULAS PILOSAS: 2 milhões de unidades/m^2 SC/IM 3 vezes por semana durante 6 meses

SARCOMA DE KAPOSI NA AIDS: 30 milhões de unidades/m^2 SC/IM 3 vezes por semana

INTERAÇÕES MEDICAMENTOSAS

SUPRESSÃO DA MEDULA ÓSSEA: inibidores da enzima conversora de angiotensina, zidovudina

IMUNOSSUPRESSÃO: alefacept, supressores da medula óssea, rituximab

NÍVEIS AUMENTADOS DE: teofilinas

NEUROTOXICIDADE: alcalóides da pervinca

EFEITOS COLATERAIS

COMUNS: sintomas semelhantes a gripe, erupção cutânea, náusea, vômitos, diarréia, artralgia, irritação da garganta, boca seca, tonteira, depressão cefaléia, parestesias, labilidade emocional, pensamento prejudicado, ansiedade, reações no local de injeção, linfadenopatia, tosse, sangramento gengival, flatulência, epistaxe, rinite, sinusite, diaforese, alopecia, irregularidade menstrual, psoríase, prurido, eczema, conjuntivite, seborréia, pele seca

RAROS: leucopenia, trombocitopenia, anemia, convulsões, anafilaxia, hepatotoxicidade, toxicidade pulmonar, ideação suicida, delírio, neuropatia periférica, arritmias, miocardiopatia, infarto do miocárdio, sangramento gastrintestinal, hipertensão, distúrbios auto-imunes

MONITORIZAÇÃO

BÁSICA, A SEGUIR MENSALMENTE DAÍ EM DIANTE: hemograma completo, eletrólitos, função hepática, hormônio TSH, função renal

BÁSICA, E DEPOIS QUANDO NECESSÁRIO: radiografia de tórax

PACIENTES COM ANORMALIDADES CARDÍACAS: eletrocardiograma básico e periodicamente

PACIENTES COM MELANOMA: hemograma completo e hepatograma básicos, semanalmente durante a indução, a seguir mensalmente

PACIENTES COM HEPATITE B OU C: função hepática, tempo de protrombina, albumina e bilirrubina básicos, a seguir monitorização estreita durante a terapia

CONTRA-INDICAÇÕES

Hipersensibilidade à droga, gravidez, hepatite auto-imune, mielossupressão, convulsões, cardiopatia, hepatopatia, nefropatia, depressão, distúrbio do sistema nervoso central, diabetes, distúrbio da tireóide, agentes nefrotóxicos, agentes cardiotóxicos, doenças auto-imunes, uso de vacinas "vivas"

CLASSE EM RELAÇÃO À GRAVIDEZ

C

INTERFERON GAMA

(Actimmune® frascos-ampolas de 100 μg [2 milhões de unidades])

INDICAÇÕES

- Carcinoma basocelular^ (ver p. 315)
- Condiloma acuminado^ (ver p. 368)
- Dermatite atópica^
- Doença granulomatosa crônica*
- Esclerose localizada/morféia (diminui novas lesões)^ (ver p. 342)
- Esclerose sistêmica^ (ver p. 329)
- Leishmaniose visceral^ (com antimônio pentavalente)
- Osteoporose maligna*
- Papulose bowenóide^
- Psoríase^ (ver p. 358)
- Quelóides (por cirurgia)^ (ver p. 360)

MECANISMO DE AÇÃO

Produzido por linfócitos T Th1, regula a função do sistema imune. Interage com interleucinas, suprime níveis de imunoglobulina E, estimula a atividade dos fagócitos, aumentando a produção de superóxido, e inibindo a produção de colágeno

POSOLOGIA

DERMATITE ATÓPICA: 50 μg/m² SC 3 vezes por semana

CARCINOMA BASOCELULAR: 0,05 mg IL 3 vezes por semana durante 3 semanas

PAPULOSE BOWENÓIDE: 4 milhões de unidades SC 3 vezes por semana durante 13 semanas

DOENÇA GRANULOMATOSA CRÔNICA E OSTEOPOROSE MALIGNA: 50 μg/m² SC 3 vezes por semana se área de superfície corporal (ASC) > 0,5 m², ou 1,5 μg/kg/dose SC 3 vezes por semana se ASC ≤ 0,5 m²

CONDILOMA ACUMINADO: 2 milhões de unidades/m² SC 3 vezes por semana durante 6 semanas

QUELÓIDE ASSOCIADO À CIRURGIA: 0,1 mg IL uma vez por semana por 3 semanas

ESCLEROSE LOCALIZADA/MORFÉIA: 100 μg SC a cada dia por 5 dias consecutivos durante 2 semanas, então 100 μg SC uma vez por semana durante 4 semanas

PSORÍASE: 100 μg SC por dia durante 2 semanas, a seguir 3 vezes por semana durante 9 meses

ESCLEROSE SISTÊMICA: 100 μg SC 3 vezes por semana durante 1 mês

LEISHMANIOSE VISCERAL ASSOCIADA AO ANTIMÔNIO PENTAVALENTE: 25 $\mu g/m^2$ SC no dia 1, a seguir 50 $\mu g/m^2$ SC no dia 2, a seguir 100 μg SC dias 3–30

INTERAÇÕES MEDICAMENTOSAS

Nenhuma

EFEITOS COLATERAIS

COMUNS: febre, cefaléia, erupção cutânea, calafrios, reação no local de injeção, fadiga, náusea, vômitos, diarréia, mialgia, artralgia

RAROS: lombalgia, dor abdominal, depressão, hipotensão, síncope, taquiarritmia, bloqueio cardíaco, insuficiência cardíaca, infarto do miocárdio, confusão, desorientação, perturbações da marcha, episódios parkinsonianos, convulsões, alucinações, ataque isquêmico transitório, insuficiência hepática, insuficiência renal, pancreatite, sangramento gastrintestinal, trombose venosa profunda, embolia pulmonar, taquipnéia, broncospasmo, pneumonite intersticial, hiponatremia, hiperglicemia, exacerbação de dermatomiosite

MONITORIZAÇÃO

BÁSICA E A CADA 3 MESES: hemograma completo, exame de urina, função renal e hepática

CONTRA-INDICAÇÕES

Hipersensibilidade à droga/classe ou produtos derivados de *Escherichia coli,* gravidez

CLASSE EM RELAÇÃO À GRAVIDEZ

C

ISONIAZIDA

(Nydrazid® compr. 100, 300 mg; suspensão 50 mg/5 mL em frascos de 473 mL; IV), isoniazida e rifampicina (Rifamate® compr. 150/300 mg), isoniazida, rifampicina e pirazinamida (Rifater® compr. 50/120/300 mg)

INDICAÇÕES

- *Mycobacterium bovis*$
- *Mycobacterium haemophilum*+
- *Mycobacterium kansasii*^
- *Mycobacterium scrofulaceum*+
- *Mycobacterium tuberculosis**

Ver Apêndice III

MECANISMO DE AÇÃO

Agente bactericida que inibe a síntese de lipídios e ácidos nucléicos nos organismos micobacterianos

POSOLOGIA

PROFILAXIA DA TUBERCULOSE EM PACIENTES DE ALTO RISCO OU COM TESTE PPD POSITIVO: 5 mg/kg VO por dia, máximo de 300 mg por dia, durante 9 meses (profilaxia) ou 12 meses (PPD-positivos). Dar com vitamina B_6 25–50 mg VO por dia para prevenir neuropatia periférica

DOSAGEM CONFORME A FUNÇÃO RENAL

***Clearance* de creatinina < 10 mL/min:** diminuir a dose em 50%

Diálise peritoneal ambulatorial contínua: 50% da dose normal a cada 24 h

Hemodiálise e diálise peritoneal: administrar dose após diálise

INTERAÇÕES MEDICAMENTOSAS

HEPATOTOXICIDADE: acetaminofeno, etanol, pirazinamida, rifampicina, rifabutina, etionamida

DEPRESSÃO DO SISTEMA NERVOSO CENTRAL: ciclosserina, alfentanil, fentanil, meperidina

DEPRESSÃO RESPIRATÓRIA: alfentanil, fentanil

DIMINUIR A EFICÁCIA DA ISONIAZIDA: antiácidos, prednisona

Diminuem a Eficácia de: enflurano, hipoglicemiantes orais, insulina, isoflurano, sevoflurano, cetoconazol, itraconazol

Aumentam os Níveis de: aripiprazol, bosentan, buprenorfina, benzodiazepinas, gefitinib, paclitaxel, fenitoína, riluzol, voriconazol, warfarin, carbamazepina, etossuximida, cetoconazol, primidona, propranolol

Toxicidade da Teofilina: teofilina

Convulsões: ácido valpróico

Diminui os Níveis de: verapamil

Agrava a Doença de Parkinson: levodopa

Pelagra: niacina

Neuropatia Periférica: didanosina, estavudina, zalcitabina

Ataxia: dissulfiram

Aumentam os Níveis de Isoniazida: aspirina, procainamida

Hipoglicemia: clorpropamida

EFEITOS COLATERAIS

Comuns: náusea, vômito, desconforto epigástrico, diarréia, tonteira, erupção cutânea, acne, resultados elevados dos testes de função hepática, euforia, agitação, zumbido, parestesias

Raros: agranulocitose, anemia aplástica, trombocitopenia, hepatotoxicidade, neurite óptica, neuropatia periférica, convulsões, leucopenia

MONITORIZAÇÃO

Básica: testes de função hepática, avaliação oftalmológica e neurológica

Mensalmente: testes de função hepática

CONTRA-INDICAÇÕES

Hipersensibilidade à droga/classe, doença hepática, função hepática prejudicada, função renal prejudicada, uso de álcool, cautela se >35 anos de idade, neuropatia periférica, gravidez, abuso de droga IV, HIV positivo

CLASSE EM RELAÇÃO À GRAVIDEZ

C

ISOTRETINOÍNA

(Accutane® cáps. 10, 20, 40 mg; Sotret® compr. 10, 20, 30 e 40 mg)

INDICAÇÕES

- Acne, nodulocística[*], nodulocística em pacientes sob hemodiálise[^], (ver p. 311)
- Angiomatose dérmica difusa da mama[+]
- Atrofodermia vermiculata[+]
- Câncer (cutâneo), quimioprevenção[$]
- Celulite dissecante[+]
- Ceratoacantoma[+]
- Ceratodermias[$]
- Condiloma acuminado[$] (ver p. 368)
- *Cutis verticis gyrata*[+]
- Doença de Darier[$] (ver p. 325)
- Doença de Fox-Fordyce[+]
- Doença de Grover[+] (ver p. 325)
- Doença de Rosai-Dorfman extranodal[+]
- Edema facial persistente da acne[+]
- Epidermólise bolhosa simples[+] (ver p. 327)
- Escleromixedema[+]
- Foliculite eosinofílica associada ao HIV[$]
- Foliculite gram-negativa[$]
- Foliculite perfurante[+]
- Granuloma anular[+] (ver p. 331)
- Hidradenite supurativa[$]
- Hiperceratose do mamilo[+]
- Hiperceratose epidermolítica[$]
- Hiperplasia sebácea[+]
- Histiocitose de células de Langerhans[+]
- Ictiose lamelar[$] (ver p. 332)
- Líquen plano oral erosivo[$] (ver p. 336)
- Líquen plano[+] (ver p. 336)
- Lúpus discóide[+], hipertrófico,[+] cutâneo subagudo[$] (ver p. 337)
- Lúpus miliar disseminado da face[+]
- Manchas de Fordyce[+]
- Mucinose papulosa[+]
- Pênfigo por IgA[+] (ver p. 349)
- Pioderma facial[+]
- Pitiríase rubra pilar[$] (ver p. 355)
- Psoríase[^] (associada com psoraleno–ultravioleta A) (ver p. 358)
- Rosácea granulomatosa[+] (ver p. 361)
- Rosácea papulopustulosa[^] (ver p. 361)

- Sarcoidose cutânea+ (ver p. 362)
- Síndrome de hiperimunoglobulina (Ig) E+
- Úlceras induzidas por papilomavírus humano+
- *Ulerythema ophryogenes*+

MECANISMO DE AÇÃO

Ativa receptor ao ácido retinóico nos ceratinócitos induzindo diferenciação celular, e exerce efeitos antiproliferativos e antiinflamatórios. Também inibe diferenciação e proliferação das glândulas sebáceas para diminuir a quantidade de sebo excretada e, assim, diminuir a colonização por *Propionibacterium acnes*. Também regula negativamente os receptores androgênicos cutâneos

POSOLOGIA

Começar com 0,5 mg/kg/d no primeiro mês, em seguida aumentar para 1 mg/kg/d e até um máximo de 2 mg/kg/d se necessário. Para acne, dar durante 20 semanas; pode precisar repetir o tratamento após 2–3 meses. Defeitos na ceratinização podem exigir tratamento com doses até 4 mg/kg/d durante longo período de tempo

INTERAÇÕES MEDICAMENTOSAS

ACENTUAM A PELE SECA: peróxido de benzoíla tópico e tretinoína tópica

HIPERVITAMINOSE A: vitamina A, acitretina

PSEUDOTUMOR CEREBRAL: tetraciclina, doxiciclina, minociclina

AUMENTA OS NÍVEIS DE: ciclosporina, isotretinoína

DIMINUI OS NÍVEIS DE: rifampicina, rifabutina, fenobarbital, carbamazepina

DIMINUI A EFICÁCIA DA ISOTRETINOÍNA: anticoncepcionais só de progestina

PERDA ÓSSEA: esteróides sistêmicos, fenitoína

EFEITOS COLATERAIS

COMUNS: queilite, pele seca, fragilidade cutânea, prurido, epistaxe, ressecamento das mucosas, conjuntivite, fotossensibilidade, artralgia/mialgia, hipertrigliceridemia, descamação das palmas e plantas, adelgaçamento/perda do cabelo, alterações ungueais, níveis elevados de enzimas hepáticas, intolerância a lentes de contato, visão noturna diminuída, perturbações visuais, depressão, zumbido, lombalgia, fotossensibilidade, granuloma piogênico, paroníquia, onicólise, fotofobia, cefaléia, náusea, diarréia, dor abdominal

RAROS: pseudotumor cerebral, osteopenia/osteoporose, hepatotoxicidade, anafilaxia, vasculite alérgica, graves defeitos congênitos, comportamento violento/agressão, psicose, ideação suicida, comprometimento da audição, cataratas/opacidade córnea, fechamento prematuro das epífises, neutropenia, rabdomiólise, agranulocitose, doença intestinal inflamatória, pancreatite, trombose vascular, acidente vascular cerebral, convulsões

MONITORIZAÇÃO

BÁSICA: duas formas de anticoncepção devem ser começadas 1 mês antes de iniciar isotretinoína e até 1 mês após seu encerramento. Teste de gravidez em soro e urina, hemograma completo, testes de função hepática, lipidograma, testes de função renal, exame de urina. Considerar radiografias dos punhos, tornozelos e coluna, se for necessário uso a longo prazo. Considerar exame oftalmológico se houver história de catarata ou retinopatia.

MENSALMENTE DURANTE OS PRIMEIROS 3–6 MESES, A SEGUIR A CADA 3 MESES: hemograma completo, hepatograma, lipidograma em jejum, testes de função renal

MENSALMENTE DURANTE O TRATAMENTO: teste de gravidez em soro e urina

ANUALMENTE: radiografias e exame oftalmológico se necessário

CONTRA-INDICAÇÕES

Hipersensibilidade à droga/classe, hipersensibilidade a parabenos, gravidez, lactação, exposição prolongada à luz ultravioleta, depressão/ideação suicida, osteoporose/osteomalacia, exacerbação de doença intestinal inflamatória, distúrbio convulsivo, hiperlipidemia, pancreatite, diabetes, hiperuricemia/gota, anorexia, vasculite

CLASSE EM RELAÇÃO À GRAVIDEZ

X

ITRACONAZOL

(Sporanox® cáps. 100 mg; solução 10 mg/mL em ampolas de 25 mL e bolsas de 50 mL; suspensão 10 mg/mL em frascos de 150 mL)

INDICAÇÕES

- Aspergilose, pulmonar e extrapulmonar*
- Blastomicose, pulmonar e extrapulmonar*
- Candidíase, estomatite/esofagite/vaginite HIV^
- Candidíase, oral^
- Candidíase, vaginite^
- Coccidioidomicose, pulmonar em HIV^
- Criptococose, não-meníngea não-HIV^
- Cromomicose$
- Dermatite seborréica$
- Esporotricose, cutânea e linfocutânea$
- Feoifomicose+
- Foliculite por *Pityrosporum*^
- Granuloma de Majocchi$
- Histoplasmose, HIV, pulmonar e disseminada (não-meníngea)*
- Histoplasmose, pulmonar e disseminada (não-meníngea)*
- Onicomicose*
- Paracoccidioidomicose^
- Peniciliose$
- *Pseudoallescheria boydii*+
- *Tinea capitis, corporis, cruris, pedis*^
- *Tinea imbricata*^
- Tínea versicolor^

Ver Apêndice I

MECANISMO DE AÇÃO

Inibe a síntese de ergosterol dependente do citocromo P450 fúngico

POSOLOGIA

GRANULOMA DE MAJOCCHI: 200 mg VO 2 vezes ao dia durante 7 dias, a seguir parar durante 14 dias (repetir 3 vezes no total)

DERMATITE SEBORRÉICA: 200 mg VO por dia na primeira semana do mês, a seguir nos primeiros 2 dias de cada mês durante 11 meses

TINEA IMBRICATA: 100 mg VO por dia durante 4 semanas

Ver Apêndice I

DOSAGEM CONFORME A FUNÇÃO RENAL

***Clearance* de creatinina (ClCr) 10–90 mL/min:** 100% da dose normal de 100–200 mg IV a cada 12 h

ClCr < 10 mL/min: 50% da dose normal

Hemodiálise, diálise peritoneal ambulatorial contínua, hemofiltração arteriovenosa contínua: 100 mg IV a cada 12–24 h

INTERAÇÕES MEDICAMENTOSAS

DEPRESSÃO DO SISTEMA NERVOSO CENTRAL: alfentanil, benzodiazepinas, propoxifeno, buprenorfina, fentanil

AUMENTA OS NÍVEIS DE: amiodarona, almotriptan, aprepitant, aripiprazol, bosentan, budesonida, buspirona, ergotamina, carbamazepina, celecoxib, cilostazol, ciclosporina, digoxina, eletriptan, estatinas, imatinib, levobupivacaína, metformina, sulfoniluréias, metadona, mifepristona, modafinil, nefazodona, fenitoína, quetiapina, quinidina, repaglinida, sildenafil, sirolimo, tacrolimo, teofilina, tolterodina, alcalóides da pervinca, warfarin, ziprasidona, zonisamida

AUMENTAM OS NÍVEIS DE ITRACONAZOL: amprenavir, inibidores de protease, paclitaxel

REDUZEM OS NÍVEIS DE ITRACONAZOL: barbitúricos, rifampicinas, didanosina, griseofulvina, bloqueadores H_2, inibidores da bomba de prótons

HIPOTENSÃO: bepridil, bloqueadores dos canais de cálcio

INTERVALO QT PROLONGADO: cisaprida, pimozida

ARRITMIAS: disopiramida

HIPERGLICEMIA: pioglitazona

EFEITOS COLATERAIS

COMUNS: náusea, vômitos, diarréia, hipopotassemia, níveis elevados de transaminases e bilirrubinas, reações no local de injeção, erupção cutânea, dor abdominal, níveis elevados de creatinina, cefaléia, febre, hipertensão, hipertrigliceridemia

RAROS: hepatotoxicidade, insuficiência hepática, insuficiência cardíaca congestiva, edema pulmonar, anafilaxia, neuropatia periférica, síndrome de Stevens-Johnson, necrólise epidérmica tóxica, mal-estar, anorexia, prurido, tonteira, libido diminuída, sonolência, vertigem, impotência, albuminúria, depressão, constipação, dispepsia, estomatite, sinusite, dor, fadiga, alopecia, neutropenia

MONITORIZAÇÃO

BÁSICA: hemograma completo, função hepática

A CADA 6 SEMANAS: função hepática

CONTRA-INDICAÇÕES

Hipersensibilidade à droga/classe, insuficiência cardíaca congestiva, disfunção ventricular esquerda, ClCr < 30 mL/min, doença cardiovascular, doença pulmonar, função hepática e renal prejudicadas, gravidez

CLASSE EM RELAÇÃO À GRAVIDEZ

C

IVERMECTINA

(Stromectol® compr. 3 e 6 mg)

INDICAÇÕES

- Demodex⁺
- Dermatite por ácaro (*Cheyletiella blakei*)⁺
- Escabiose (*Sarcoptes scabiei*)^
- Estrongiloidíase (estágios intestinais de *Strongyloides stercoralis*)*
- Filariose cavitária (*Mansonella ozzardi*)^
- Filariose linfática (microfilárias de *Wuchereria bancrofti, Brugia malayi* e *timori*)^
- Gnatotomíase$
- Helmintos intestinais (*Trichuris trichiura* e *Ascaris lumbricoides*)^
- Larva migrans cutânea (*Ancylostoma braziliense*)^
- Oncocercose (microfilárias de *Onchocerca volvulus,* formas larvais)*
- Piolho da cabeça (*Pediculus humanus*)⁺

MECANISMO DE AÇÃO

Membro da classe das avermectinas de antiparasitários, que se ligam seletivamente e com grande afinidade aos canais iônicos de cloreto ativados por glutamato em células nervosas e musculares em invertebrados. Isto causa aumento na permeabilidade da membrana celular nervosa e muscular, levando à hiperpolarização do nervo ou músculo, o que resulta em paralisia e morte

POSOLOGIA

Filariose Cavitária: 200 μg/kg VO dose única com água

Larva *Migrans* Cutânea: 200 μg/kg VO dose única com água

DEMODEX: 200 µg/kg VO dose única com água e semanalmente com permetrina

GNATOSTOMÍASE: 200 µg/kg VO dose única com água

PIOLHO DA CABEÇA: 200 µg/kg VO dose única com água

HELMINTOS INTESTINAIS: 200 µg/kg VO dose única com água e albendazol 400 mg VO uma vez

FILARIOSE LINFÁTICA: 100–440 µg/kg VO dose única com água

DERMATITE POR ÁCARO: 200 µg/kg VO dose única uma vez com água

ONCOCERCOSE: 150 µg/kg dose única com água, pode ser necessário repetir o tratamento

ESCABIOSE: 200 µg/kg VO dose única com água, pode ser necessário repetir 1 semana mais tarde

ESTRONGILOIDÍASE: 200 µg/kg VO dose única com água

INTERAÇÕES MEDICAMENTOSAS

Nenhuma

EFEITOS COLATERAIS

COMUNS: reações cutâneas e/ou sistêmicas de variável gravidade (reação de Mazzotti) e reações oftálmicas em pacientes com oncocercose devido às respostas alérgicas e inflamatórias à morte de microfilárias. A reação de Mazzotti consiste em prurido, erupção cutânea, febre, edema, linfadenopatia, tonteira, dor torácica, distensão abdominal, taquicardia, limbite e sensação ocular anormal

RAROS: hipotensão, elevação dos testes de função hepática, leucopenia, anemia, astenia/fadiga, dor abdominal, anorexia, constipação, diarréia, náusea, vômitos, sonolência, vertigem, tremor, urticária, tonteira, erupção cutânea

MONITORIZAÇÃO

Nenhuma

CONTRA-INDICAÇÕES

Hipersensibilidade à droga/classe, oncodermatite hiper-reativa (*souda* em árabe), gravidez

CLASSE EM RELAÇÃO À GRAVIDEZ

C

LACTATO DE AMÔNIA

(Lac-Hydrin® creme 12% tubo com 280 g, e loção em frascos de 225 g e 400 g; AmLactin® creme 12% em tubo com 4,9 onças, e loção em frascos de 8 onças e 14 onças [venda livre])

INDICAÇÕES

- Ceratose seborréica^
- Hiperceratose nevóide da aréola+
- Ictiose* (ver p. 332)
- Xerose* (ver p. 370)

MECANISMO DE AÇÃO

Liga-se ao estrato córneo e o torna mais flexível com menos tendência a fissurar-se. Induz o aumento da epiderme e derme

POSOLOGIA

Aplicar 1 ou 2 vezes ao dia

INTERAÇÕES MEDICAMENTOSAS

Nenhuma

EFEITOS COLATERAIS

COMUNS: eritema, ferroadas, ardência, descamação, irritação, hiperpigmentação

RAROS: nenhum

MONITORIZAÇÃO

Nenhuma

CONTRA-INDICAÇÕES

Hipersensibilidade à droga/classe, não aplicar em pele escoriada/irritada, gravidez

CLASSE EM RELAÇÃO À GRAVIDEZ

C

LIDOCAÍNA TÓPICA

(Xylocaine® geléia 2% em tubos de 30 mL, pomada 2,5% [venda livre], pomada 5% em tubos de 35 g; LMX® creme 4% e 5% em tubos de 5, 30 g [venda livre]; EMLA® creme 2,5% em tubos de 5, 30 g, lidocaína 2,5% e prilocaína 2,5%)

INDICAÇÕES

- Alívio temporário, da dor de pequenos cortes, abrasões, pequenas queimaduras, queimaduras solares, mordidas de insetos, irritação*
- Antes de desbridamento de ferida^
- Antes de inserção IV^
- Dor pós-*peeling* por ácido tricloroacético^
- Neuralgia pós-herpética^ (ver p. 345)
- Notalgia parestésica+
- Prurido pós-queimadura$

MECANISMO DE AÇÃO

A aplicação tópica leva à acumulação da droga na vizinhança dos receptores dolorosos e terminações nervosas. Ela estabiliza as membranas neuronais inibindo os fluxos iônicos necessários para a iniciação e condução de impulsos, efetuando, desse modo, ação anestésica local

POSOLOGIA

Aplicar camada fina a cada 4 h

INTERAÇÕES MEDICAMENTOSAS

SINERGISMO COM: antiarrítmicos classe I

EFEITOS COLATERAIS

Relacionados à quantidade e duração do uso.

COMUNS: eritema, edema, sensibilidade anormal na área tratada, irritação

RAROS: convulsões, depressão respiratória, parada cardíaca, hipertermia maligna, anafilaxia, ansiedade, tonteira, náusea, vômitos, necrose de tecido, hipotensão, visão turva, entorpecimento, tremores

MONITORIZAÇÃO

Nenhuma

CONTRA-INDICAÇÕES

Hipersensibilidade à droga/classe, metemoglobinemia, deficiência de glicose-6-fosfato desidrogenase, função hepática prejudicada

CLASSE EM RELAÇÃO À GRAVIDEZ

B

LINDANO

(Lindane® loção e xampu 1% em frascos de 60 e 480 mL)

INDICAÇÕES

- Dermatite por ácaro (*Cheyetiella yasguri*)$^{+}$
- Escabiose (*Sarcoptes scabiei*)* (ver p. 329)
- Foliculite por demodex^{+}
- Miíase furunculóide^{+}
- Piolho da cabeça (*Pediculus humanus*)$^{\wedge}$

MECANISMO DE AÇÃO

Exerce ação antiparasitária ao ser absorvido para o interior dos parasitas e ovos

POSOLOGIA

PIOLHO DA CABEÇA: aplicar 15–30 mL de xampu no cabelo seco limpo, aguardar 4 min, adicionar água, fazer espuma, e enxaguar imediatamente. Remover as lêndeas com pente ou pinça. Não repetir o tratamento

ESCABIOSE: aplicar camada fina da cabeça aos pés (máximo 30 mL), tomar banho depois de 8–12 horas, não repetir o tratamento

INTERAÇÕES MEDICAMENTOSAS

Nenhuma

EFEITOS COLATERAIS

COMUNS: tonteira, dermatite, alopecia, cefaléia, dor, parestesias, prurido, urticária

RAROS: neurotoxicidade, convulsões, morte

MONITORIZAÇÃO

Nenhuma

CONTRA-INDICAÇÕES

Hipersensibilidade à droga, distúrbio convulsivo, pele inflamada ou cruenta, sarna norueguesa, lactentes prematuros e uso pediátrico, uso adulto dentro dos últimos 3 meses, tumor do sistema nervoso central, HIV^+, traumatismo craniano, gravidez, abuso de álcool, uso concomitante de óleos/pomadas/cremes

CLASSE EM RELAÇÃO À GRAVIDEZ

C

LINEZOLIDA

(Zyvox® compr. 600 mg; suspensão 100 mg/5 mL; IV)

INDICAÇÕES

- *Enterococcus faecium* resistente à vancomicina*
- *Staphylococcus aureus* resistente à meticilina*
- *Staphylococcus aureus* sensível à meticilina*
- *Streptococcus agalactiae**
- *Streptococcus pneumoniae**
- *Streptococcus pyogenes**

Ver Apêndice II

Usualmente eficaz:

- *Clostridium* não *difficile*
- *Enterococcus faecalis*
- *Enterococcus faecium*
- *Listeria monocytogenes*
- *Mycobacterium avium*
- *Peptostreptococcus* sp.
- *Staphylococcus epidermidis*

Estudos clínicos escassos:

- *Bacteroides fragilis*
- *Clostridium difficile*
- *Haemophilus influenzae*
- *Legionella* sp.
- *Moraxella catarrhalis*
- *Mycoplasma pneumoniae*

MECANISMO DE AÇÃO

Agente bactericida e bacteriostático que se liga à subunidade ribossômica 50S para inibir a síntese de proteína

POSOLOGIA

400–600 mg IV/VO a cada 12 h

DOSAGEM CONFORME A FUNÇÃO RENAL: ausência de dados sobre hemofiltração arteriovenosa contínua ou diálise peritoneal ambulatorial crônica. Administrar dose após hemodiálise

INTERAÇÕES MEDICAMENTOSAS

SÍNDROME SEROTONÍNICA: tramadol, dextrometorfano, buspirona, meperidina, nefazodona, sibutramina, inibidores da recaptação de serotonina, trazodona, antidepressivos tricíclicos, venlafaxina

CONVULSÕES: tramadol, carbamazepina, ciclobenzapina, maprotilina, mertazapina

AUMENTA OS NÍVEIS DE: almotriptan, bupropiona, rizatriptan, sumatriptan, zolmitriptan

HIPERTENSÃO: alfa-2-agonistas, descongestionantes, carbidopa/levodopa, pseudo-efedrina, inibidores da catecol-*O*-metiltransferase, epinefrina, inibidores da monoaminoxidase, metoclopramida, modafinil, reserpina, estimulantes, simpaticomiméticos

CARDIOVASCULARES: beta-2-agonistas

HIPOTENSÃO: fenotiazinas

EFEITOS COLATERAIS

COMUNS: diarréia, cefaléia, náusea, vômitos, hipertensão, coloração da língua, prurido, candidíase vaginal, erupção cutânea, dor abdominal

RAROS: trombocitopenia, colite pseudomembranosa, leucopenia, pancitopenia, anemia, neuropatia

MONITORIZAÇÃO

FREQÜENTEMENTE, SE EM USO PROLONGADO: hemograma completo

CONTRA-INDICAÇÕES

Hipersensibilidade à droga/classe, hipertensão não controlada, feocromocitoma, síndrome carcinóide, tireopatia não controlada, uso de inibidores da monoaminoxidase, trombocitopenia, fenilcetonúria, doença hepática grave, mielossupressão, gravidez

CLASSE EM RELAÇÃO À GRAVIDEZ

C

LORATADINA

(Claritin® compr. 10 mg, líquido 5 mg/5 mL em frascos de 150 mL; Claritin Reditabs® compr. 10 mg que se dissolvem na boca)

INDICAÇÕES

- Dermatite atópica^ (ver p. 318)
- Prurido, picadas de insetos^ (ver p. 358)
- Rinite alérgica*
- Urticária crônica*

MECANISMO DE AÇÃO

Bloqueador de ação longa do receptores H_1 à histamina com efeitos mínimos anticolinérgicos e de sedação

POSOLOGIA

10 mg VO por dia

DOSAGEM CONFORME A FUNÇÃO RENAL

***Clearance* de creatinina < 30 mL/min:** 10 mg VO em dias alternados

DOSAGEM CONFORME A FUNÇÃO HEPÁTICA: 10 mg VO em dias alternados

INTERAÇÕES MEDICAMENTOSAS

Nenhuma

EFEITOS COLATERAIS

COMUNS: cefaléia, sonolência, fadiga, boca seca, nervosismo, dor abdominal, broncospasmo, hipercinesia, conjuntivite, disfonia, mal-estar, infecção respiratória alta

RAROS: hepatite, reação de hipersensibilidade, lacrimejamento alterado, salivação alterada, ruborização, impotência, sudorese aumentada, sede, edema, astenia, lombalgia, visão turva, dor torácica, otalgia, dor ocular, febre, cãibras nas pernas, calafrios, zumbido, ganho ponderal, hipertensão, hipotensão, palpitações, síncope, taquicardia, blefaroespasmo, enxaqueca, parestesia, vertigem, paladar alterado, anorexia, constipação, diarréia, dispepsia, flatulência, gastrite, apetite aumentado, estomatite, artralgia, mialgia, agitação, amnésia, libido diminuída, depressão, insônia, irritabilidade, dor mamária, dismenorréia, vaginite, menorragia, bronquite, tosse, dispnéia, epistaxe, hemoptise, laringite, sinusite, dermatite, pele seca, púrpura, prurido, erupção cutânea, urticária, incontinência/retenção urinária, coloração da urina

MONITORIZAÇÃO

Nenhuma

CONTRA-INDICAÇÕES

Hipersensibilidade à droga/classe, função hepática ou renal prejudicada

CLASSE EM RELAÇÃO À GRAVIDEZ

B

MACROLÍDEOS

Azitromicina (Zithromax® compr. 250, 500, 600 mg; suspensão 200 mg/5 mL; IV; Z Pak® seis compr. 250 mg; Tri Pak® compr. 500 mg), claritromicina (Biaxin® compr. 250, 500 mg; Biaxin SR® compr. de liberação prolongada de 500 mg;), eritromicina base (E-Mycin® compr. 250, 333 mg; Ery-Tab® compr. 250, 333, 500 mg; Eryc® compr. 250 mg), estolato de eritromicina (Ilosone® compr. 125, 250, 500 mg; suspensão 100, 125, 250 mg/5 mL), etil succinato de eritromicina (EES® compr. 400 mg; suspensão 200, 400 mg/5 mL; EryPed® compr. mastigáveis 200 mg; suspensão 200, 400 mg/5 mL), lactobionato de eritromicina (Erythrocin IV® IV), estearato de eritromicina (Erythrocin® compr. 250, 500 mg)

INDICAÇÕES

- Acne (azitromicina[$]) (ver p. 311)
- *Bordetella pertussis* (eritromicina[*])
- *Chlamydia pneumoniae* (claritromicina[*])
- *Chlamydia trachomatis* (não claritromicina[*])
- *Corynebacterium diphtheriae* (eritromicina[*])
- *Corynebacterium minutissimum* (eritromicina[*])
- *Entamoeba histolytica* (eritromicina[*])
- *Haemophilus influenzae*[*]
- *Haemophilus parainfluenzae* (claritromicina[*])
- *Helicobacter pylori* (claritromicina[*])
- *Legionella pneumoniae* (eritromicina[*])
- *Listeria monocytogenes* (eritromicina[*])
- *Moraxella catarrhalis* (não-claritromicina)[*]
- *Mycobacterium abscessus* (claritromicina[$])
- *Mycobacterium avium-intracellulare* (azitromicina,[*] claritromicina[*])
- *Mycobacterium chelonae* (claritromicina[$])
- *Mycobacterium haemophilum* (claritromicina[*])
- *Mycobacterium marinum* (claritromicina[$])
- *Mycobacterium scrofulaceum* (claritromicina[+])
- *Mycoplasma pneumoniae* (eritromicina,[*] claritromicina[*])
- *Neisseria gonorrhoeae* (eritromicina[*])
- *Staphylococcus aureus*, sensível à meticilina[*]
- *Streptococcus agalactiae* (azitromicina[*])
- *Streptococcus pneumoniae*[*]
- *Streptococcus pyogenes*[*]
- *Ureaplasma urealyticum* (eritromicina[*])

Ver Apêndice II

Usualmente eficazes:

- *Actinomyces* sp.
- *Chlamydia* sp.
- *Clostridium*, não-*difficile* (azitromicina, claritromicina)
- *Haemophilus ducreyi* (azitromicina, eritromicina)
- *Legionella* sp. (azitromicina, claritromicina)
- *Listeria monocytogenes* (azitromicina, claritromicina)
- *Moraxella catarrhalis* (claritromicina)
- *Mycoplasma pneumoniae* (azitromicina)
- *Neisseria meningitidis* (azitromicina, eritromicina)
- *Peptostreptococcus* sp. (azitromicina)
- *Prevotella melaninogenica* (azitromicina, claritromicina)

Escassos estudos clínicos:

- *Clostridium*, não *difficile* (eritromicina)
- *Neisseria gonorrhoeae* (azitromicina, claritromicina)

- *Peptostreptococcus* sp. (eritromicina, claritromicina)
- *Rickettsia* sp. (eritromicina)
- *Salmonella* sp. (azitromicina)
- *Shigella* sp. (azitromicina)

MECANISMO DE AÇÃO

Ligam-se à subunidade ribossômica 50S para interferir na síntese protéica bacteriana.

POSOLOGIA

AZITROMICINA

500 mg VO por dia no dia 1, a seguir 250 mg VO por dia durante mais 4 dias

ACNE: 250 mg VO 3 vezes por semana

CLARITROMICINA

250–500 mg VO 2 vezes ao dia ou 1.000 mg VO por dia (compr. de liberação prolongada)

DOSAGEM CONFORME A FUNÇÃO RENAL

***Clearance* de creatinina (ClCr) 10–50 mL/min:** 75% da dose normal

ClCr < 10 mL/min: 50–75% da dose normal

Hemodiálise: administrar dose após diálise

ERITROMICINA

BASE: 333 mg VO 3 vezes ao dia ou 250–500 mg VO a cada 6 h

ESTOLATO: 250–500 mg VO a cada 6–12 h, máximo de 2 g/d

ETIL SUCCINATO: 400 mg VO a cada 6 h, máximo de 4 g/d

LACTOBIONATO: 15–50 mg/kg IV por dia divididos a cada 6 h

ESTEARATO: 250–500 mg VO a cada 6–12 h

DOSAGEM CONFORME A FUNÇÃO RENAL

ClCr < 10 mL/min: 50–75% da dose normal

INTERAÇÕES MEDICAMENTOSAS (APLICAM-SE À ERITROMICINA EXCETO SE INDICADO)

DIMINUEM A EFICÁCIA DOS MACROLÍDEOS: antiácidos (azitromicina)

AUMENTAM OS NÍVEIS DE: digoxina (todos), warfarin (todos), almotriptan, amiodarona, benzodiazepinas, aprepitant, aripiprazol, bloqueadores dos canais de cálcio, bortezomib, bosentan, budesonida, buprenorfina, buspirona, carbamazepina, cilostazol, clozapina, ciclosporina, delavirdina, elatriptan, gefitinib, levobupivacaína, metadona, mifepristona, modafinil, paclitaxel, fenitoína, inibidores de protease, quetiapina, repaglinida, sildenafil, sirolimo, tacrolimo, teofilina, tolterodina, ácido valpróico, alcalóides da pervinca, ziprasidona, zonisamida

DIMINUEM A EFICÁCIA DE: anticoncepcionais orais (todos), fosfomicina (eritromicina)

DEPRESSÃO RESPIRATÓRIA DO SISTEMA NERVOSO CENTRAL: alfentanil, fentanil

AUMENTAM A TOXICIDADE DO ERGOT: ergotamina, alcalóides do ergot

INTERVALO QT PROLONGADO: cisaprida, disopiramida, dofetilida, pimozida, quinidina, droperidol (eritromicina), halotano (eritromicina), mefloquina (eritromicina), quinolonas (eritromicina), ziprasidona

REDUZEM OS NÍVEIS DE MACROLÍDEOS: efavirenz, griseofulvina, rifabutina, rifapentina

HIPERPOTASSEMIA: eplerenona

RABDOMIÓLISE: estatinas

EFEITOS COLATERAIS (APLICAM-SE A TODOS EXCETO SE ESPECIFICADO)

COMUNS: diarréia, náusea, vômitos, dor e cãibras abdominais, vaginite, dispepsia, tonteira, erupção cutânea, anorexia, prurido, ageusia (claritromicina), cefaléia, estomatite (eritromicina), melena (eritromicina), elevação dos testes de função hepática (eritromicina), icterícia (eritromicina), eosinofilia (eritromicina)

RAROS: angioedema, anafilaxia, icterícia colestática, síndrome de Stevens-Johnson, necrólise epidérmica tóxica, colite pseudomembranosa, hepatotoxicidade (claritromicina), prolongamento do QT (claritromicina), arritmias ventriculares (claritromicina, eritromicina), pancreatite (claritromicina), tromboflebite (eritromicina), bradicardia (eritromicina), hipotensão (eritromicina), ototoxicidade (eritromicina IV), glossite, estomatite, confusão, vertigem, urticária, sudorese, icterícia, psicose, alteração no paladar ou olfato, elevação dos testes de função hepática, arritmias, hipoglicemia, anemia, elevação dos testes de função renal

MONITORIZAÇÃO

Nenhuma

CONTRA-INDICAÇÕES

Hipersensibilidade à droga/classe, função hepática prejudicada, uso de astemizol ou terfenadina (azitromicina, eritromicina), função hepática prejudicada (claritromicina), gravidez (claritromcina), *miastenia gravis* (eritromicina)

CLASSE EM RELAÇÃO À GRAVIDEZ

B (azitromicina, eritromicina); C (claritromicina)

MEBENDAZOL

(Vermox® compr. mastigáveis 100 mg)

INDICAÇÕES

- Ancilóstomo (*Ancylostoma duodenale, Necator americanus*)*
- Capilaríase (*Capillaria philippinensis*)^
- Filaríase, cavitária (*Mansonella perstans,*$ *Loa loa*$)
- Nematódeo (*Ascaris lumbricoides,** *Angiostrongylus cantonensis* e *costaricencis* [*in vitro*])
- Oxiuríase (*Enterobius vermicularis*)*
- Toxocaríase/larva *migrans* visceral (*Toxocara canis* e *cati*^, *Ancylostoma*^, *Gnathostoma spinigerum*+, *Spirometra mansonoides*+)
- Tricúris (*Trhicuris trichiura**)
- Triquinose (*Trichinella spiralis*^)

MECANISMO DE AÇÃO

Inibe a formação de microtúbulos e a captação de glicose

POSOLOGIA

CAPILARÍASE: 200 mg VO 2 vezes ao dia durante 20 dias

FILARÍASE: 100 mg VO 2 vezes ao dia durante 30 dias

ANCILÓSTOMO: 100 mg VO 2 vezes ao dia durante 3–5 dias

OXIURÍASE: 100 mg VO dose única

NEMATÓDEO: 100 mg VO 2 vezes ao dia durante 5 dias (exceto *A. costaricencis*, 200–400 mg VO 3 vezes ao dia durante 10 dias)

SPIROMETRA: 40 mg/kg/d durante 6 meses

TOXOCARÍASE/LARVA *MIGRANS* VISCERAL: 100–300 mg VO 2 vezes ao dia durante 5 dias

TRIQUINOSE: 200–400 mg VO 3 vezes ao dia durante 3 dias

TRICURÍASE: 100 mv VO 2 vezes ao dia durante 3–5 dias

INTERAÇÕES MEDICAMENTOSAS

DIMINUI A EFICIÊNCIA DO MEBENDAZOL: cimetidina

EFEITOS COLATERAIS

COMUNS: dor abdominal, diarréia, náusea, vômitos, erupção cutânea, prurido

RAROS: angioedema, convulsões, neutropenia, agranulocitose, hepatite, angioedema, elevação dos testes de função hepática, alopecia, febre, tonteira, cefaléia

MONITORIZAÇÃO

Nenhuma

CONTRA-INDICAÇÕES

Hipersensibilidade à droga/classe, uso em crianças com menos de 2 anos de idade, uso prolongado, gravidez

CLASSE EM RELAÇÃO À GRAVIDEZ

C

MECLORETAMINA (MOSTARDA NITROGENADA) TÓPICA

(Mustargen® 10 mg em cada frasco-ampola)

INDICAÇÕES

- Acrodermatite de Hallopeau⁺
- Alopecia *areata*$ (ver p. 313)

- Doença de Hodgkin cutânea⁺
- Leucemia granulocítica crônica cutânea⁺
- Linfoma cutâneo de linfócitos T (associado a irradiação por banho de eletrons^, monoterapia$) (ver p. 332)
- Pioderma gangrenoso⁺ (ver p. 353)
- Psoríase (em associação com ultravioleta B^, monoterapia$) (ver p. 358)
- Retículo-histiocitose multicêntrica⁺

MECANISMO DE AÇÃO

Agente alquilante que inibe a replicação do DNA

POSOLOGIA

SOLUÇÃO AQUOSA TÓPICA: 10 mg em 60 mL de água potável aplicados por dia. Pode usar até 40 mg em 60 mL com um período de repouso de 4–6 meses entre as séries de tratamento

POMADA TÓPICA: 10 mg em 10 mL de álcool absoluto 95%, a seguir misturar com 100 mg de Aquaphor® ou vaselina branca e aplicar a cada dia. Pode usar até 40 mg em 100 g. Períodos de repouso de 4–6 meses entre as séries de tratamento

INTERAÇÕES MEDICAMENTOSAS

Nenhuma

EFEITOS COLATERAIS

COMUNS: urticária, dermatite de contato ou por irritante, eritema, prurido, ardência/picada

RAROS: anafilaxia, carcinoma espinocelular e basocelular, síndrome de Stevens-Johnson, cisto epidermóide eruptivo, penfigóide bolhoso

MONITORIZAÇÃO

Nenhuma

CONTRA-INDICAÇÕES

Hipersensibilidade à droga/classe, gravidez

CLASSE EM RELAÇÃO À GRAVIDEZ

D

MELFALAN

(Alkeran® compr. 2 mg; IV)

INDICAÇÕES

- Amiloidose^ (ver p. 314)
- Câncer do ovário*
- Crioglobulinemia+
- Escleromixedema$
- Melanoma metastático^ (ver p. 339)
- Mieloma múltiplo*
- Pioderma gangrenoso+ (ver p. 353)
- Xantogranuloma necrobiótico+

MECANISMO DE AÇÃO

Derivado da mostarda de nitrogênio, que causa alquilação e ligações cruzadas do DNA para inibir a síntese do DNA

POSOLOGIA

AMILOIDOSE: 70–200 mg/m² IV por infusão

CRIOGLOBULINEMIA: 0,25 mg/kg/d por 4 dias, a cada 4 semanas

MELANOMA METASTÁTICO: 10–13 mg/L perfusão do membro por 60 min

MIELOMA MÚLTIPLO: 6 mg VO por dia ou 16 mg/m² IV a cada 2 semanas por 4 doses, a seguir mensalmente

XANTOGRANULOMA NECROBIÓTICO: 0,15 mg/kg/d IV durante 5 dias, dado mensalmente

PIODERMA GANGRENOSO: 2 mg VO em dias alternados

ESCLEROMIXEDEMA: 9–18 mg VO por dia durante 4–7 dias, a cada 4–6 semanas

INTERAÇÕES MEDICAMENTOSAS

IMUNOSSUPRESSÃO: alefacept

MIELOSUPRESSÃO: supressores da medula óssea, rituximab, ibritumomab tiuxetan, zidovudina

EFEITOS ANTAGÔNICOS COM: fatores estimuladores de colônias

RESPOSTA INADEQUADA DE: toxóides

EFEITOS COLATERAIS

COMUNS: estomatite, náusea, vômitos, diarréia, alopecia, esterilidade, mielossupressão

RAROS: anafilaxia, insuficiência da medula óssea, anemia hemolítica, úlceras orais, hepatotoxicidade, fibrose pulmonar, pneumonite intersticial, vasculite

MONITORIZAÇÃO

BÁSICA E MENSALMENTE: hemograma completo

CONTRA-INDICAÇÕES

Hipersensibilidade à droga/classe, gravidez, hipersensibilidade ao clorambucil, função renal prejudicada, leucopenia, trombocitopenia, anemia, leucemia linfocítica crônica, uso de vacinas "vivas"

CLASSE EM RELAÇÃO À GRAVIDEZ

D

METOTREXATO

(Rheumatrex® compr. 2,5 mg, 25 mg/mL em frascos-ampolas de 2 e 10 mL, 25 mg/mL em frascos-ampolas isentos de preservativo com 2, 4, 8, 10 mL; Trexall® compr. 2,5, 5, 7,5, 15 mg)

INDICAÇÕES

- Artrite psoriásica^
- Artrite reumatóide*
- Ceratoacantoma$
- Dermatite atópica$ (ver p. 318)
- Dermatomiosite^ (ver p. 321)
- Dermatite herpetiforme+ (ver p. 320)
- Doença de Behçet+ (ver p. 323)
- Esclerodermia^ (ver p. 329)
- Linfoma cutâneo$ de linfócitos T (ver p. 352)
- Lúpus discóide+, cutâneo subagudo$, sistêmico^ (ver p. 337)
- Morféia$ (ver p. 342)
- Papulose linfomatóide$, tópica+ (ver p. 346)
- Pênfigo foliáceo+ (ver p. 348)
- Pênfigo por IgA+ (ver p. 349)
- Pênfigo vulgar$ (ver p. 350)

- Penfigóide bolhoso$ (ver p. 350)
- Pioderma gangrenoso+ (ver p. 353)
- Pitiríase liquenóide e varioliforme aguda$ (ver p. 354)
- Pitiríase rubra pilar$ (ver p. 355)
- Poliarterite nodosa, cutânea+ (ver p. 367)
- Prevenção da formação de anticorpo ao infliximab^
- Psoríase* (ver p. 358)
- Quelóide+ (ver p. 360)
- Sarcoidose^ (ver p. 362)
- Síndrome de Reiter+ (ver p. 363)
- Síndrome de Sézary* (ver p. 352)
- Vasculite leucocitoclástica+ (ver p. 367)

MECANISMO DE AÇÃO

Inibe competitiva e irreversivelmente a diidrofolato-redutase, impedindo a conversão de diidrofolato em tetraidrofolato e, assim, inibe a síntese de DNA. Também inibe competitiva e irreversivelmente a timidilato-sintetase. A proliferação linfocitária também é bloqueada

POSOLOGIA

DERMATITE ATÓPICA: 7,5–12 mg VO semanalmente

DOENÇA DE BEHÇET, PAPULOSA LINFOMATÓIDE, PÊNFIGO: 2,5–15 mg VO semanalmente

PENFIGÓIDE BOLHOSO, DERMATOMIOSITE: 2,5–30 mg VO semanalmente

LINFOMA CUTÂNEO DE LINFÓCITOS T: 5–75 mg VO semanalmente

VASCULITE LEUCOCITOCLÁSTICA: 15 mg IM semanalmente

PSORÍASE, PITIRÍASE RUBRA PILAR, LÚPUS CUTÂNEO: 10–30 mg VO/IM/SC semanalmente

ARTRITE PSORIÁSICA: 2,5–15 mg VO semanalmente

DOENÇA DE REITER: 20–30 mg VO semanalmente

ARTRITE REUMATÓIDE, PITIRÍASE LIQUENÓIDE E VARIOLIFORME AGUDA (PLEVA): 7,5–30 mg VO/IM/SC semanalmente

SÍNDROME DE SÉZARY: 2,5–80 mg VO/IM semanalmente

LÚPUS SISTÊMICO, ESCLERODERMIA, MORFÉIA: 15–20 mg VO semanalmente

PAPULOSE LINFOMATÓIDE: 0,83 mg tópico por lesão por dia

DOSAGEM CONFORME A FUNÇÃO RENAL

***Clearance* de creatinina (ClCr) 60–80 mL/min:** diminuir 25%

ClCr 50–60 mL/min: diminuir 33%

ClCr 10–50 mL/min: diminuir 50–70%

ClCr < 10 mL/min: evitar o uso

Pode dividir em 3 doses a cada 12 h uma vez por semana. Dar ácido fólico 1 mg VO por dia ou leucovorin 5 mg VO semanalmente (começar 24 h depois de administrar metotrexato). Pode começar a 5–10 mg semanalmente, aumentando 2,5–5 mg semanalmente. Pode diminuir gradativamente com a mesma freqüência

INTERAÇÕES MEDICAMENTOSAS

AUMENTAM OS NÍVEIS DE METOTREXATO: inibidores da cicloxigenase-2, drogas antiinflamatórias não-esteróides, sulfas, salicilatos, probenecida, penicilinas, trimetoprim, dipiridamol, cloranfenicol, fenotiazinas, fenitoína, tetraciclina

HEPATOTOXICIDADE: acitretina, leflunomida, álcool

DISCRASIAS SANGÜÍNEAS: lamotrigina

TOXICIDADE HEMATOLÓGICA: trimetoprim, sulfas, leflunomida, dapsona

EFEITOS COLATERAIS

COMUNS: náusea, vômitos, estomatite, mal-estar, fadiga, febre, calafrios, tonteira, diarréia, erupção cutânea, prurido, alopecia, fotossensibilidade

RAROS: trombocitopenia, leucopenia, anemia, anemia aplástica, hepatotoxicidade, nefrotoxicidade, imunossupressão, infecção, leucoencefalopatia, convulsões, neurotoxicidade, aracnoidite e mielopatia subaguda com injeção intratecal, fibrose pulmonar, pneumonite, síndrome de Stevens-Johnson, dermatite esfoliativa, eritema multiforme, necrólise epidérmica tóxica, reação de memória de radiação

MONITORIZAÇÃO

BÁSICO: hemograma completo, função hepática, função renal, hepatite A/B/C, HIV, biópsia hepática se paciente de alto risco

SEMANALMENTE DURANTE 2–4 SEMANAS, DIMINUINDO GRADUALMENTE PARA CADA 3 MESES, 5–6 DIAS APÓS ELEVAÇÃO DA DOSE: hemograma completo, função hepática

DUAS VEZES AO ANO: função renal

BIÓPSIA HEPÁTICA

Após primeiros 3–6 meses: biópsia hepática (em uso prolongado apenas)

Após cada 1,5–2 g de dose total se baixo risco, 1 g se alto risco: biópsia hepática

Após cada 6 meses se for grau IIIA na biópsia hepática: nova biópsia hepática

Usar graus da biópsia:

- I: normal, infiltração gordurosa branda, inflamação portal branda
- II: infiltração gordurosa moderada a grave, inflamação portal moderada a grave
- IIIA: fibrose branda
- IIIB: fibrose moderada a grave
- IV: cirrose

Interromper se grau IIIB ou IV. Interromper se resultados do hepatograma forem o dobro dos limites superiores do normal, leucócitos < 3.500 células/mm^3 ou contagem de plaquetas < 100.000 células/mm^3. Pode reiniciar após período de repouso de 2–3 semanas

CONTRA-INDICAÇÕES

Hipersensibilidade à droga/classe, gravidez, lactação, abuso de álcool, disfunção hepática, infecção, derrame pleural/peritoneal, imunodeficiência, função renal prejudicada, depleção da medula óssea, doença ulcerosa péptica, infecção, radioterapia concomitante, discrasias sangüíneas

CLASSE EM RELAÇÃO À GRAVIDEZ

X

METOXSALENO

(8MOP® compr. 10 mg, Oxsoralen-Ultra® cáps. 10 mg, Oxsoralen® loção em frascos de 1% onça, UVADEX® 20 μg/mL em frascos-ampolas de 10 mL)

INDICAÇÕES

Oral

- Linfoma cutâneo de linfócitos T associado com ultravioleta (UV) A e fotoférese* (ver p. 332)
- Psoríase associado com UVA*, pustulosa com UVA$ (ver p. 358)
- Vitiligo* associado com UVA (ver p. 369)

Tópico

- Eczema disidrótico^
- Linfoma cutâneo de linfócitos T associado com bexaroteno 300 mg/m^2 VO por dia$^+$ (ver p. 352)
- Psoríase^, associado com UVB de banda estreita^ (ver p. 358)
- Pustulose palmoplantar$
- Vitiligo* (ver p. 369)

MECANISMO DE AÇÃO

Liga-se e causa ligações cruzadas no DNA para impedir a síntese de DNA. Com a fotoativação por UVA ou fotoférese, também inibe a função dos linfócitos, diminui o número de células de Langerhans, influencia a expressão de moléculas de adesão, diminui a função das células apresentadoras de antígeno, diminui a proliferação celular e aumenta a função citotóxica

POSOLOGIA

FOTOFÉRESE: 0,4 mg/kg VO mais 10 mg extras, 1,5–3 h antes do tratamento com UVA. Frasco-ampola de 10 mL de UVADEX® pode ser acrescentado à bolsa de fotoférese durante o primeiro ciclo

PSORALENO ORAL UVA (PUVA): < 30 kg, 10 mg; 30–50 kg, 20 mg; 51–65 kg, 30 mg; 66–80 kg, 40 mg; 81–90 kg, 50 mg; 91–115 kg, 60 mg; >115 kg, 70 mg VO 1,5–3 h antes do tratamento

PUVA TÓPICO: aplicado no consultório do médico 1 vez por semana a diariamente, a seguir tratado com UVA

INTERAÇÕES MEDICAMENTOSAS

FOTOSSENSIBILIDADE AUMENTADA: antralina, coltar, griseofulvina, fenotiazinas, ácido nalidíxico, salicilanilidas halogenadas, sulfas, tetraciclinas, tiazidas, azul de metileno, azul de toluidina, rosa bengala, laranja de metila

EFEITOS COLATERAIS

ORAL

COMUNS: náusea, vômitos, prurido, eritema, erupção cutânea, cefaléia, urticária, cãibras nas pernas, fotossensibilidade

RAROS: herpes simples, câncer de pele

TÓPICO

COMUNS: queimadura solar, espessamento cutâneo

RAROS: câncer de pele, hipotensão, edema, tonteira, nervosismo, insônia, depressão

MONITORIZAÇÃO

BÁSICA: exame oftalmológico, hemograma completo, anticorpo antinuclear, função hepática, função renal

A CADA 6 MESES: hemograma completo, anticorpo antinuclear, função hepática, função renal

CONTRA-INDICAÇÕES

ORAL: hipersensibilidade à droga/classe, crianças < 12 anos de idade, doença hepática, doença renal, catarata, fotossensibilidade, carcinoma invasivo espinocelular, melanoma, afacia, carcinoma basocelular, exposição prévia ao arsênico ou radiação, doença cardíaca, porfiria, lúpus, xeroderma pigmentoso, gravidez

TÓPICO: hipersensibilidade à droga/classe, melanoma, câncer de pele invasivo, porfiria, lúpus, xeroderma pigmentoso, crianças <12 anos de idade, gravidez

CLASSE EM RELAÇÃO À GRAVIDEZ

C

METRONIDAZOL

(Flagyl® compr. 250, 375, 500 mg, pó 500 mg para IV; Flagyl ER® compr. 750 mg)

INDICAÇÕES

- Abscesso amebiano (*Entamoeba histolytica*)*
- Amebíase intestinal*
- *Bacteroides fragilis, distasonis, ovatus, thetaiotaomicron* e *vulgatus**
- *Clostridium difficile* e outros*
- Dracunculose (*Dracunculus medinensis*)^
- *Eubacterium* sp.*
- *Fusobacterium* sp.*
- Giardíase (*Giardia lamblia*)^
- *Peptococcus niger* e outros*
- *Peptostreptococcus* sp.*
- *Porphyromonas gingivalis*^
- *Prevotella melaninogenica*^
- Protozoários intestinais (*Balantidium coli*^, *Blastocystis hominis*^)
- Tricomoníase (*Trichomonas vaginalis*)*
- Vaginose bacteriana (*Gardnerella vaginalis*^, *Bacteroides fragilis**, *Peptostreptococcus**)

Ver Apêndice II

MECANISMO DE AÇÃO

Inibe a síntese de ácidos nucléicos

POSOLOGIA

AMEBÍASE INTESTINAL: 750 mg VO 3 vezes ao dia durante 5–10 dias com iodoquinol 650 mg VO 3 vezes ao dia durante 20 dias ou paromomicina 500 mg VO 3 vezes ao dia durante 7 dias

ABSCESSO AMEBIANO: 500–750 mg VO 3 vezes ao dia durante 5–10 dias

INFECÇÕES BACTERIANAS: 500 mg VO a cada 6–8 h durante 7–14 dias ou 15 mg/kg IV uma vez, a seguir 7,5 mg/kg IV a cada 6 h, máximo 1 g/d

VAGINOSE BACTERIANA: 500 mg VO 2 vezes ao dia durante 7 dias, ou creme vaginal ao deitar-se durante 5 dias

COLITE POR *CLOSTRIDIUM DIFFICILE*: 500 mg VO 3 vezes ao dia durante 7–14 dias

DRACUNCULOSE: 250 mg VO 3 vezes ao dia durante 10 dias

GIARDÍASE: 250 mg VO 3 vezes ao dia durante 5–7 dias

PROTOZOÁRIOS INTESTINAIS: 750 mg VO 3 vezes ao dia durante 5 dias (*B. coli*), ou durante 10 dias (*B. hominis*)

TRICOMONÍASE: 2 g VO dose única ou 500 mg VO 2 vezes ao dia durante 7 dias

DOSAGEM CONFORME A FUNÇÃO RENAL

***Clearance* de creatinina (ClCr) < 10 mL/min e diálise peritoneal crônica:** 50% de 7,5 mg/kg IV a cada 6 h

Hemodiálise: administrar dose após diálise

INTERAÇÕES MEDICAMENTOSAS

TOXICIDADE AO PROPILENO GLICOL: amprenavir

AUMENTA OS NÍVEIS DE: bosentan, ciclosporina, lítio, fenitoína, sildenafil, tacrolimo, voriconazol, warfarin

TOXICIDADE DO ERGOT: ergotamina, alcalóides do ergot

REDUZEM A EFICÁCIA DO METRONIDAZOL: anticoncepcionais orais

NEUROPATIA PERIFÉRICA: didanosina, estavudina, zalcitabina

PSICOSE: dissulfiram

REAÇÃO TIPO DISSULFIRAM: etanol, lopinavir/ritonavir, ritonavir

EFEITOS COLATERAIS

COMUNS: náusea, vômitos, dispepsia, diarréia, gosto metálico, boca seca, erupção cutânea, prurido, cefaléia, tonteira, síncope, ataxia, confusão, tromboflebite, febre, vertigem, parestesias, língua saburrosa, urina castanho-avermelhada

RAROS: convulsões, neutropenia, neuropatia periférica, constipação, ondas T achatadas no eletrocardiograma, rubor, boca seca, congestão nasal, libido diminuída

MONITORIZAÇÃO

Nenhuma

CONTRA-INDICAÇÕES

Hipersensibilidade à droga/classe, uso no primeiro trimestre, discrasias sangüíneas, função hepática prejudicada, distúrbio do sistema nervoso central, etanol

CLASSE EM RELAÇÃO À GRAVIDEZ

B

METRONIDAZOL TÓPICO

(MetroCream® creme 0,75% em tubos de 45 g, MetroGel® gel 0,75% em tubos de 45 g, MetroLotion® loção 0,75% em frascos de 59 mL, MetroGel vaginal® gel vaginal 0,75% em tubos de 70 g, Noritate® creme 1% em tubos de 30 g)

INDICAÇÕES

- Acne vulgar^ (ver p. 311)
- Dermatite perioral^
- Dermatite perioral granulomatosa da infância+
- Dermatite seborréica^ (ver p. 320)
- Feridas com odor fétido^
- Foliculite por demodex^
- Rosácea (ver p. 361)
- Úlceras de pele$

MECANISMO DE AÇÃO

Inibe a síntese de ácidos nucléicos e DNA

POSOLOGIA

Aplicar 2 vezes ao dia

INTERAÇÕES MEDICAMENTOSAS

Nenhuma

EFEITOS COLATERAIS

COMUNS: ardência, ferroada, eritema, secura, prurido

RAROS: gosto metálico, entorpecimento de extremidades, náusea, dermatite de contato

MONITORIZAÇÃO

Nenhuma

CONTRA-INDICAÇÕES

Hipersensibilidade à droga/classe, discrasias sangüíneas

CLASSE EM RELAÇÃO À GRAVIDEZ

B

MICOFENOLATO MOFETIL

(CellCept® cáps. 250 mg, compr. 500 mg, suspensão 200 mg/mL em frascos de 225 mL, 500 mg em frascos-ampolas de 20 mL)

INDICAÇÕES

- Dermatite atópica$ (ver p. 318)
- Dermatose por IgA linear+ associado com dapsona 25 mg VO por dia (ver p. 322)
- Doença de Crohn metastática+
- Doença de Weber-Christian+
- Doença enxerto-*versus*-hospedeiro crônica+ (ver p. 326)
- Eczema disidrótico+
- Epidermólise bolhosa adquirida+ (ver p. 327)
- Eritema multiforme recorrente/síndrome de Stevens-Johnson+ (ver pp. 316, 328)
- Eritema nodoso+
- Líquen plano,+ oral+ (ver p. 336)
- Lúpus discóide+, cutâneo subagudo+ (ver p. 337)
- Pênfigo foliáceo$ (ver p. 348)

- Pênfigo paraneoplásico+ (ver p. 348)
- Pênfigo vulgar$ (ver p. 350)
- Penfigóide bolhoso+ (ver p. 350)
- Penfigóide cicatricial$ (ver p. 351)
- Pioderma gangrenoso+ (ver p. 353)
- Psoríase$ (ver p. 358)
- Rejeição de enxerto renal/cardíaco/hepático*
- Sarcoidose cutânea+ (ver p. 362)
- Síndrome artrite-dermatite com manifestações intestinais+
- Síndrome de Churg-Strauss+ (ver p. 367)
- Urticária-vasculite+ (ver p. 367)

MECANISMO DE AÇÃO

O micofenolato mofetil (MMF) inibe a síntese *de novo* de purina, bloqueando competitivamente a inosina monofosfato desidrogenase (converte inosina-5-fosfato e xantina-5-fosfato em guanosina-5-fosfato). Os linfócitos T e B que não possuem a via de recuperação de purina são incapazes de proliferar, baixando os níveis de imunoglobulinas e diminuindo a reação de hipersensibilidade retardada

POSOLOGIA

SÍNDROME ARTRITE-DERMATITE COM MANIFESTAÇÕES INTESTINAIS: 1 g VO por dia

LÍQUEN PLANO, ERITEMA NODOSO, SARCOIDOSE, LÚPUS DISCÓIDE: 1,5 g VO 2 vezes ao dia

DERMATOSE POR IGA LINEAR: 155 mg/m^2 VO por dia com dapsona 25 mg VO por dia

DOENÇA DE CROHN METASTÁTICA: 500 mg VO 2 vezes ao dia

TODAS AS DEMAIS: 1 g VO 2 vezes ao dia

INTERAÇÕES MEDICAMENTOSAS

AUMENTAM OS NÍVEIS DE MMF: antiácidos, colestiramina, sais de ferro

IMUNOSSUPRESSÃO: alefacept

SUPRESSÃO DA MEDULA ÓSSEA: azatioprina

REDUZ OS NÍVEIS DE: levonorgestrel

NEFROTOXICIDADE: drogas antiinflamatórias não-esteróides (DAINEs)

SANGRAMENTO GASTRINTESTINAL: DAINEs

INFECÇÃO: agentes bloqueadores do fator de necrose tumoral

EFEITOS COLATERAIS

COMUNS: náusea, vômitos, diarréia, dor abdominal, anorexia, disúria, urgência e freqüência urinárias aumentadas, piúria estéril, herpes zoster, infecções, fraqueza, fadiga, cefaléias, zumbido, insônia, sangramento/perfuração/ulceração gastrintestinal, hipertensão, edema, elevação dos testes de função hepática, candidíase oral, flatulência

RAROS: carcinomas espinocelulares, psicose, trombocitopenia, leucopenia, neutropenia, imunossupressão, sepse, linfoma/doenças imunoproliferativas/neoplasias internas, hipotensão pela infusão IV rápida, dispnéia, tosse, hipercolesterolemia, hipopotassemia, tremor, acne, hipofosfatemia, hiperglicemia, uréia/creatinina aumentadas, níveis aumentados de lactato desidrogenase, hiperbilirrubinemia, hipervolemia, hiperuricemia, hipomagnesemia, acidose, ganho ponderal, hipocalcemia, hipoproteinemia, constipação, colangite, hepatite, icterícia colestática, dor torácica, anemia, equimose, oligúria, bradicardia, derrame pericárdico, insuficiência cardíaca, faringite, rinite, sinusite, asma, atelectasia, erupção cutânea, prurido, sudorese, hipertonia, tonteira, agitação, confusão, nervosismo, depressão, parestesias, ansiedade, cãibras nas pernas, mialgia, ambliopia

MONITORIZAÇÃO

BÁSICA: hemograma completo, bioquímica sérica, função hepática

SEMANALMENTE DURANTE O PRIMEIRO MÊS: hemograma completo

DUAS VEZES POR MÊS NO 2º E 3º MESES: hemograma completo

MENSALMENTE: hemograma completo (após o 4º mês), hepatograma

CONTRA-INDICAÇÕES

Hipersensibilidade à droga/classe, gravidez, lactação, doença ulcerosa péptica, doença hepática ou renal, uso de azatioprina, uso de colestiramina, uso IV se alérgico ao polissorbato 80, evitar vacinas vivas, deficiência hereditária de hipoxantina-guanina fosforribosil transferase, fenilcetonúria

CLASSE EM RELAÇÃO À GRAVIDEZ

C

MICONAZOL

(Zeasorb® AF loção/pó 2% em frascos de 56 g; Zeasorb® AF pó 2% em frascos de 70 g; Monistat® creme 2% [venda livre]; Monistat 1® creme vaginal 6,5% e óvulos vaginais 1.200 mg [venda livre]; Monistat 3® creme vaginal 4% e óvulos vaginais 200 mg [venda livre]; Monistat 7® creme vaginal 2% e óvulos vaginais 100 mg [venda livre]; Micatin® creme, pó, *spray* 2% [venda livre])

INDICAÇÕES

- Candidíase cutânea (creme)*
- Candidíase vaginal (creme vaginal, óvulos vaginais)*
- Dermatofitose (creme)*

Ver Apêndice I

MECANISMO DE AÇÃO

Altera a permeabilidade da membrana celular fúngica inibindo a 14-α-desmetilase na biossíntese do ergosterol, o que leva à parada do crescimento celular

POSOLOGIA

CANDIDÍASE CUTÂNEA: aplicar creme 2 vezes ao dia durante 2–4 semanas.

CANDIDÍASE VAGINAL: introduzir óvulo vaginal ou creme vaginal ao deitar-se durante 1–7 dias

DERMATOFITOSE: aplicar creme 2 vezes ao dia durante 2–4 semanas

INTERAÇÕES MEDICAMENTOSAS

Nenhuma

EFEITOS COLATERAIS

CREME

COMUNS: irritação, ardência, ferroada, prurido, eritema

RAROS: maceração, dermatite de contato

ÓVULOS VAGINAIS E CREME VAGINAL

COMUNS: ardência, prurido, dor, edema

RAROS: dor, cãibras, dor abdominal

MONITORIZAÇÃO

Nenhuma

CONTRA-INDICAÇÕES

Hipersensibilidade à droga/classe, gravidez

CLASSE EM RELAÇÃO À GRAVIDEZ

C

MINOXIDIL

(Rogaine® 2, solução 5% [venda livre])

INDICAÇÕES

- Alopecia androgênica, 5% para homens,* 2% para mulheres, 5% para mulheres^ (ver p. 312)
- Alopecia *areata* (ver p. 313)^
- Alopecia induzida por quimioterapia^

MECANISMO DE AÇÃO

O mecanismo de ação exato é desconhecido. Entretanto, admite-se que aumenta o fluxo sangüíneo cutâneo.

POSOLOGIA

Aplicar 2 vezes ao dia

INTERAÇÕES MEDICAMENTOSAS

Nenhuma

EFEITOS COLATERAIS

COMUNS: hipertricose, ressecamento, irritação, edema, dermatite de contato, prurido

RAROS: irregularidades cardíacas (especialmente em crianças usando mais de 2 mL/dia de solução 5%)

MONITORIZAÇÃO

Nenhuma

CONTRA-INDICAÇÕES

Hipersensibilidade à droga/classe, gravidez

CLASSE EM RELAÇÃO À GRAVIDEZ

C

MUPIROCINA

(Bactroban® pomada 2% em tubos de 15 e 30 g, creme em tubos de 15 e 30 g, Bactroban pomada nasal 2% em tubos de uso único com 1 g)

INDICAÇÕES

- Cicatrização de feridas^ (ver p. 318)
- Colonização nasal por SARM* (pomada nasal)
- Impetigo causado por SARM, *Staphylococcus aureus, Streptococcus pyogenes* ou *Streptococcus* beta-hemolítico*
- Infecções bacterianas causadas por *Staphylococcus aureus* resistente à meticilina (SARM), *Staphylococcus aureus, Streptococcus pyogenes* ou *Streptococcus* beta-hemolítico*

MECANISMO DE AÇÃO

Liga-se seletivamente à isoleucil transfer-RNA sintetase bacteriana para inibir a síntese de proteína bacteriana

POSOLOGIA

INFECÇÕES CUTÂNEAS: aplicar 3 vezes ao dia

COLONIZAÇÃO NASAL POR SARM: Aplicar 2 vezes ao dia durante a primeira semana de cada mês no lado interno de cada narina.

INTERAÇÕES MEDICAMENTOSAS

Nenhuma

EFEITOS COLATERAIS

COMUNS: ardência, prurido, eritema, secura, dor à palpação, cefaléia (nasal), rinite (nasal), tosse (nasal), faringite (nasal), alteração do paladar (nasal)

RAROS: superinfecção, distúrbios respiratórios (nasal), dermatite de contato

MONITORIZAÇÃO

Nenhuma

CONTRA-INDICAÇÕES

Hipersensibilidade à droga/classe, feridas de grande extensão, uso oftálmico

CLASSE EM RELAÇÃO À GRAVIDEZ

B

NAFTIFINA

(Naftin® creme 1% em tubos de 30 g, gel 1% em tubos de 40 e 60 g)

INDICAÇÕES

- Candidíase cutânea*
- Dermatofitose*

Ver Apêndice I

MECANISMO DE AÇÃO

É fungistática e fungicida. Inibe a esqualeno epoxidase bloqueando a biossíntese do ergosterol

POSOLOGIA

Aplicar 1 × dia

INTERAÇÕES MEDICAMENTOSAS

Nenhuma

EFEITOS COLATERAIS

COMUNS: ardência, prurido, eritema

RAROS: dermatite de contato, secura, formigamento, ardência, irritação

MONITORIZAÇÃO

Nenhuma

CONTRA-INDICAÇÕES

Hipersensibilidade à droga/classe

CLASSE EM RELAÇÃO À GRAVIDEZ

B

NALOXONA

(Narcan® frasco-ampola de 10 mL com múltiplas doses com 0,4 mg/mL ou 1 mg/mL, ampola de 1 mL com 0,4 mg/mL, ampola de 2 mL com 0,02 mg/mL ou 1 mg/mL)

INDICAÇÕES

- Hipertensão arterial na vigência de choque séptico*
- Overdose de opiáceo*
- Prurido da colestase^ (ver p. 357)
- Reversão de medicação opiácea no pós-operatório*

MECANISMO DE AÇÃO

Antagoniza os opióides por competição pelos mesmos receptores.

POSOLOGIA

OVERDOSE DE OPIÁCEO: 0,4–2 mg SC/IV a cada 2–3 minutos durante até 10 minutos

REVERSÃO DE MEDICAÇÃO OPIÁCEA PÓS-OPERATÓRIA: 0,1–0,2 mg IV a cada 2–3 minutos conforme necessário

PRURIDO DA COLESTASE: 0,2 μg/kg/min IV durante 4 dias

INTERAÇÕES MEDICAMENTOSAS

PODEM PRECIPITAR ABSTINÊNCIA: acetaminofeno/opiáceos, acetaminofeno/propoxifeno, acetaminofeno/tramadol, aspirina/opiáceos, clorfeniramina/hidrocodona, descongestionantes/opiáceos, meperidina/prometazina, opiáceos, prometazina/codeína, propoxifeno, tramadol

EFEITOS COLATERAIS

COMUNS:: taquicardia, hiper/hipotensão, náusea, vômitos, tremor, sintomas de abstinência, diaforese, edema pulmonar, irritabilidade

RAROS: fibrilação ventricular, parada cardíaca, convulsões

MONITORIZAÇÃO

Nenhuma

CONTRA-INDICAÇÕES

Hipersensibilidade à droga, doença cardiovascular, adição a opiáceo, função hepática prejudicada, função renal prejudicada, drogas cardiotóxicas

CLASSE EM RELAÇÃO À GRAVIDEZ

B

NALTREXONA

(ReVia® compr. 50 mg)

INDICAÇÕES

- Dependência de álcool*
- Prurido da colestase^, urêmico^ (ver p. 357)
- Vício de opiáceos*

MECANISMO DE AÇÃO

Antagonista dos opióides que se liga reversível e competitivamente aos seus receptores, bloqueando os efeitos dos opióides

POSOLOGIA

50 mg VO por dia

INTERAÇÕES MEDICAMENTOSAS

PODEM PRECIPITAR CRISE DE ABSTINÊNCIA: acetaminofeno/opiáceos, acetaminofeno/propoxifeno, acetaminofeno/tramadol, aspirina/opiáceos, clorfeniramina/hidrocodona, descongestionantes/opiáceos, meperidina/prometazina, opiáceos, prometazina/codeína, propoxifeno, tramadol

EFEITOS COLATERAIS

COMUNS: abstinência de opiáceo, insônia, náusea, vômitos, ansiedade, cefaléia, dor abdominal, dor muscular, erupção cutânea, tonteira, fadiga, sonolência, anorexia, constipação, disfunção hepática, calafrios, acne, herpes labial, alopecia, prurido

RAROS: ideação suicida

MONITORIZAÇÃO

BÁSICA: testes de função hepática e triagem da urina quanto a opiáceos (se suspeitado abuso)

CONTRA-INDICAÇÕES

Hipersensibilidade à droga, uso de opiáceo, dependência de opiáceo, abstinência de opiáceo, insuficiência hepática, falha de desafio com naloxona, falha de desafio com naltrexona, função hepática prejudicada, gravidez

CLASSE EM RELAÇÃO À GRAVIDEZ

C

NISTATINA

(Mycostatin® pastilhas de 200.000 U, suspensão 100.000 U/mL, creme 100.000 U/g em tubos de 30 g, pó em frascos de 15 g; Nystop® pó 100.000 U/g em frascos de 15 g; Nilstat® suspensão 100.000 U/mL; Nystatin® óvulos vaginais 100.000 U)

INDICAÇÕES

- Candidíase cutânea (tópica)*
- Candidíase oral (pastilhas, suspensão)*
- Candidíase vaginal (óvulos)*

Ver Apêndice I

MECANISMO DE AÇÃO

É fungistática e fungicida. Liga-se às membranas celulares fúngicas, e causando alteração na permeabilidade, levando ao vazamento de componentes intracelulares

POSOLOGIA

CANDIDÍASE CUTÂNEA: aplicar topicamente 2 a 3 vezes ao dia durante 1–2 semanas.

CANDIDÍASE ORAL: 1–2 pastilhas 4–5 vezes ao dia durante 14 dias

CANDIDÍASE ORAL: 4–6 mL VO 4 vezes ao dia durante 1–2 semanas

CANDIDÍASE VAGINAL: introduzir 1 óvulo vaginal ao deitar-se durante 2 semanas

INTERAÇÕES MEDICAMENTOSAS

Nenhuma

EFEITOS COLATERAIS

PASTILHAS, SUSPENSÃO, ÓVULOS

COMUNS: irritação, náusea, sensibilização

RAROS: diarréia, desconforto gastrintestinal, vômitos, erupção cutânea, urticária, síndrome de Stevens-Johnson, dor abdominal

TÓPICA

COMUNS: erupção cutânea, irritação, prurido

RAROS: eczema, dor, reação alérgica

MONITORIZAÇÃO

Nenhuma

CONTRA-INDICAÇÕES

Hipersensibilidade à droga/classe, gravidez (oral)

CLASSE EM RELAÇÃO À GRAVIDEZ

C (oral), A (óvulos), B (outras)

OXICONAZOL

(Oxistat® creme 1% em tubos de 15, 30 e 60 g, loção 1% em frascos de 30 mL)

INDICAÇÕES

- Candidíase cutânea*
- Dermatofitose*

Ver Apêndice I

MECANISMO DE AÇÃO

Altera a permeabilidade da membrana da célula fúngica ao inibir a 14-α-desmetilase na biossíntese do ergosterol, o que leva à parada do crescimento celular

POSOLOGIA

CANDIDÍASE CUTÂNEA: aplicar 2 vezes ao dia

DERMATOFITOSE: aplicar diariamente

INTERAÇÕES MEDICAMENTOSAS

Nenhuma

EFEITOS COLATERAIS

COMUNS: prurido, ardência, eritema

RAROS: irritação, maceração, fissuras

MONITORIZAÇÃO

Nenhuma

CONTRA-INDICAÇÕES

Hipersensibilidade à droga/classe, gravidez

CLASSE EM RELAÇÃO À GRAVIDEZ

C

PENCICLOVIR

(Denavir® creme 1% em tubos de 1,5 g)

INDICAÇÕES

- Herpes genital
- Herpes labial recorrente

MECANISMO DE AÇÃO

É ativado pela timidina cinase viral e inibe a DNA polimerase viral e a síntese de DNA

POSOLOGIA

Aplicar a cada 2 h durante 4 dias

INTERAÇÕES MEDICAMENTOSAS

Nenhuma

EFEITOS COLATERAIS

COMUNS: cefaléia, alterações do paladar, eritema, prurido, hipoestesia/anestesia, dor, erupção cutânea

RAROS: nenhum

MONITORIZAÇÃO

Nenhuma

CONTRA-INDICAÇÕES

Hipersensibilidade à droga/classe

CLASSE EM RELAÇÃO À GRAVIDEZ

B

PENICILAMINA

(Cuprimine® cáps. 125, 250 mg)

INDICAÇÕES

- Artrite reumatóide*
- Cistinúria*
- Doença de Wilson*
- Envenenamento por metal pesado*
- Esclerodermia^ (ver p. 329)
- Síndrome do cabelo encarapinhado de Menkes*

MECANISMO DE AÇÃO

Causa a quelação do cobre e diminui a atividade dos linfócitos T, o que leva a concentrações diminuídas de fator reumatóide IgM

POSOLOGIA

CISTINÚRIA: 250–1.000 mg VO 4 vezes ao dia

SÍNDROME DO CABELO ENCARAPINHADO DE MENKES: 250 mg VO semanalmente ou 150 mg VO a cada 2 dias

ARTRITE REUMATÓIDE: 250 mg VO 2 a 3 vezes ao dia

ESCLERODERMIA: 125 mg VO em dias alternados

DOENÇA DE WILSON: 250–500 mg VO 3 a 4 vezes ao dia

INTERAÇÕES MEDICAMENTOSAS

NEFROTOXICIDADE: adefovir, aminoglicosídeos, cidofovir, agentes nefrotóxicos, ácido zoledrônico, tenofovir

DIMINUEM A EFICÁCIA DO PENCICLOVIR: antiácidos, sais de ferro, multivitaminas com minerais, sucralfato

ACIDOSE LÁCTICA: metformina

NÍVEIS AUMENTADOS DE PENCICLOVIR: probenecida

EFEITOS COLATERAIS

COMUNS: prurido, erupção cutânea, vômitos, dispepsia, proteinúria, alteração do paladar, glossite, estomatite, hirsutismo, diarréia

RAROS: trombocitopenia, anemia aplástica, agranulocitose, pancreatite, dermatite esfoliativa, pênfigo, penfigóide, *miastenia gravis*, síndrome lúpus-símile, elastose perfurante serpiginosa, úlcera péptica, leucopenia, hematúria, zumbido, distonia, liquen plano, alopecia, dermatomiosite, anetodermia, síndrome de Goodpasture, necrólise epidérmica tóxica, vasculite, asma, epidermólise bolhosa adquirida, pseudoxantoma elástico

MONITORIZAÇÃO

Básica: exame de urina, hemograma completo

A Cada 2 Semanas durante os Primeiros 6 Meses, mensalmente daí em Diante: exame de urina, hemograma completo

CONTRA-INDICAÇÕES

Hipersensibilidade à droga/classe, gravidez, uso de sais de ouro, uso de imunossupressor, uso de antimalárico, alergia à penicilina, função renal prejudicada, história de anemia devida à penicilamina, gravidez

CLASSE EM RELAÇÃO À GRAVIDEZ

D

PENICILINAS DE PRIMEIRA GERAÇÃO

Penicilina benzatina (Bicillin LA® IM), penicilina procaína (Wycillin® IM), penicilina procaína e benzatina (Bicillin CR® IM), penicilina G aquosa (IV, IM), penicilina VK (Pen-Vee K® compr. 250, 500 mg, suspensão 125 e 250 mg/5 mL; Veetids® compr. 250, 500 mg)

INDICAÇÕES

- *Actinomyces aerogenes* e *faecalis* (penicilina G*)
- *Bacillus anthracis* (penicilina G*)
- *Clostridium difficile* (penicilina G*)
- *Corynebacterium diphtheriae* (penicilina G*)
- Erisipelóide (penicilina G*)
- *Escherichia coli* (penicilina G*)
- *Fusobacterium fusiformis* (penicilina G*, penicilina VK*)
- *Listeria monocytogenes* (penicilina G*)
- *Neisseria gonorrhoeae* (penicilina G*)
- *Neisseria meningitidis* (penicilina G*)
- *Pasteurella multocida* (penicilina G*)
- *Proteus mirabilis* (penicilina G*)
- *Salmonella* sp. (penicilina G*)
- *Shigella* sp. (penicilina G*)
- *Spirillum minus* (penicilina G*)
- *Staphylococcus aureus* (penicilina G*)
- *Staphylococcus epidermidis* (penicilina VK*)
- *Streptobacillus moniliformis* (penicilina G*)
- *Streptococcus pneumoniae**
- *Streptococcus* grupo A, C, G*
- *Treponema pallidum* (penicilina G*, penicilina benzatina*)

Ver Apêndice II

Usualmente eficazes:

- *Actinomyces* sp. (penicilina G)
- *Clostridium*, não-*difficile*
- *Enterococcus faecalis*
- *Haemophilus ducreyi* (penicilina G)
- *Pasteurella multocida* (penicilina VK)
- *Peptostreptococcus* sp.
- *Prevotella melaninogenica* (penicilina G)
- *Streptococcus milleri*

Escassos estudos clínicos:

- *Actinomyces* sp. (penicilina VK)
- *Bacteroides fragilis* (penicilina VK)
- *Enterococcus faecium*
- *Streptococcus viridans*

MECANISMO DE AÇÃO

Agentes bactericidas que inibem a síntese da parede celular bacteriana

POSOLOGIA

PENICILINA BENZATINA

INFECÇÃO BACTERIANA: 1,2 milhões de unidades IM uma vez

Sífilis: 2,4 milhões de unidades IM dose única na sífilis primária e secundária, 2,4 milhões de unidades IM semanalmente 3 vezes na sífilis terciária

PENICILINA PROCAÍNA

INFECÇÃO BACTERIANA: 0,6–1,2 milhões de unidades IM por dia

GONORRÉIA: 4,8 milhões de unidades IM dose única, associada a 1 g de probenecida

PENICILINA G AQUOSA

INFECÇÕES BACTERIANAS, NEUROSSÍFILIS: 4 milhões de unidades IM/IV a cada 4 h

DOSAGEM CONFORME A FUNÇÃO RENAL

***Clearance* de creatinina (ClCr) 10–50 mL/min e hemofiltração arteriovenosa contínua:** 75%

ClCr < 10 mL/min e diálise peritoneal ambulatorial crônica: 20–50%

Hemodiálise: administrar dose após diálise

PENICILINA VK

INFECÇÃO BACTERIANA: 250–500 mg VO a cada 6–8 h

DOSAGEM CONFORME A FUNÇÃO RENAL

ClCr < 10 mL/min: dose normal a cada 8 h

DOSAGEM CONFORME A FUNÇÃO HEPÁTICA: diminuir a dose

INTERAÇÕES MEDICAMENTOSAS

AUMENTAM A EFICÁCIA DAS PENICILINAS: aminoglicosídeos

REDUZ OS NÍVEIS DE PENICILINA: probenecida

AUMENTA OS NÍVEIS DE: metotrexato

DIMINUI A EFICÁCIA DE: anticoncepcionais orais, aminoglicosídeos, cloranfenicol

REDUZ A EFICÁCIA DA PENICILINA: tetraciclina

EFEITOS COLATERAIS

COMUNS: náusea, vômitos, diarréia, erupção cutânea, urticária, febre, dor no local de injeção (penicilina aquosa, penicilina benzatina)

RAROS: trombocitopenia, anafilaxia, convulsões, anemia hemolítica, nefrite intersticial, colite pseudomembranosa, depressão miocárdica (penicilina procaína), confusão (penicilina procaína, penicilina benzatina), alucinações (penicilina procaína), letargia (penicilina procaína, penicilina benzatina), tonteira (penicilina procaína, penicilina benzatina), reação de Jarisch-Herxheimer (penicilina procaína, penicilina benzatina), tromboflebite (penicilina aquosa), síndrome de Stevens-Johnson (penicilina aquosa, penicilina benzatina)

MONITORIZAÇÃO

Nenhuma

CONTRA-INDICAÇÕES

Hipersensibilidade à droga/classe, alergia à cefalosporina, convulsões, fenilcetonúria, função renal prejudicada, recém-nascidos (penicilina procaína), vacina tifóide viva

CLASSE EM RELAÇÃO À GRAVIDEZ

B

PENICILINAS DE SEGUNDA GERAÇÃO

Dicloxacilina (Dynapen® cáps. 250, 500 mg; suspensão 62,5 mg/5 mL), meticilina (Celbenin® IV, Staphcillin® IV, Metin® IV), nafcilina (Nallpen® IM/IV), oxacilina (Bactocill® cáps. 250, 500 mg; suspensão 250 mg/5 mL; IM/IV)

INDICAÇÕES

- *Staphylococcus aureus* sensível à meticilina*
- *Staphylococcus epidermidis**
- *Streptococcus pyogenes* (dicloxacilina*)

Ver Apêndice II

Usualmente eficazes:

- *Peptostreptococcus* sp.
- *Streptococcus milleri*
- *Streptococcus pneumoniae*

Escassos estudos cínicos:

- *Streptococcus viridans*

MECANISMO DE AÇÃO

Agentes bactericidas que inibem a síntese da parede celular bacteriana

POSOLOGIA

DICLOXACILINA

25–250 mg VO a cada 6 h

METICILINA

DOSAGEM CONFORME A FUNÇÃO RENAL

Taxa de filtração glomerular (TFG) 90–50 mL/min: dose normal a cada 4–6 h

TFG 10–50 mL/min: dose normal a cada 6–8 h

TFG < 10 mL/min: dose normal a cada 8–12 h

NAFCILINA

0,5–2 g IV/IM a cada 4–6 h

DOSAGEM CONFORME A FUNÇÃO RENAL E HEPÁTICA: Reduzir a dose em 33–50%.

OXACILINA

1–2 g IV/IM a cada 4–6 h, 0,5–1 g VO a cada 4–6 h

INTERAÇÕES MEDICAMENTOSAS

AUMENTAM A EFICÁCIA DAS PENICILINAS: aminoglicosídeos

AUMENTAM OS NÍVEIS DE PENICILINAS: probenecida

AUMENTAM OS NÍVEIS DE: metotrexato

REDUZEM A EFICÁCIA DE: anticoncepcionais orais, warfarin (nafcilina, dicloxacilina), nifedipina (nafcilina), ciclosporina (nafcilina)

REDUZEM O NÍVEL DE: ciclosporina (nafcilina), gefitinib (nafcilina), tacrolimo (nafcilina)

EFEITOS COLATERAIS

COMUNS: dor epigástrica, diarréia, náusea, vômitos, tonteira, fadiga, eosinofilia, elevação dos testes de função hepática, erupção cutânea, urticária, nefrite intersticial (oxacilina)

RAROS: convulsões (dicloxacilina, nafcilina), trombocitopenia, agranulocitose, leucopenia, colite pseudomembranosa, anafilaxia, anemia, tromboflebite (oxacilina)

MONITORIZAÇÃO

FREQÜENTEMENTE, SE EM USO PROLONGADO: hemograma completo, função renal e hepática

CONTRA-INDICAÇÕES

Hipersensibilidade à droga/classe, alergia à cefalosporina, leucemia linfocítica aguda (dicloxacilina), vírus Epstein-Barr (dicloxacilina), citomegalovírus (dicloxacilina), função renal prejudicada, recém-nascidos, função hepática prejudicada (nafcilina), vacina tifóide viva

CLASSE EM RELAÇÃO À GRAVIDEZ

B

PENICILINAS DE TERCEIRA GERAÇÃO

Amoxacilina (Amoxil® compr. 250, 500, 875 mg; compr. mastigáveis de 125, 200, 250, 400 mg; Trimox® compr. 250, 500 mg; suspensão 125, 250 mg/5 mL), clavulanato de amoxicilina (Augmentin® compr. 250, 500, 875 mg; suspensão 125, 200, 250, 400 mg/5 mL), ampicilina (Principen® cáps. 250, 500 mg; suspensão 125, 250 mg/5 mL, IM/IV; Omnipen® cáps. 250, 500 mg; 125, 250 mg/5 mL; IM/IV), ampicilina sulbactam (Unasyn® IM/IV)

INDICAÇÕES (PARA GERMES COM BETALACTAMASE)

- *Acinetobacter calcoaceticus* (ampicilina/sulbactam*)
- *Bacteroides fragilis* (ampicilina/sulbactam*)
- *Enterobacter* sp. (amoxicilina/clavulanato,* ampicilina/sulbactam*)
- *Enterococcus faecalis* (amoxicilina,* ampicilina*)
- *Escherichia coli* (amoxicilina,* amoxicilina/clavulanato,* ampicilina/sulbactam*)
- *Haemophilus influenzae* (amoxicilina,* amoxicilina/clavulanato,* ampicilina*)
- *Haemophilus vaginalis* (ampicilina*)
- *Helicobacter pylori* (amoxicilina*)
- *Klebsiella pneumoniae* (amoxicilina/clavulanato* ampicilina/sulbactam*)
- *Moraxella catarrhalis* (amoxicilina/clavulanato*)
- *Neisseria gonorrhoeae* (amoxicilina,* ampicilina*)
- *Proteus mirabilis* (amoxicilina,* ampicilina/sulbactam,* ampicilina*)
- *Salmonella* sp. (ampicilina*)
- *Shigella* sp. (ampicilina*)
- *Staphylococcus aureus* sensível à meticilina*
- *Streptococcus* alfa e beta-hemolítico (amoxicilina,* ampicilina*)
- *Streptococcus pneumoniae* (amoxicilina,* ampicilina,* amoxicilina/clavulanato*)

Ver Apêndice II

Usualmente eficazes:

- *Actinomyces* sp.
- *Aeromonas* sp. (amoxicilina/clavulanato, ampicilina/sulbactam)
- *Bacteroides fragilis* (amoxicilina/clavulanato)
- *Clostridium difficile* (ampicilina/sulbactam)
- *Clostridium* não-*difficile*
- *Enterococcus faecalis* (amoxicilina/clavulanato, ampicilina/sulbactam)
- *Enterococcus faecium*
- *Haemophilus ducreyi* (amoxicilina/clavulanato, ampicilina/sulbactam)
- *Haemophilus influenzae* (ampicilina/sulbactam)
- *Listeria monocytogenes* (ampicilina, amoxicilina, ampicilina/sulbactam)
- *Moraxella catarrhalis* (ampicilina/sulbactam)
- *Morganella* sp. (ampicilina/sulbactam)
- *Neisseria gonorrhoeae* (amoxicilina/clavulanato, ampicilina/sulbactam)
- *Neisseria meningitidis*
- *Pasteurella multocida*
- *Peptostreptococcus* sp.
- *Prevotella melaninogenica*
- *Proteus mirabilis* (amoxicilina/clavulanato)
- *Proteus vulgaris* (amoxicilina/clavulanato, ampicilina/sulbactam)

- *Providencia* sp. (amoxicilina/clavulanato, ampicilina/sulbactam)
- *Salmonella* sp. (amoxicilina/clavulanato, ampicilina/sulbactam)
- *Shigella* sp. (amoxicilina/clavulanato, ampicilina/sulbactam)
- *Staphylococcus epidermidis* (amoxicilina/clavulanato, ampicilina/sulbactam)
- *Streptococcus milleri*

Escassos estudos clínicos:

- *Escherichia coli* (ampicilina)
- *Morganella* sp. (amoxicilina/clavulanato)
- *Salmonella* sp. (amoxicilina)
- *Shigella* sp. (amoxicilina)
- *Staphylococcus epidermidis* (amoxicilina, ampicilina)
- *Streptococcus viridans*
- *Yersinia enterocolitica* (amoxicilina/clavulanato, ampicilina/sulbactam)

MECANISMO DE AÇÃO

Agentes bactericidas que inibem a síntese da parede celular bacteriana

POSOLOGIA

AMOXICILINA

INFECÇÕES BACTERIANAS: 250–500 mg VO a cada 8 h

GONORRÉIA: 3 g VO dose única

DOSAGEM CONFORME A FUNÇÃO RENAL

***Clearance* de creatinina (ClCr) 10–30 mL/min:** a cada 12 h

ClCr < 10 mL/min: a cada 24 h

AMOXICILINA/CLAVULANATO

500–875 mg VO a cada 12 h

DOSAGEM CONFORME A FUNÇÃO RENAL

ClCr 10–30 mL/min: 250–500 mg VO a cada 12 h

ClCr < 10 mL/min: 250–500 mg VO a cada 24 h

AMPICILINA

INFECÇÕES BACTERIANAS: 250–500 mg VO a cada 6 h ou 0,5–2 g IV/IM a cada 6 h

MENINGITE: 1–2 g IV a cada 3–4 h

DOSAGEM CONFORME A FUNÇÃO RENAL

ClCr 50–90 mL/min: a cada 6 h

ClCr 10–50 mL/min: a cada 6–12 h

ClCr < 10 mL/min: a cada 12–16 h

Hemodiálise: administrar dose após hemodiálise

Diálise peritoneal: 250 mg VO a cada 12 h

Hemofiltração contínua: 250–2.000 mg VO a cada 6–12 h

AMPICILINA/SULBACTAM

1,5–3 g IV/IM a cada 6 h

DOSAGEM CONFORME A FUNÇÃO RENAL

ClCr 15–30 mL/min: a cada 12 h

ClCr 5–15 mL/min: a cada 24 h

INTERAÇÕES MEDICAMENTOSAS

AUMENTAM A EFICÁCIA DAS PENICILINAS: aminoglicosídeos

AUMENTAM OS NÍVEIS DE PENICILINAS: probenecida

AUMENTAM OS NÍVEIS DE: metotrexato, mefloquina (ampicilina)

DIMINUEM A EFICÁCIA DE: anticoncepcionais orais, raloxifeno (ampicilina)

REDUZ A ERUPÇÃO CUTÂNEA: alopurinol

BIODISPONIBILIDADE DE PENICILINAS: cloroquina (ampicilina)

EFEITOS COLATERAIS

COMUNS: náusea, vômitos, diarréia, erupção cutânea, urticária, elevação dos testes de função hepática, eosinofilia, dor abdominal, cefaléia, candidíase, confusão (ampicilina), tonteira (ampicilina), dor no local de injeção (ampicilina/sulbactam), tromboflebite (ampicilina/sulbactam), uréia/creatinina elevadas

RAROS: trombocitopenia, agranulocitose, anafilaxia, colite pseudomembranosa, síndrome de Stevens-Johnson, necrólise epidérmica tóxica, leucopenia, anemia, convulsões, hepatotoxicidade, nefrite intersticial

MONITORIZAÇÃO

Nenhuma

CONTRA-INDICAÇÕES

Hipersensibilidade à droga/classe, alergia a cefalosporina, vírus Epstein-Barr, citomegalovírus, leucemia linfocítica aguda, função renal prejudicada, fenilcetonúria (amoxicilina), colite pseudomembranosa, crianças (ampicilina/sulbactam), função hepática prejudicada (amoxicilina/clavulanato), icterícia colestática (amoxicilina/clavulanato)

CLASSE EM RELAÇÃO À GRAVIDEZ

B

PENICILINAS DE QUARTA GERAÇÃO

Mezlocilina (Mezlin® IM/IV), piperacilina (Pipracil® IM/IV), piperacilina/tazobactam (Zosyn® IV), ticarcilina (Ticar® IM/IV), ticarcilina/clavulanato (Timentin® IV)

INDICAÇÕES

- *Acinetobacter* sp. (piperacilina*)
- *Bacteroides fragilis,* * *ovatus* (piperacilina/tazobactam*), *thetaiotaomicron* (piperacilina/tazobactam*) e *vulgatus* (piperacilina/tazobactam*)
- *Citrobacter* sp. (ticarcilina/clavulanato,* ticarcilina*)
- *Clostridium difficile* (piperacilina*)
- *Enterobacter cloacae* (piperacilina,* ticarcilina/clavulanato,* ticarcilina,* mezlocilina*)
- *Enterococcus faecalis* (piperacilina*)
- *Escherichia coli**
- *Haemophilus influenzae**
- *Klebsiella pneumoniae* (piperacilina,* ticarcilina/clavulanato,* ticarcilina,* mezlocilina*)
- *Morganella morganii* (mezlocilina*)
- *Neisseria gonorrhoeae* (piperaciclina,* mezlocilina*)
- *Peptococcus* sp. (mezlocilina*)
- *Peptostreptococcus* sp. (mezlocilina*)
- *Prevotella melaninogenica* (ticarcilina/clavulanato,* ticarcilina*)
- *Proteus mirabilis* (piperacilina,* mezlocilina*)
- *Proteus vulgaris* (mezlocilina*)
- *Providencia rettgeri* (mezlocilina*)
- *Pseudomonas aeruginosa**
- *Serratia marcescens* (ticarcilina/clavulanato, piperacilina,* mezlocilina,* ticarcilina*)

- *Staphylococcus aureus* sensível à meticilina (ticarcilina/clavulanato,* ticarcilina,* piperacilina/tazobactam*)
- *Staphylococcus epidermidis* (ticarcilina*)
- *Streptococcus faecium* (mezlocilina*)
- *Streptococcus pneumoniae* (piperacilina*)
- *Streptococcus pyogenes* (piperacilina*)

Ver Apêndice II

Usualmente eficazes:

- *Acinetobacter* sp. (ticarcilina/clavulanato, piperacilina/tazobactam)
- *Actinomyces* sp. (piperacilina)
- *Aeromonas* sp.
- *Citrobacter* sp. (não-ticarcilina/clavulanato)
- *Clostridium difficile* (mezlocilina)
- *Clostridium* não-*difficile*
- *Enterobacter* sp.
- *Enterococcus faecalis* (piperacilina/tazobactam)
- *Klebsiella* sp. (piperacilina)
- *Listeria monocytogenes* (ticarcilina, mezlocilina, piperacilina)
- *Moraxella catarrhalis* (piperacilina/tazobactam, ticarcilina/clavulanato)
- *Morganella* sp.
- *Neisseria gonorrhoeae* (não-piperacilina)
- *Neisseria meningitidis*
- *Pasteurella multocida* (não piperacilina/tazobactam)
- *Peptostreptococcus* sp.
- *Prevotella melaninogenica* (não-ticarcilina/clavulanato)
- *Proteus mirabilis* (não-piperacilina)
- *Proteus vulgaris*
- *Providencia* sp.
- *Salmonella* sp. (não-piperacilina/tazobactam)
- *Serratia* sp. (não-piperacilina)
- *Shigella* sp. (piperacilina, mezlocilina, ticarcilina)
- *Staphylococcus epidermidis* (piperacilina/tazobactam)
- *Streptococcus milleri*
- *Yersinia enterocolitica* (piperacilina, mezlocilina, ticarcilina/clavulanato)

Escassos estudos clínicos:

- *Enterococcus faecalis* (ticarcilina, ticarcilina/clavulanato)
- *Enterococcus faecium* (não-mezlocilina)
- *Moraxella catarrhalis* (piperacilina)
- *Staphylococcus epidermidis* (ticarcilina/clavulanato)
- *Stenotrophomonas maltophilia* (não-ticarcilina)
- *Streptococcus viridans*
- *Yersinia enterocolitica* (ticarcilina)

MECANISMO DE AÇÃO

Agentes bactericidas que inibem a síntese da parede celular bacteriana

POSOLOGIA

MEZLOCILINA

3–4 g IV/IM a cada 4–6 h

DOSAGEM CONFORME A FUNÇÃO RENAL

***Clearance* de creatinina (ClCr) 10–50 mL/min:** 3 g a cada 6–8 h

ClCr < 10 mL/min: 2 g a cada 8 h

Hemodiálise: 3–4 g após diálise, a seguir a cada 12 h

Diálise peritoneal: 3 g a cada 12 h

DOSAGEM CONFORME A FUNÇÃO HEPÁTICA: diminuir a dose em 50%

PIPERACILINA

3–4 g IV/IM a cada 4–6 h

DOSAGEM CONFORME A FUNÇÃO RENAL

ClCr 10–50 mL/min e hemofiltração arteriovenosa contínua (HAVC): a cada 6–8 h

ClCr < 10 mL/min e diálise peritoneal ambulatorial crônica (DPAC): a cada 8 h

Hemodiálise: administrar dose após diálise

PIPERACILINA/TAZOBACTAM

3,375 g IV a cada 6 h

DOSAGEM CONFORME A FUNÇÃO RENAL

ClCr 10–50 mL/min: 2,25 g IV a cada 6 h

ClCr < 10 mL/min e DPAC: 2,25 g IV a cada 8 h

Hemodiálise: 2,25 g IV a cada 8 h mais 0,75 g IV após diálise

TICARCILINA

3–4 g IV a cada 4–6 h

DOSAGEM CONFORME A FUNÇÃO RENAL

ClCr 30–60 mL/min: 1–2 g IV a cada 4 h

ClCr 10–30 mL/min e HAVC: 1–2 g IV a cada 8 h

ClCr < 10 mL/min e DPAC: 1–2 g IV a cada 12 h

Hemodiálise: 2 g extras após diálise

Diálise peritoneal: 3 g a cada 12 h

TICARCILINA/CLAVULANATO

3,1 g IV a cada 4–6 h

DOSAGEM CONFORME A FUNÇÃO RENAL

ClCr 10–50 mL/min: 2 g IV a cada 4–8 h

ClCr < 10 mL/min: 2 g IV a cada 12 h

Hemodiálise: 3,1 g IV extras após diálise

DPAC: 3,1 g IV a cada 12 h

INTERAÇÕES MEDICAMENTOSAS

AUMENTAR A EFICÁCIA DAS PENICILINAS: aminoglicosídeos

AUMENTAM OS NÍVEIS AUMENTADOS DE PENICILINAS: probenecida

AUMENTAM OS NÍVEIS AUMENTADOS DE: metotrexato, ciclosporina (ticarcilina)

AUMENTAM A EFICÁCIA DIMINUÍDA DE: anticoncepcionais orais

RISCO AUMENTADO DE SANGRAMENTO: heparina, warfarin, inibidores da trombina

BLOQUEIO NEUROMUSCULAR PROLONGADO: bloqueadores neuromusculares não despolarizantes (piperacilina, piperacilina/tazobactam)

EFEITOS COLATERAIS

COMUNS: erupção cutânea, dor no local de injeção, flebite, náusea, vômitos, diarréia, eosinofilia, febre, prurido, urticária, hipopotassemia (exceto mezlocilina), hiperbilirrubinemia (piperacilina, piperacilina/tazobactam), elevação dos testes de função hepática (exceto mezlocilina)

RAROS: convulsões, neutropenia, trombocitopenia, anemia hemolítica, leucopenia, colite pseudomembranosa, anafilaxia, síndrome de Stevens-Johnson (exceto mezlocilina), nefrite intersticial, tempo de sangramento prolongado, hipernatremia (ticarcilina/clavulanato)

MONITORIZAÇÃO

FREQÜENTEMENTE SE EM USO PROLONGADO: hemograma completo, função hepática, função renal, sódio, potássio

CONTRA-INDICAÇÕES

Hipersensibilidade à droga/classe, alergia a cefalosporina, tendência hemorrágica, hipopotassemia, uremia, crianças (exceto mezlocilina), convulsões, agentes nefrotóxicos, restrição de sódio (exceto mezlocilina), hipopotassemia (mezlocilina)

CLASSE EM RELAÇÃO À GRAVIDEZ

B

PENTOXIFILINA

(Trental® compr. 400 mg)

INDICAÇÕES

- Anemia falciforme, crise[^], úlceras de perna[+]
- Artrite reumatóide[$]
- Calcifilaxia[+]
- Claudicação[*]
- Doença de Behçet[+] (ver p. 323)
- Doença de Kimura com úlceras orais[+]
- Doença de Schamberg[+]
- Eritema nodoso hansênico[$]
- Esclerodermia[$] (ver p. 329)
- Estomatite aftosa[$] (ver p. 330)
- Fenômeno de Raynaud[+]
- Fibrose induzida por radiação[^]
- Granuloma actínico[+]
- Granuloma anular[+] (ver p. 331)
- Leishmaniose[+]
- Necrobiose lipoídica[+] (ver p. 343)
- Necrólise epidérmica tóxica[+] (ver p. 343)
- Poliarterite nodosa cutânea[+]
- Poliarterite nodosa cutânea[+] (ver p. 367)
- Sarcoidose[$] (ver p. 362)
- Síndrome de Kasabach-Merritt[+]
- Úlceras arteriais[$]
- Úlceras diabéticas[$]
- Úlceras venosas[^]
- Urticária-vasculite[+] (ver p. 367)
- Vasculite leucocitoclástica[+] (ver p. 367)
- Vasculite livedóide,[+] com enoxaparina 1 mg/kg SC a cada 12 h[+] (ver p. 367)

MECANISMO DE AÇÃO

Diminui a viscosidade sangüínea e melhora a flexibilidade dos eritrócitos. Também aumenta a deformabilidade dos leucócitos e inibe a adesão e ativação dos neutrófilos. Melhora a oxigenação tecidual e inibe a síntese de fator de necrose tumoral alfa

POSOLOGIA

CLAUDICAÇÃO: 400–800 mg VO 3 vezes ao dia

INTERAÇÕES MEDICAMENTOSAS

AUMENTAM OS NÍVEIS DE: teofilina

EFEITOS COLATERAIS

COMUNS: dispepsia, náusea, tonteira, cefaléia, diarréia, rubor, prurido, erupção cutânea, urticária

RAROS: arritmias, agitação, sonolência, angina, hipotensão, anorexia, colecistite, boca seca, ansiedade, confusão, depressão, congestão nasal, epistaxe, laringite, unhas frágeis, angioedema, conjuntivite, escotomas, salivação excessiva, dor de garganta, gosto ruim/metálico, leucopenia, mal-estar, insônia, visão turva

MONITORIZAÇÃO

PERIODICAMENTE: acompanhamento da pressão arterial

CONTRA-INDICAÇÕES

Hipersensibilidade à droga/classe, intolerância a metilxantina, sangramento cerebral recente, hemorragia retiniana recente, uso concomitante de anticoagulantes ou inibidores da agregação das plaquetas, gravidez

CLASSE EM RELAÇÃO À GRAVIDEZ

C

PERMETRINA

(Elimite® creme 5% em tubo de 60 g; Nix® creme 1% [venda livre]; Acticin® creme 5% em tubo de 60 g)

INDICAÇÕES

- Demodex+
- Escabiose (*Sarcoptes scabiei*)* (ver p. 329)
- Foliculite eosinofílica+
- Pediculose (*Pediculus capitis* e *pubis*)^
- Rosácea, papulopustulosa^ (ver p. 361)

MECANISMO DE AÇÃO

Bloqueia o canal de sódio na membrana das células nervosas dos parasitas, levando a retardo na repolarização e paralisia

POSOLOGIA

FOLICULITE EOSINOFÍLICA, DEMODEX, ROSÁCEA: aplicar 2 vezes ao dia

PEDICULOSE: lavar o cabelo, aplicar o creme durante 10 minutos, em seguida enxaguar e pentear. Tratar novamente em 7–10 dias

ESCABIOSE: aplicar na pele do pescoço para baixo, até os pés. Banhar em 8–14 horas para remover o creme. Se ácaros forem encontrados em 14 dias, repetir o tratamento. Prurido não é uma indicação para tratar novamente

INTERAÇÕES MEDICAMENTOSAS

Nenhuma

EFEITOS COLATERAIS

COMUNS: ardência, prurido, eritema, entorpecimento, formigamento

RAROS: nenhum

MONITORIZAÇÃO

Nenhuma

CONTRA-INDICAÇÕES

Hipersensibilidade à droga/classe

CLASSE EM RELAÇÃO À GRAVIDEZ

B

PERÓXIDO DE BENZOÍLA

(Benzac AC® gel 2,5%, 5%, 10% em tubos de 60 e 80 g, e irrigação em frascos de 8 onças; Brevoxyl® loção de limpeza 4%, 8% em frascos de 10,5 onças, irrigação em frascos de 6 onças, e gel em tubos de 42,5 e 90 g; Triaz® limpador 3%, 6%, 10% em frascos de 6 e 12 onças e gel em tubos de 42,5 g; Benzagel® gel 5%, 10% em tubos de 42,5 e 85 g; PanOxyl® gel 5%, 10% em tubos de 56,7 e 113,4 g; PanOxyl AQ® gel 2,5%, 5%, 10% em tubos de 56,7 e 113,4 g)

PERÓXIDO DE BENZOÍLA E CLINDAMICINA

(Duac®, ver p. 76)

(Benzaclin®, ver p. 76)

INDICAÇÕES

- Acne vulgar* (ver p. 311)
- Dermatite seborréica^ (ver p. 320)
- Doença de Fox-Fordyce+
- Ferida cirúrgica na cirurgia de Mohs+
- Feridas cirúrgicas^
- Pioderma gangrenoso+ (ver p. 353)
- Pitiríase versicolor$
- Queimadura elétrica no couro cabeludo+
- Rosácea, associado ao gel de clindamicina^ (ver p. 361)
- Úlceras da necrobiose lipoídica+ (ver p. 343)
- Úlceras de decúbito+
- Úlceras de perna$

MECANISMO DE AÇÃO

Agente oxidante que possui propriedades antibacterianas (especialmente contra *Propionibacterium acnes*) e atua como um agente comedolítico e ceratolítico. Seu uso resulta na diminuição dos ácidos graxos livres e lipídios na pele tratada

POSOLOGIA

Aplicar 1 a 2 vezes ao dia

INTERAÇÕES MEDICAMENTOSAS

O uso concomitante com isotretinoína ou tretinoína pode aumentar a secura cutânea, e a tretinoína tópica neutraliza o peróxido de benzoíla, a não ser que especialmente formulada

EFEITOS COLATERAIS

COMUNS: pode manchar ou desabotar cabelo/pele ou tecidos, dermatite de contato, ressecamento, eritema, descamação

RAROS: nenhum

MONITORIZAÇÃO

Nenhuma

CONTRA-INDICAÇÕES

Hipersensibilidade à droga/classe, gravidez

CLASSE EM RELAÇÃO À GRAVIDEZ

C

PIMECROLIMO

(Elidel® creme 1% em tubos de 15, 30, 100 g)

INDICAÇÕES

- Dermatite atópica* (ver p. 318)
- Dermatite de contato$ (ver p. 319)
- Dermatite seborréica+ (ver p. 320)
- Líquen plano oral+ (ver p. 336)
- Lúpus cutâneo+ (ver p. 337)
- Psoríase^ (ver p. 358)

MECANISMO DE AÇÃO

Tal como a ciclosporina, possui a estrutura de um antibiótico macrolídeo. Inibe a ativação dos linfócitos T auxiliares ligando-se à proteína intercelular, FKBP2, o que inibe a calcineurina. Isto, em última análise, inibe a desfosforilação e translocação do fator nuclear dos linfócitos T ativados (NFAT), um componente nuclear da transcrição de genes que ajuda na formação de linfocinas (p. ex., interleucina-2 e interferon gama). Também inibe a produção de interleucina-8

POSOLOGIA

Aplicar 1 a 2 vezes ao dia

INTERAÇÕES MEDICAMENTOSAS

Nenhuma

EFEITOS COLATERAIS

COMUNS: ardência cutânea, cefaléia, eritema, prurido

RAROS: linfadenopatia, infecção herpes simples/zoster, nasofaringite, influenza-símile, tosse, faringite, pirexia, reação de hipersensibilidade, papiloma

MONITORIZAÇÃO

Nenhuma

CONTRA-INDICAÇÕES

Hipersensibilidade à droga/classe, infecção local, infecção herpes simples/zoster, exposição ao sol, gravidez

CLASSE EM RELAÇÃO À GRAVIDEZ

C

PIMOZIDA

(Orap® compr. 1, 2 mg)

INDICAÇÕES

- Bromidrose⁺
- Delírio de parasitose^ (ver p. 323)
- Síndrome de Tourette*
- Neuralgia do trigêmeo^

MECANISMO DE AÇÃO

Antagoniza seletivamente os receptores D_2 à dopamina

POSOLOGIA

BROMIDROSE, DELÍRIO DE PARASITOSE: começar com 1 mg VO por dia e aumentar 1 mg a cada 4–7 dias até o máximo de 10 mg VO por dia. Usualmente 4–6 mg VO por dia são suficientes. Após livre de sintomas durante 1 mês, diminuir a dose 1 mg VO a cada 1–2 semanas até a dose mínima efetiva

SÍNDROME DE TOURETTE: começar com 1–2 mg VO por dia até o máximo de 10 mg VO por dia

INTERAÇÕES MEDICAMENTOSAS

INTERVALO QT PROLONGADO: bloqueadores dos receptores à angiotensina, inibidores da enzima conversora de angiotensina, anfotericina, antiarrítmicos classe Ia/III, aprepitant, azóis, beta-2-agonistas, combinações beta-bloqueador/tiazida, budesonida, inibidores da anidrase carbônica, cidofovir, cisaprida, cisplatina, claritromicina, esteróides sistêmicos, ciclosporina, diltiazem, diuréticos de alça, diuréticos poupadores de potássio, dolasetron, eritromicina, foscarnet, *grapefruit*, halotano, imatinib, mefloquina, meperidina, nefazodona, fenotiazinas, prometazina, inibidores de protease, quinolonas, quinupristina/dalfopristina, risperidona, sertralina, antidepressivos tricíclicos, verapamil, ziprasidona

AUMENTA OS EFEITOS DE: anticolinérgicos

ALTERA OS NÍVEIS DE PIMOZIDA: efavirenz

REDUZ O EFEITO DE: epinefrina

EFEITOS COLATERAIS

COMUNS: tremores, rigidez, acinesia, náusea, vômitos, dispepsia, erupção cutânea, urticária, salivação aumentada, diarréia, constipação, sedação, letargia

RAROS: síndrome neuroléptica maligna, convulsões, arritmias, reações distônicas, acatisia, hipotensão, palpitações, taquicardia, amenorréia, sintomas extrapiramidais, discinesia tardia, hiperpirexia, apetite e sede aumentados, cãibras e retesamento muscular, depressão, nervosismo, alteração do paladar, fotofobia, perturbações visuais, impotência

MONITORIZAÇÃO

BÁSICA: eletrocardiograma (QT deve ser $< 0,47$ s)

QUANDO A DOSE ATINGIR 4–6 MG VO POR DIA: eletrocardiograma

CONTRA-INDICAÇÕES

Hipersensibilidade à droga/classe, arritmia, depressão do sistema nervoso central, coma, gravidez

CLASSE EM RELAÇÃO À GRAVIDEZ

C

PIRANTEL

(Antiminth® suspensão 50 mg/mL, Pin X® suspensão 50 mg/mL)

INDICAÇÕES

- Ancilóstomo (*Necator americanus*^, *Ancylostoma duodenale*^)
- Oxiúro (*Enterobius vermicularis**)
- Nematódeo (*Ascaris lumbricoides*^, *Trichostrongylus orientalis*^)
- Tricúris (*Trichuris trichiura*^)

MECANISMO DE AÇÃO

Agente bloqueador neuromuscular despolarizante que causa paralisia e morte do verme

POSOLOGIA

ANCILÓSTOMO: 11 mg/kg VO por dia durante 3 dias

OXIÚRO: 11 mg/kg VO dose única, repetir a cada 2 semanas, 2 vezes

NEMATÓDEO: 11 mg/kg VO dose única

TRICÚRIS: 11 mg/kg VO por dia uma vez

Máximo 1 g/dia

INTERAÇÕES MEDICAMENTOSAS

Nenhuma

EFEITOS COLATERAIS

COMUNS: anorexia, náusea, vômitos, cãibras abdominais, diarréia, tonteira, sonolência, insônia, cefaléia, erupção cutânea, elevação dos testes de função hepática, tenesmo, fraqueza

RAROS: nenhum

MONITORIZAÇÃO

Nenhuma

CONTRA-INDICAÇÕES

Hipersensibilidade à droga/classe, gravidez, função hepática prejudicada, desnutrição

CLASSE EM RELAÇÃO À GRAVIDEZ

C

PIRETRINA

(Rid® xampu ou *mousse* que mata os piolhos, gel para pentear e extrair ovos e lêndeas, a 0,33% [venda livre]; Barc® loção 0,18, 0,3% [venda livre])

INDICAÇÕES

- Piolhos da cabeça e do púbis*

MECANISMO DE AÇÃO

Altera o transporte de sódio nos artrópodes, que é responsável pela polarização das membranas celulares. Isto leva à paralisia

POSOLOGIA

Usar no dia 1 e dia 10. Aplicar no cabelo limpo, seco. Deixar por 10 minutos, espumar e enxaguar. Usar pente fino para remover parasitas e lêndeas restantes

INTERAÇÕES MEDICAMENTOSAS

Nenhuma

EFEITOS COLATERAIS

COMUNS: ardência, prurido, eritema, formigamento

RAROS: nenhum

MONITORIZAÇÃO

Nenhuma

CONTRA-INDICAÇÕES

Hipersensibilidade à droga/classe

CLASSE EM RELAÇÃO À GRAVIDEZ

B

PODOFILINA

(Podocon-25® líquido 25% em frascos de 15 mL)

INDICAÇÕES

- Condiloma acuminado* (ver p. 368)

MECANISMO DE AÇÃO

Agente antimitótico que interrompe a metáfase celular ligando-se reversivelmente à tubulina

POSOLOGIA

Deve ser aplicada somente pelo médico. Não é indicada para uso doméstico

Aplicar cuidadosamente apenas no condiloma e deixar secar. Para a primeira aplicação, a área deve ser limpa com álcool ou sabão e água depois de 30–40 minutos. Nas próximas vezes deve ser limpo em 1–4 h

INTERAÇÕES MEDICAMENTOSAS

Nenhuma

EFEITOS COLATERAIS

COMUNS: inflamação, ardência, formigamento, erosões, prurido, dor, sangramento, dor à palpação, erupção cutânea

RAROS: parestesia, polineurite, íleo paralítico, pirexia, leucopenia, trombocitopenia, coma, morte

MONITORIZAÇÃO

Nenhuma

CONTRA-INDICAÇÕES

Hipersensibilidade à droga/classe, diabéticos, pacientes sob esteróides ou com má circulação, gravidez, verrugas sangrantes ou inflamadas

CLASSE EM RELAÇÃO À GRAVIDEZ

C

PODOFILOX

(Condylox® gel 0,5% em tubos de 3,5 g com aplicadores, solução 0,5% em frascos de 3,5 mL)

INDICAÇÕES

- Condiloma acuminado* (ver p. 368)
- Molusco contagioso^ (ver p. 341)

MECANISMO DE AÇÃO

Agente antimitótico que interrompe a metáfase celular ligando-se reversivelmente à tubulina

POSOLOGIA

Aplicar 2 vezes ao dia durante 3 dias, repetir semanalmente durante 4 semanas. Não usar mais que 0,5 g por dia de gel ou 0,5 mL por dia de solução. Não aplicar a superfícies > 10 cm^2

INTERAÇÕES MEDICAMENTOSAS

Nenhuma

EFEITOS COLATERAIS

COMUNS: inflamação, ardência, eritema, erosões, prurido, sangramento, edema, formigamento, dor à palpação, bolhas

RAROS: formação de cicatriz

MONITORIZAÇÃO

Nenhuma

CONTRA-INDICAÇÕES

Hipersensibilidade à droga, uso em mucosa, gravidez

CLASSE EM RELAÇÃO À GRAVIDEZ

C

PRAZIQUANTEL

(Biltricide® compr. 600 mg)

INDICAÇÕES

- Cestódeos (*Diphyllobothrium latum,*$ *Dipylidium caninum,*+ Taenia saginata,^ *Taenia solium* e *Hymenolepis diminuta*+ e *nana*$)
- Esquistossomose (*Schistosoma haematobium, intercalatum, japonicum, mansoni* e *mekongi*)*
- Neurocisticercose (*Taenia solium*^)
- Trematódeo hepático (*Clonorchis sinensis, Opistorchis viverrini*)*
- Trematódeo intestinal (*Heterophyes heterophyes,*+ *Metagonimus yokogawai*^)
- Trematódeo pulmonar (*Paragonimus westermani*^)

MECANISMO DE AÇÃO

Aumenta a permeabilidade da membrana celular do verme

POSOLOGIA

NEUROCISTICERCOSE: 50 mg/kg VO por dia divididos em 3 doses durante 30 dias

ESQUISTOSSOMOSE: 20 mg/kg VO a cada 4–6 h por 1 dia

TREMATÓDEO HEPÁTICO E INTESTINAL: 25 mg/kg VO a cada 4–6 h por 1 dia

TREMATÓDEO PULMONAR: 25 mg/kg VO a cada 4–6 h por 2 dias

CESTÓDEO: 5–25 mg/kg VO dose única

INTERAÇÕES MEDICAMENTOSAS

AUMENTA OS NÍVEIS DE: albendazol

EFEITOS COLATERAIS

COMUNS: mal-estar, cefaléia, tonteira, dor abdominal, náusea, febre, gosto amargo, sonolência, anorexia, sudorese

RAROS: urticária, elevação de enzimas hepáticas

MONITORIZAÇÃO

Nenhuma

CONTRA-INDICAÇÕES

Hipersensibilidade à droga/classe, esquistossomose ocular, cisticercose ocular, crianças abaixo de 4 anos de idade, função hepática prejudicada

CLASSE EM RELAÇÃO À GRAVIDEZ

B

QUINACRINA

(Mepacrine® compr. 100 mg)

INDICAÇÕES

- Artrite reumatóide^
- Dermatite atópica devida à giardíase$ (ver p. 318)
- Giardíase+
- Lúpus discóide,^ paniculite,+ cutâneo subagudo,+ sistêmico^ (ver p. 337)
- Malária*
- Mucinose eritematosa reticulada$
- Pênfigo vulgar$ (ver p. 350)
- Sarcoidose+ (ver p. 362)

MECANISMO DE AÇÃO

O mecanismo de ação exato é desconhecido. Admite-se que iniba algumas enzimas ao interferir com o DNA para exercer sua ação plasmodicida. Afeta a filtração da luz ao alterar a síntese de prostaglandina e inibir produção de superóxido e ligar-se ao DNA. Inibe a formação de complexos antígeno-anticorpo, diminui a responsividade dos linfócitos e diminui a capacidade dos macrófagos de expressar antígenos da superfície celular, levando à imunossupressão. Diminui o tamanho e função dos lisossomos e prejudicando a quimiotaxia, assim exercendo sua ação antiinflamatória. Também inibe a agregação das plaquetas

POSOLOGIA

100–300 mg VO por dia

INTERAÇÕES MEDICAMENTOSAS

Nenhuma

EFEITOS COLATERAIS

COMUNS: náusea, vômitos, diarréia, pigmentação amarela (especialmente regiões pré-tibiais, face, palato, unhas), prurido, dermatite eczematosa, urticária, dermatite líquen plano-símile

RAROS: inquietude, excitação, confusão, cefaléia, convulsões, miastenia, psicose, depressão da medula óssea (incluindo anemia aplástica), eritrodermia esfoliativa, exacerbação de psoríase, níveis elevados de transaminases, vertigem, zumbido, fraqueza muscular, nistagmo, irritabilidade

MONITORIZAÇÃO

BÁSICA: hemograma completo, glicose-6-fosfato desidrogenase, testes de função hepática, bioquímica sérica

MENSALMENTE DURANTE 3 MESES, A SEGUIR A CADA 4–6 MESES: hemograma completo, função hepática, bioquímica sérica

CONTRA-INDICAÇÕES

Hipersensibilidade à droga/classe, gravidez, lactação, *miastenia gravis*

CLASSE EM RELAÇÃO À GRAVIDEZ

C

QUINUPRISTINA/DALFOPRISTINA

(Synercid® IV)

INDICAÇÕES

- *Enterococcus faecium* resistente à vancomicina*
- *Staphylococcus aureus* resistente à meticilina^
- *Staphylococcus aureus* sensível à meticilina*
- *Streptococcus pyogenes**

Ver Apêndice II

Usualmente eficazes:

- *Chlamydia* sp.
- *Clostridium* não *difficile*
- *Legionella* sp.
- *Listeria monocytogenes*
- *Moraxella catarrhalis*
- *Mycoplasma pneumoniae*
- *Neisseria gonorrhoeae*
- *Prevotella melaninogenica*
- *Staphylococcus epidermidis*
- *Streptococcus pneumoniae*

Escassos estudos clínicos:

- *Clostridium difficile*
- *Haemophilus influenzae*

MECANISMO DE AÇÃO

Inibe a síntese de proteína bacteriana

POSOLOGIA

7,5 mg/kg IV a cada 8–12 h. Infusão com cateter central diminui a incidência de irritação venosa

INTERAÇÕES MEDICAMENTOSAS

Depressão do Sistema Nervoso Central e Respiratória: alfentanil, fentanil

Depressão do Sistema Nervoso Central: benzodiazepinas

Aumentam os Níveis de: aripiprazol, bortezomib, bosentan, budesonida, buprenorfina, carbamazepina, ciclosporina, delavirdina, disopiramida, eletriptan, gefitinib, lidocaína, nevirapina, paclitaxel, inibidores de protease, quinidina, sirolimo, tacrolimo, tolterodina, alcalóides da pervinca, voriconazol

Miopatia: estatinas

Hiperpotassemia: eplerenona

Toxicidade do Ergot: ergotamina, alcalóides do ergot

Intervalo QT Prolongado: bloqueadores dos canais de cálcio, cisaprida, pimozida

EFEITOS COLATERAIS

COMUNS: reações no local de injeção, náusea, vômitos, tromboflebite, erupção cutânea, prurido, cefaléia, diarréia, artralgia, mialgia, hiperbilirrubinemia

RAROS: colite pseudomembranosa, superinfecção

MONITORIZAÇÃO

FREQÜENTEMENTE SE EM USO PROLONGADO: bilirrubina

CONTRA-INDICAÇÕES

Hipersensibilidade à droga/classe, uso de cisaprida/terfenadina/astemizol, interações com CYP 3A4

CLASSE EM RELAÇÃO À GRAVIDEZ

B

RANITIDINA

(Zantac® compr. 150, 300 mg; 15 mg/mL em frascos de ~480 mL)

INDICAÇÕES

- Dermatite atópica^ (ver p. 318)
- Esofagite erosiva, tratamento e manutenção*
- Psoríase$ (ver p. 358)
- Refluxo gastresofágico*
- Síndrome de Cronkhite-Canada+
- Síndrome de hipersecreção*
- Úlcera duodenal, ativa e manutenção*
- Úlcera gástrica, ativa benigna e manutenção*
- Urticária pigmentosa+
- Urticária^ (ver p. 366)

MECANISMO DE AÇÃO

Inibidor competitivo reversível da histamina nos receptores H_2 nas células gástricas

POSOLOGIA

300–600 mg VO por dia

INTERAÇÕES MEDICAMENTOSAS

REDUZ OS NÍVEIS DE: atazanavir, cefditoran, cefpodoxima, delavirdina, enoxacina, gefitinib, ferro, itraconazol, cetoconazol

AUMENTA OS NÍVEIS DE: fluvastatina, triazolam

EFEITOS COLATERAIS

COMUNS: náusea, vômitos, diarréia, constipação, dor abdominal, cefaléia, erupção cutânea, fadiga, boca seca, mialgia, vertigem

RAROS: trombocitopenia, hepatotoxicidade, mal-estar, tonteira, pele seca, confusão, arritmias, hepatite, eritema multiforme, alopecia, anafilaxia, anemia aplástica, pancitopenia, granulocitopenia, ginecomastia, impotência, perda de libido

MONITORIZAÇÃO

Nenhuma

CONTRA-INDICAÇÕES

Hipersensibilidade à droga/classe, porfiria, função hepática prejudicada, função renal prejudicada

CLASSE EM RELAÇÃO À GRAVIDEZ

B

RIFABUTINA

(Mycobutin® compr. 150 mg)

INDICAÇÕES

- *Mycobacterium avium-intracellulares*
- *Mycobacterium haemophilum*$^{+}$
- *Mycobacterium xenopi*$^{\wedge}$

Ver Apêndice III

MECANISMO DE AÇÃO

Inibe a RNA polimerase dependente de DNA

POSOLOGIA

300 mg VO por dia

INTERAÇÕES MEDICAMENTOSAS

Diminuem os Níveis de Rifabutina: antiácidos, cetoconazol, pirazinamida

Aumentam os Níveis de Rifabutina: atovaquona, claritromicina, delavirdina, fluconazol, amprenavir, indinavir, nelfinavir, ritonavir, itraconazol, cetoconazol, inibidores de protease, sulfametoxazol-trimetoprim

Reduz os Níveis de: betabloqueadores, esteróides, digoxina, disopiramida, metadona, bloqueadores dos canais de cálcio, anticoncepcionais orais, fenitoína, quinidina, sulfoniluréias, tacrolimo, teofilina, sirolimo

Reduz a Eficácia de: ciclosporina, tocainida, alfentanil, aprepitant, aripiprazol, bloqueadores dos canais de cálcio, bortezomib, bosentan, buprenorfina, bupropiona, buspirona, benzodiazepinas, cafeína, caspofungina, clozapina, disopiramida, donepezil, efavirenz, eplerenona, fentanil, imatinib, gefitinib, lamotrigina, lovastatina, modafinil, olanzapina, paclitaxel, fenitoína, quetiapina, quinidina, repaglinida, riluzol, rofecoxib, sildenafil, terbinafina, hormônio tireóideo, tramadol, antidepressivos tricíclicos, ácido valpróico, zidovudina, dapsona, clozapina

Aumenta os Níveis de: isoniazida, leflunomida, levobupivacaína

Hepatotoxicidade: acetaminofeno, halotano, isoniazida, pirazinamida

Aumenta a Eficácia de: clopidogrel

EFEITOS COLATERAIS

Comuns: cor laranja-castanho da urina/fezes/lágrima/saliva/expectoração/suor, erupção cutânea, náusea, vômitos, dor abdominal, cefaléia, dispepsia, diarréia, pele laranja-amarelada, mialgia, artralgia

Raros: neutropenia, leucopenia, trombocitopenia, uveíte anterior (com claritromicina), convulsões, afasia, confusão, eructação, alterações do paladar, febre, anorexia, flatulência, mialgias, astenia, dor torácica, dor, insônia, hepatite, hemólise, arritmias, uveíte, parestesias

MONITORIZAÇÃO

PERIODICAMENTE: hemograma completo

CONTRA-INDICAÇÕES

Hipersensibilidade à droga/classe, tuberculose ativa, neutropenia, trombocitopenia

CLASSE EM RELAÇÃO À GRAVIDEZ

B

RIFAMPICINA

(Rifadin® compr. 150, 300 mg; Rimactane® compr. 600 mg)

INDICAÇÕES

- *Mycobacterium leprae*^
- *Mycobacterium tuberculosis**
- *Neisseria meningitidis* profilaxia de meningite*

MECANISMO DE AÇÃO

Inibe a RNA polimerase dependente de DNA

POSOLOGIA

10 mg/kg VO/IV por dia até máximo de 600 mg por dia

PROFILAXIA DE MENINGITE POR *NEISSERIA MENINGITIDIS:* 600 mg VO 2 vezes ao dia durante 2 dias

MYCOBACTERIUM LEPRAE

Paucibacilar: 600 mg VO dose única mensal supervisionada, com dapsona 100 mg VO diariamente durante 6 meses

Multibacilar: 600 mg VO dose única mensal supervisionada com clofazimina 300 mg VO dose única mensal supervisionada, clofazimina 50 mg VO por dia, e dapsona 100 mg VO diariamente durante 24 meses

DOSAGEM CONFORME A FUNÇÃO RENAL

***Clearance* de creatinina (ClCr) 50–90 mL/min:** 600 mg por dia

ClCr 10–50 mL/min: 300–600 mg por dia

ClCr < 10 mL/min: 300–600 mg por dia

Hemofiltração arteriovenosa contínua e diálise peritoneal crônica: 300–600 mg por dia

Hemodiálise: nada

INTERAÇÕES MEDICAMENTOSAS

DIMINUEM OS NÍVEIS DE RIFAMPICINA: antiácidos, cetoconazol, pirazinamida

AUMENTAM OS NÍVEIS DE RIFAMPICINA: atovaquona, claritromicina, delavirdina, fluconazol, amprenavir, indinavir, nelfinavir, ritonavir, itraconazol, cetoconazol, inibidores de proteases, trimetoprim-sulfametoxazol

REDUZ OS NÍVEIS DE: betabloqueadores, esteróides, digoxina, disopiramida, metadona, nevirapina, warfarin, anticoncepcionais orais, fenitoína, quinidina, sulfoniluréias, tacrolimo, teofilina, sirolimo

REDUZ A EFICÁCIA DE: ciclosporina, tocainida, alfentanil, aprepitant, aripiprazol, bloqueadores dos canais de cálcio, bortezomib, bosentan, buprenorfina, bupropiona, buspirona, benzodiazepinas, cafeína, caspofungina, clozapina, disopiramida, donepezil, efavirenz, eplerenona, fentanil, imatinib, gefitinib, lamotrigina, lovastatina, modafinil, olanzapina, paclitaxel, fenitoína, quetiapina, quinidina, repaglinida, riluzol, rofecoxib, sildenafil, terbinafina, hormônio tireóideo, tramadol, antidepressivos tricíclicos, ácido valpróico, zidovudina

AUMENTA OS NÍVEIS DE: isoniazida, leflunomida, levobupivacaína

HEPATOTOXICIDADE: acetaminofeno, halotano, isoniazida, pirazinamida

AUMENTA A EFICÁCIA DE: clopidogrel

EFEITOS COLATERAIS

COMUNS: líquidos corpóreos laranja-avermelhados, anorexia, náusea, vômitos, cefaléia, elevação dos testes de função hepática, fadiga, sonolência, tonteira, dor abdominal, diarréia, prurido, urticária, erupção cutânea, sintomas influenza-símile, dispnéia, ataxia, alterações visuais, lentes de contato manchadas

RAROS: choque, insuficiência renal, trombocitopenia, hepatotoxicidade, anemia hemolítica, leucopenia, nefrite intersticial, coagulação intravascular disseminada, confusão, psicose, insônia, púrpura, perturbações visuais, perturbações menstruais, miopatia, língua dolorida, anafilaxia, eosinofilia, síndrome de Stevens-Johnson, necrólise epidérmica tóxica, edema, dispnéia

MONITORIZAÇÃO

BÁSICA, A SEGUIR MENSALMENTE: função hepática, função renal, hemograma completo

CONTRA-INDICAÇÕES

Hipersensibilidade à droga/classe, função hepática prejudicada, indutores de enzimas hepáticas, gravidez

CLASSE EM RELAÇÃO À GRAVIDEZ

C

RISPERIDONA

(Risperdal® solução 1 mg/mL; compr. 0,25, 0,5, 1, 2, 3, 4 mg)

INDICAÇÕES

- Delírio de parasitose+ (ver p. 323)
- Demência psiquiátrica*
- Esquizofrenia*
- Tricotilomania+

MECANISMO DE AÇÃO

Antagoniza os receptores D_2 à dopamina e receptores $5HT_2$ à serotonina

POSOLOGIA

Não tomar com bebidas tipo "cola" ou com chá

DEMÊNCIA PSIQUIÁTRICA: 0,5–1,5 mg VO por dia

ESQUIZOFRENIA: começar com 1–2 mg VO por dia, aumentar 0,5–1 mg por dia durante 2–7 dias até máximo de 16 mg VO por dia.

DOSAGEM CONFORME A FUNÇÃO RENAL: 0,25–0,5 mg VO por dia

DOSAGEM CONFORME A FUNÇÃO HEPÁTICA: 0,25–0,5 mg VO por dia

INTERAÇÕES MEDICAMENTOSAS

INTERVALO QT PROLONGADO: bloqueadores dos receptores à angiotensina, anfotericina, antiarrítmicos classe Ia/III, combinações betabloqueador/tiazida, budesonida, inibidores da anidrase carbônica, cidofovir, cisaprida, esteróides sistêmicos, diuréticos de alça, diuréticos poupadores de potássio, tiazidas, dolasetron, eritromicina, foscarnet, *grapefruit,* halotano, imatinib, mefloquina, meperidina, fenotiazinas, prometazina, inibidores de protease, quinolonas, quinupristina/dalfopristina, antidepressivos tricíclicos, ziprasidona, droperidol, pimozida, propafenona

Depressão do Sistema Nervoso Central: opiáceos, tramadol, antidepressivos, combinações anti-histamínico/descongestionante, anti-histamínicos sedativos, aripiprazol, barbitúricos, droperidol, bendodiazepinas, alfa-2-agonistas, cetirizina, etanol, meprobamato, metoclopramida, molindona, relaxantes musculares, olanzapina, quetiapina, sedativos, talidomida, tiotixeno

Aumenta os Efeitos de: anticolinérgicos, clozapina

Aumentam os Níveis de Risperidona: bupropiona, clozapina, inibidores da recaptação de serotonina

Reduz os Efeitos de: agonistas dopamínicos

Reduzem os Níveis de Risperidona: carbamazepina, haloperidol

EFEITOS COLATERAIS

Comuns: insônia, agitação, cefaléia, ansiedade, rinite, constipação, náusea, vômito, dispepsia, tonteira, taquicardia, sonolência, atividade onírica aumentada, boca seca, diarréia, ganho ponderal, perturbações visuais

Raros: hipotensão, síncope, sintomas extrapiramidais, discinesia tardia, síndrome neuroléptica maligna, hiperglicemia, diabetes melito, convulsões, prolongamento do QT, priapismo, acidente vascular cerebral, ataque isquêmico transitório, disfunção sexual, hiperprolactinemia, irregularidade menstrual, convulsões, disfagia, púrpura trombocitopênica trombótica

MONITORIZAÇÃO

Nenhuma

CONTRA-INDICAÇÕES

Hipersensibilidade à droga/classe, QT prolongado, função renal ou hepática prejudicada, história de síndrome neuroléptica maligna, convulsões, cardiopatia, doença vascular cerebral, hipotensão, hipovolemia, desidratação, risco de pneumonia de aspiração, gravidez

CLASSE EM RELAÇÃO À GRAVIDEZ

C

SULFACETAMIDA SÓDICA

(Rosac® sulfacetamida sódica 10% e enxofre 5% com filtro solar em tubos de 45 g; Zetacet® sulfacetamida sódica 10% e suspensão tópica de enxofre 5% em tubos de 30 g, loção em frascos de 25 g, irrigação tópica em frascos com 170,1 e 340,2 g; Plexion® sulfacetamida sódica 10% e limpador com enxofre 5% em frascos de 6, 12 onças, e loção em tubos de 30, 60 g; Sulfacet-R® e Sulfacet-R tint-free lotion® sulfacetamida sódica 10% e loção de enxofre 5% em frascos de 25 g)

INDICAÇÕES

- Acne vulgar* (ver p. 311)
- Dermatite perioral^ associada com hidrocortisona
- Dermatite seborréica* (ver p. 320)
- Rosácea* (ver p. 361)

MECANISMO DE AÇÃO

Sulfa com propriedades antibacterianas que atua como antagonista competitivo do ácido paraminobenzóico (PABA), um componente essencial para o crescimento bacteriano

POSOLOGIA

Aplicar loção 1 a 3 dias, 3 vezes ao dia

Como limpador, usar 2 vezes ao dia, massageando durante 10–20 s, em seguida enxaguar

Sulfacet-R® loção contém Dermik Color Blender®, que permite ao paciente escolher a tonalidade da loção para combinar com a cor da pele

INTERAÇÕES MEDICAMENTOSAS

Nenhuma

EFEITOS COLATERAIS

COMUNS: dermatite de contato, eritema, escamação, irritação

RAROS: agranulocitose, eritema multiforme, síndrome de Stevens-Johnson, anemia hemolítica aguda, púrpura hemorrágica, febre medicamentosa, icterícia

MONITORIZAÇÃO

Nenhuma

CONTRA-INDICAÇÕES

Hipersensibilidade à droga/classe, hipersensibilidade a sulfas, doença renal, gravidez

CLASSE EM RELAÇÃO À GRAVIDEZ

C

SULFADIAZINA PRATA

(Silvadene® creme 1% em potes de 20, 50, 85, 400 g)

INDICAÇÕES

- Cicatrização de feridas^ (ver p. 318)
- Feridas infectadas^
- Queimaduras, de segundo e terceiro graus (inclusive contaminadas por gram-positivos e gram-negativos, inclusive *Pseudomonas* e *Staphylococcus aureus* resistente à meticilina)*

MECANISMO DE AÇÃO

Agente bactericida (sulfa) que inibe a diidropteroato sintetase bacteriana

POSOLOGIA

Aplicar 1 a 2 vezes ao dia

INTERAÇÕES MEDICAMENTOSAS

Nenhuma

EFEITOS COLATERAIS

COMUNS: dor, ardência, erupção cutânea, prurido, necrose de pele, coloração cinza-acastanhada cutânea, eritema

RAROS: eritema multiforme, neutropenia, leucopenia, sensibilização

MONITORIZAÇÃO

Nenhuma

CONTRA-INDICAÇÕES

Hipersensibilidade à droga/classe, alergia a sulfa, lactentes

CLASSE EM RELAÇÃO À GRAVIDEZ

B

SULFAS

Trimetoprim/sulfametoxazol (Bactrim®, Septra® compr. 80–400 potência simples [SS], compr. 160–800 potência dupla [DS], suspensão 40–200 mg/5 mL [20 mL = 2 SS = 1 DS], IV), sulfadiazina (Sulfadiazine® compr. 500 mg), sulfametoxazol (Gantanol® compr. 500 mg, suspensão 500 mg/5 mL)

INDICAÇÕES

- Actinomicetoma$
- *Enterobacter* sp. (trimetoprim/sulfametoxazol*)
- *Escherichia coli* (trimetoprim/sulfametoxazol,* sulfametoxazol*)
- *Granumomatose de Wegener*^ (ver p. 368)
- *Haemophilus influenzae* (trimetoprim/sulfametoxazol*)
- *Klebsiella* sp. (trimetoprim/sulfametoxazol*)
- *Morganella morganii* (trimetoprim/sulfametoxazol*)
- *Plasmodium falciparum* resistente à cloroquina (sulfadiazina*)
- *Pneumocystis carinii* (trimetoprim/sulfametoxazol*)
- *Proteus mirabilis* (trimetoprim/sulfametoxazol*)
- *Proteus vulgaris* (trimetoprim/sulfametoxazol*)
- *Shigella flexneri* e *sonnei* (trimetoprim/sulfametoxazol*)
- *Streptococcus pneumoniae* (sulfametoxazol,* trimetoprim/sulfametoxazol*)
- *Toxoplasma gondii* (sulfadiazina*)

Ver Apêndice II

Usualmente eficazes (trimetoprim/sulfametoxazol):

- *Aeromonas* sp.
- *Brucella* sp.
- *Bulkhlderia cepacia*
- *Enterococcus faecalis*
- *Francisella tularensis*

- *Legionella* sp.
- *Listeria monocytogenes*
- *Moraxella catarrhalis*
- *Neisseria meningitidis*
- *Staphylococcus aureus* sensível à meticilina
- *Stenotrophomonas maltophilia*
- *Streptococcus* grupo A, B, C, G
- *Yersinia enterocolitica*

Escassos estudos clínicos (trimetoprim/sulfametoxazol):

- *Haemophilus ducreyi*
- *Neisseria gonorrhoeae*
- *Salmonella* sp.
- *Serratia marcescens*
- *Shigella* sp.
- *Staphylococcus epidermidis*

MECANISMO DE AÇÃO

Agentes bacteriostáticos que inibem a diidropteroato sintetase bacteriana (sulfa) e a diidrofolato redutase bacteriana (trimetoprim)

POSOLOGIA

SULFAMETOXAZOL

1.000 mg VO 2 vezes ao dia

Dosagem conforme a Função Renal

***Clearance* de creatinina (ClCr) 50–90 mL/min:** a cada 12 h

ClCr 10–50 ml/min e hemofiltração arteriovenosa contínua (HAVC): a cada 18 h

ClCr < 10 mL/min: a cada 24 h

Hemodiálise: 1 g extra após diálise

Diálise peritoneal ambulatorial crônica (DPAC): 1 g por dia

TRIMETOPRIM/SULFAMETOXAZOL

4–5 mg/kg trimetoprim IV a cada 12 h, 1–2 compr. SS VO 2 vezes ao dia, 1 compr. DS VO 2 vezes ao dia

Dosagem conforme a Função Renal de Trimetoprim

ClCr 50–90 mL/min: 100–200 mg a cada 12 h

ClCr 10–50 mL/min: a cada 18 h

ClCr < 10 mL/min: a cada 24 h

Hemodiálise: administrar dose após diálise

HAVC: a cada 18 h

DPAC: a cada 24 h

SULFADIAZINA

Toxoplasmose cerebral: 1–1,5 g VO a cada 6 h, com pirimetamina e ácido folínico como tratamento, a seguir 0,5–1 g VO a cada 6 h para supressão com pirimetamina e ácido folínico

INTERAÇÕES MEDICAMENTOSAS

AUMENTA OS NÍVEIS DE: bosentan (trimetoprim), dapsona (trimetoprim), digoxina (trimetoprim), lamivudina (trimetoprim), metotrexato, fenitoína (sulfadiazina, trimetoprim), procainamida (trimetoprim), sildenafil (trimetoprim), voriconazol (trimetoprim), warfarin, zidovudina (trimetoprim)

DISCRASIA SANGÜÍNEA: lamotrigina (trimetoprim)

DIMINUI A EFICÁCIA DAS SULFAS: anestésicos ésteres

SUPRESSÃO DA MEDULA ÓSSEA: mercaptopurina (trimetoprim), metotrexato, fenitoína (trimetoprim), pirimetamina (trimetoprim)

DIMINUI A EFICÁCIA DE: anticoncepcionais orais, ciclosporina (sulfadiazina)

INTERVALO QT PROLONGADO: dofetilida (trimetoprim), antipsicóticos, arsênico, astemizol, hidrato de cloral, cisaprida, macrolídeos, antiarrítmicos, clindamicina, dolasetron, enflurano, fluconazol, foscarnet, halotano, isoflurano, levometoxazol, mefloquina, octreotida, pentamidina, terfenadina, antidepressivos tricíclicos, vasopressina, zolmitriptan, venlafaxina

HIPOGLICEMIA: insulina, metformina, sulfoniluréias (sulfadiazina), clorpropamida (sulfadiazina)

AUMENTAM OS NÍVEIS DE SULFAS: probenecida, inibidores da monoaminooxidase

SANGRAMENTO: warfarin

NEFROTOXICIDADE: ciclosporina

REDUZ OS NÍVEIS DE SULFAS: atovaquona

EFEITOS COLATERAIS (SOMENTE SULFAS A NÃO SER QUE INDICADO DE OUTRO MODO)

COMUNS: náusea, vômitos, anorexia, erupção alérgica, reações de hipersensibilidade, fotossensibilidade, diarréia, tonteira, desarranjo gastrintestinal, cefaléia, letargia, prurido, alteração do paladar (trimetoprim), glossite (trimetoprim), dor epigástrica (trimetoprim)

RAROS: síndrome de Stevens-Johnson, necrólise epidérmica tóxica, necrose hepática, agranulocitose, anemia aplásica, discrasias sangüíneas, anafilaxia, hepatite, hepatotoxicidade, nefrite intersticial, nefrotoxicidade, infiltrado pulmonar, colite pseudomembranosa, *kernicterus*, meningite asséptica, supressão da medula óssea, metemoglobinemia (trimetoprim), hiperpotassemia, bócio, lúpus sistêmico, icterícia colestática (trimetoprim), anemia megaloblástica (trimetoprim), leucopenia (trimetoprim), trombocitopenia (trimetoprim), convulsões, hipoglicemia, elevação dos testes de função hepática ou renal (trimetoprim), hiperpotassemia (trimetoprim), hematúria (sulfadiazina), cristalúria (sulfadiazina)

MONITORIZAÇÃO

FREQÜENTEMENTE SE EM USO PROLONGADO: hemograma completo, função renal e exame de urina (se houver comprometimento renal)

CONTRA-INDICAÇÕES

Hipersensibilidade à droga/classe, alergia a sulfas, gravidez, deficiência de glicose-6-fosfato desidrogenase (trimetoprim, sulfadiazina), depleção de volume (sulfadiazina), anemia megaloblástica (trimetoprim), deficiência de folato (trimetoprim), recém-nascidos, lactação, supressores da medula óssea (trimetoprim), função hepática ou renal prejudicada, porfiria

CLASSE EM RELAÇÃO À GRAVIDEZ

C

SULFETO DE SELÊNIO

(Selsun® loção 2,5% em frascos de 120 mL, Selsun Blue® xampu 1% [venda livre]; Exsel® loção 2,5% em frascos de 120 mL; Head and Shoulders® tratamento intensivo para caspa e dermatite seborréica, xampu 1% [venda livre])

INDICAÇÕES

- Adjunto para *tinea capitis*^
- Dermatite seborréica+ (ver p. 320)
- Foliculite por Pityrosporum$
- Papilomatose confluente e reticulada de Gougerot e Carteaud (PCRGC)+
- Pitiríase versicolor*
- Psoríase+ (ver p. 358)

MECANISMO DE AÇÃO

Reduz a produção de corneócitos no epitélio epidérmico e folicular

POSOLOGIA

PCRGC: aplicar a cada dia durante 5 semanas

PSORÍASE: aplicar a cada dia ou em dias alternados

DERMATITE SEBORRÉICA: 5–10 mL tópicos 2 vezes por semana durante 2 semanas. Deixar aplicado 2–3 min, enxaguar, repetir. Para manutenção, usar a cada 1–4 semanas

PITIRÍASE VERSICOLOR: aplicar 1 × dia durante 7 dias. Deixar por 10 minutos e enxaguar. Para manutenção, usar semanalmente por 3 meses

INTERAÇÕES MEDICAMENTOSAS

Nenhuma

EFEITOS COLATERAIS

COMUNS: irritação cutânea, perda de cabelo, alteração de cor do cabelo, deixar o couro cabeludo oleoso, deixar o couro cabeludo seco

RAROS: nenhum

MONITORIZAÇÃO

Nenhuma

CONTRA-INDICAÇÕES

Hipersensibilidade à droga, pele inflamada, gravidez

CLASSE EM RELAÇÃO À GRAVIDEZ

C

TACROLIMO

(Protopic® pomada 0,03% em tubos de 30 g, pomada 0,1% em tubos de 30, 60 g; Prograf® cáps. 0,5, 1, 5 mg; ampolas 5 mg/mL)

INDICAÇÕES

ORAL

- Artrite reumatóide^
- Fístulas na doença de Crohn^
- Profilaxia para rejeição de transplante de fígado e rim*
- Psoríase^ (ver p. 358)

TÓPICO

- Amiloidose liquenóide+ (ver p. 314)
- Balanite xerótica obliterante+
- Dermatite actínica crônica$
- Dermatite atópica* (ver p. 318)
- Dermatite de contato^ (ver p. 319)
- Dermatite seborréica$ (ver p. 320)
- Dermatomiosite+ (ver p. 321)
- Doença de Crohn, periestomal$
- Doença de Hailey-Hailey+ (ver p. 325)
- Doença enxerto-*versus*-hospedeiro crônica (ver p. 326)
- Eczema disidrótico das mãos^
- Eritema anular+
- Granuloma anular+ (ver p. 331)
- Hipersensibilidade ao colágeno bovino+
- Ictiose linear circunflexa+
- Liquen escleroso e atrófico, anogenital (ver p. 335)
- Líquen estriado+
- Líquen plano erosivo$ (ver p. 336)
- Lúpus discóide+ (ver p. 337)
- Mucinose eritematosa reticulada+
- Necrobiose lipoídica+ (ver p. 343)
- Pênfigo e penfigóide com acometimento ocular+ (ver p. 351)
- Penfigóide bolhoso+ (ver p. 350)
- Penfigóide cicatricial oral+ (ver p. 351)
- Pioderma gangrenoso^ (ver p. 353)
- Pitiríase liquenóide crônica+ (ver p. 354)
- Pitiríase liquenóide e varioliforme aguda+ (ver p. 354)
- Plasmocitose cutânea+
- Psoríase^, face e intertriginosa$, pustulosa+ (ver p. 358)
- Rosácea, eritrodérmica$, papulopustulosa$ (ver p. 361)

- Sarcoidose cutânea+ (ver p. 362)
- Síndrome de Netherton+
- Vitiligo^ (ver p. 369)

MECANISMO DE AÇÃO

Como a ciclosporina, tem a estrutura de um macrolídeo. Bloqueia a ativação dos linfócitos T auxiliares ligando-se à proteína intercelular FKBP2, inibindo a calcineurina. Isto leva à inibição da desfosforilação e translocação do fator nuclear dos linfócitos T ativados, um componente nuclear da transcrição dos genes para a formação de linfocinas (interleucina-2, interferon gama). Também inibe a produção de interleucina-8

POSOLOGIA

ORAL

Transplante de fígado: começar com 0,1–0,15 mg/kg/d VO divididos em 2 vezes ao dia.

Transplante de rim: começar com 0,03–0,05 mg/kg/d VO divididos em 2 vezes ao dia.

Artrite reumatóide: 1–3 mg VO por dia

Fístulas na doença de Crohn: 0,2 mg/kg VO por dia

Psoríase: começar com 0,05 mg/kg/d, aumentando 0,05 mg a cada 3 semanas até 0,15 mg/kg/d

TÓPICO: aplicar diariamente a 2 vezes ao dia

INTERAÇÕES MEDICAMENTOSAS (ORAL)

AUMENTAM OS NÍVEIS DE TACROLIMO: diltiazem, nicardipina, nifedipina, verapamil, clotrimazol, cetoconazol, itraconazol, fluconazol, claritromicina, eritromicina, troleandomicina, cisaprida, metoclopramida, bromocriptina, cimetidina, ciclosporina, danazol, metilprednisolona, inibidores de protease

REDUZEM OS NÍVEIS DE TACROLIMO: carbamazepina, fenobarbital, fenitoína, rifabutina, rifampicina

HIPERPOTASSEMIA: diuréticos poupadores de potássio

DISFUNÇÃO RENAL: aminoglicosídeos, anfotericina, cisplatina, ciclosporina

EFEITOS COLATERAIS

ORAL

COMUNS: cefaléia, tremores, diarréia, hipertensão, constipação, infecção, dor abdominal, insônia, náusea, disfunção renal, parestesias, tonteira, vômitos, dispepsia, dor torácica, hipofosfatemia, hipomagnesemia, edema, anemia, leucopenia, astenia, febre, lombalgia, tosse, artralgia, erupção cutânea, prurido

RAROS: hiperglicemia, hiperlipidemia, elevação dos testes de função hepática, anafilaxia, trombocitopenia, convulsões, neoplasia, hipertrofia miocárdica, hiperpotassemia, nefrotoxicidade

TÓPICO

COMUNS: ardência, eritema, reação alérgica, infecção cutânea, hiperestesia, acne, foliculite, erupção cutânea, urticária, formigamento

RAROS: infecção herpes simples/zoster, eczema herpético, sintomas influenza-símile, cefaléias, intolerância ao álcool

MONITORIZAÇÃO (ORAL)

BÁSICA: função renal, magnésio, hemograma completo, eletrólitos, fosfato, glicose, pressão arterial

MENSALMENTE: função renal, magnésio, pressão arterial

CONTRA-INDICAÇÕES

Hipersensibilidade à droga/classe (oral e tópico), hipersensibilidade ao óleo de rícino polioxil-60 hidrogenado (oral e tópico), vacinas vivas devem ser evitadas (oral), infecção herpes simples/zoster (tópico), exposição ao sol (tópico), gravidez (oral e tópico)

CLASSE EM RELAÇÃO À GRAVIDEZ

C

TALIDOMIDA

(Thalomid® cáps. 50, 100, 200 mg)

INDICAÇÕES

- Doença de Behçet^ (ver p. 323)

- Doença de Weber-Christian[+]
- Doença enxerto-*versus*-hospedeiro crônica[$] (ver p. 326)
- Eritema multiforme, crônico/recorrente[$] (ver p. 328)
- Eritema nodoso leprótico[*]
- Escleromixedema[+]
- Estomatite aftosa, oral e esofágica na AIDS[^] (ver p. 330)
- Hiperplasia linfóide cutânea[+]
- Histiocitose de células de Langerhans[+]
- Infiltrado linfocítico de Jessner[^]
- Líquen plano, erosivo[+] (ver p. 336)
- Lúpus discóide[$], profundo[+], cutâneo subagudo[$] (ver p. 337)
- Neuralgia pós-herpética[+] (ver p. 345)
- Penfigóide bolhoso[+] (ver p. 350)
- Penfigóide cicatricial[+] (ver p. 351)
- Pioderma gangrenoso[+] (ver p. 353)
- Prurido crônico[$], urêmico[^] (ver p. 357)
- Prurigo actínico[$]
- Prurigo nodular[$]
- Pustulose palmoplantar[+]
- Queilite granulomatosa[+]
- Retículo-histiocitose multicêntrica[+]
- Sarcoidose cutânea[$] (ver p. 362)
- Sarcoma de Kaposi na AIDS[$] (ver p. 363)
- Síndrome de Schnitzler[+]

MECANISMO DE AÇÃO

Agente imunomodulador que inibe a produção de fator de necrose tumoral alfa e regula negativamente as moléculas de adesão específicas da superfície celular envolvidas na migração de leucócitos e fagocitose. Também inibe a fagocitose dos monócitos. Leva à diminuição dos linfócitos T auxiliares e um aumento concomitante nos linfócitos T supressores. Suprime a interleucina-12 e o interferon gama enquanto aumenta a produção de interleucina-4 e 5. Antagoniza a histamina, acetilcolina, prostaglandinas e serotonina. Inibe a angiogênese e proliferação de tecido neural anormal

POSOLOGIA

AFTAS NA AIDS: 200 mg VO por dia

AFTAS NA DOENÇA DE BEHÇET: 100 mg VO por dia

DOENÇA DE BEHÇET: 400 mg VO por dia

PENFIGÓIDE BOLHOSO: 100 mg VO por dia

Penfigóide Cicatricial: 100 mg VO por dia

Eritema Multiforme, Crônico/Recorrente: 100 mg VO por dia

Eritema Nodoso Leprótico: 100–400 mg VO ao deitar-se durante 2 semanas ou até os sintomas melhorarem, a seguir diminuir em 50 mg/dia a cada 2–4 semanas

Doença Enxerto-*versus*-Hospedeiro: 800–1.600 mg VO por dia

Queilite Granulomatosa: 100 mg VO por dia

Infiltrado Linfocítico de Jessner: 100 mg VO por dia

Sarcoma de Kaposi na AIDS: 200–1.000 mg VO por dia

Histiocitose de Células de Langerhans: 100 mg VO por dia

Líquen Plano: 200 mg VO por dia

Lúpus Discóide: 50–300 mg VO por dia

Lúpus Profundo: 200 g VO 2 vezes ao dia

Lúpus Cutâneo Subagudo: 50–100 mg VO por dia

Prurigo Nodular: 50–300 mg VO por dia

Prurido Crônico: 200 mg VO por dia

Pioderma Gangrenoso: 100 mg VO por dia

Sarcoidose Cutânea: 50–200 mg VO por dia

Síndrome de Schnitzler: 100 mg VO por dia

Doença de Weber-Christian: 300 mg VO por dia

Deve-se fornecer apenas suprimento para 1 mês de cada vez. Homens e mulheres devem usar contracepção eficaz desde 1 mês antes de começar o tratamento e até 1 mês após completá-lo. Homens devem usar preservativo ao ter relações sexuais com uma mulher em idade reprodutiva mesmo que tenham feito vasectomia. Mulher não submetida à histerectomia ou que não esteja na menopausa há pelo menos 24 meses é considerada uma mulher em idade reprodutiva. Nos Estados Unidos, o médico que receita deve estar registrado no programa STEPS (1-888-423- 5436)

INTERAÇÕES MEDICAMENTOSAS

Depressão do Sistema Nervoso Central ou Comprometimento Psicomotor: opiáceos, combinação com propoxifeno, tramadol, antidepressivos, anti-histamínico com ou sem descongestionante, antipsicóticos, barbitúricos, benzodiazepinas, cetirizina, clorfeniramina, hi drocodona, dronabinol, etanol, meperidina, prometazina, meprobamato, relaxantes musculares, agonistas/antagonistas dos opiáceos, fenotiazinas, sedativo-hipnóticos, antidepressivos tricíclicos

NEFROTOXICIDADE EM PACIENTES COM MIELOMA MÚLTIPLO: ácido zoledrônico

EFEITOS COLATERAIS

COMUNS: sonolência, tonteira, hipotensão, erupção cutânea, diarréia, febre, calafrios, cefaléia, apetite aumentado, ganho ponderal, boca seca, confusão, fotossensibilidade, dor abdominal, astenia, lombalgia, edema facial, infecção, anorexia, constipação, flatulência, elevação dos testes de função hepática, náusea, monilíase oral, dor de dente, anemia, edema, parestesias, prurido, sudorese, neuropatia periférica

RAROS: defeitos congênitos (se a mulher estiver grávida), neuropatia periférica, neutropenia, hipertensão, bradicardia, síndrome de Stevens-Johnson/necrólise epidérmica tóxica, convulsões, amnésia, alterações do humor, carga viral de HIV aumentada, hiperlipidemia, albuminúria, hematúria, impotência, linfadenopatia, agitação, nervosismo, faringite, rinite, sinusite, acne, vertigem, tremor

MONITORIZAÇÃO

BÁSICA: teste sérico de gravidez 24 horas antes de começar o tratamento

SEMANALMENTE DURANTE O PRIMEIRO MÊS: teste sérico de gravidez

MENSALMENTE (OU A CADA 2 SEMANAS SE CICLO MENSTRUAL IRREGULAR): teste sérico de gravidez

CONTRA-INDICAÇÕES

Hipersensibilidade à droga/classe, gravidez, neurite/neuropatia periférica, contagem absoluta de neutrófilos < 750, insuficiência cardíaca congestiva, hipotensão, convulsões, hipotireoidismo, insuficiência renal ou hepática importante, necrólise epidérmica tóxica

CLASSE EM RELAÇÃO À GRAVIDEZ

X

TAZAROTENO

(Tazorac® 0,04% creme em tubos de 15, 60 g, gel em tubos de 30, 100 g, 0,1% creme em tubos de 15, 30 g, gel em tubos de 30, 100 g; Avage® 0,1% creme em tubos de 30 g)

INDICAÇÕES

- Acantose nigricante+ (ver p. 311)
- Acne vulgar* (ver p. 311)
- Atrofia epidérmica induzida por esteróide^
- Carcinoma basocelular$ (ver p. 315)
- Ceratodermia blenorrágica+
- Ceratodermia folicular+
- Ceratose pilar$
- Ceratose seborréica^
- Disceratoma verrucoso+
- Disceratose folicular+
- Doença de Darier+ (ver p. 324)
- Elastose perfurante serpiginosa+
- Fotoenvelhecimento^
- Ictiose congênita$ (ver p. 332)
- Lentigo maligno+
- Lesões granuloma piogênico-símile+
- Linfoma cutâneo de linfócitos T, área/placa$ (ver p. 332)
- Líquen plano oral^ (ver p. 336)
- Lúpus discóide+ (ver p. 337)
- Papilomatose confluente e reticulada de Gougerot e Carteaud+
- Psoríase* (ver p. 358)

MECANISMO DE AÇÃO

Retinóide que se liga aos receptores ao ácido retinóico nos ceratinócitos para modificar a expressão de genes, com resultante proliferação e diferenciação celular

POSOLOGIA

Aplicar 1 a 2 vezes ao dia

INTERAÇÕES MEDICAMENTOSAS

Outros retinóides não devem ser usados

FOTOSSENSIBILIDADE AUMENTADA: fotossensibilizadores

EFEITOS COLATERAIS

COMUNS: prurido, ardência, ferroada, eritema, piora da psoríase, irritação, dor na pele, erupção, descamação, dermatite de contato, fissuras, ressecamento, edema, alteração de cor, fotoalergia/fototoxicidade

RAROS: teratogenicidade

MONITORIZAÇÃO

Nenhuma

CONTRA-INDICAÇÕES

Hipersensibilidade à droga/classe, gravidez, evitar luz solar

CLASSE EM RELAÇÃO À GRAVIDEZ

X

TERBINAFINA

(Lamisil® compr. 250 mg sob prescrição; a 1% em creme, *spray*, solução [venda livre])

INDICAÇÕES

- Aspergilose$
- Candidíase cutânea (tópica,$ oral^)
- Cromomicose$
- Esporotricose cutânea$
- Granuloma de Majocchi+
- Onicomicose* (oral)
- Piedra negra+
- *Tinea capitis*^ *(oral)*
- *Tinea corporis, cruris, pedis*^ *(oral e tópica)*
- *Tinea imbricata*^

Ver Apêndice I

MECANISMO DE AÇÃO

Inibe a esqualeno epoxidase, assim reduzindo a síntese de ergosterol da membrana celular fúngica

POSOLOGIA

ASPERGILOSE: 5–15 mg/kg/d VO durante 3–5 meses

PIEDRA NEGRA: 250 mg VO por dia durante 6 semanas

CANDIDÍASE CUTÂNEA: tópica, aplicar 2 vezes ao dia durante 4 semanas, ou 500 mg VO por dia durante 3 semanas

CROMOMICOSE: 500 mg VO por dia durante 8–12 meses

ONICOMICOSE: 250 mg VO durante 6 semanas para unhas das mãos, 12 semanas para unhas dos pés

ESPOROTRICOSE: 250 mg VO 2 vezes ao dia durante 8 semanas

TINEA CAPITIS: 250 mg VO por dia durante 4 semanas para *Trichophyton tonsurans* e 4–8 semanas para *Microsporum canis*

TINEA CORPORIS, CRURIS, PEDIS: 250 mg VO por dia durante 2 semanas; tópica aplicada 2 vezes ao dia durante 4 semanas

TINEA IMBRICATA: 250 mg VO por dia durante 4 semanas

Ver Apêndice I

INTERAÇÕES MEDICAMENTOSAS

AUMENTAM OS NÍVEIS DE: aripiprazol, atomoxetina, flecainida, propafenona, teofilina, antidepressivos tricíclicos

AUMENTA O NÍVEL DE TERBINAFINA: cimetidina

REDUZ OS NÍVEIS DE: codeína, ciclosporina

REDUZ OS NÍVEIS DE TERBINAFINA: rifampicinas

INTERVALO QT PROLONGADO: tioridazina

EFEITOS COLATERAIS

ORAL

COMUNS: cefaléia, erupção cutânea, diarréia, dispepsia, transaminases elevadas, alterações do paladar, prurido, náusea, dor abdominal, flatulência, urticária, alterações visuais, constipação

RAROS: síndrome de Stevens-Johnson, necrólise epidérmica tóxica, lúpus cutâneo subagudo, neutropenia, hepatotoxicidade, insuficiência hepática, eritema multiforme, anafilaxia, trombocitopenia, mal-estar, fadiga, artralgia, mialgia, perda de cabelo, vômito, pustulose exantematosa generalizada aguda

TÓPICA

COMUNS: irritação, ardência, formigamento, prurido

RAROS: nenhum

MONITORIZAÇÃO (ORAL)

BÁSICA: hemograma completo, função hepática

APÓS 6 SEMANAS: função hepática

CONTRA-INDICAÇÕES

ORAL: hipersensibilidade à droga/classe, crianças, função hepática ou renal prejudicada

TÓPICA: hipersensibilidade à droga/classe

CLASSE EM RELAÇÃO À GRAVIDEZ

B

TETRACICLINAS

Doxiciclina (Doryx® cáps. 50, 100 mg; Periostat® cáps. 20 mg; Vibramycin® cáps. 50, 100 mg, IV), minociclina (Minocin® cáps. 50, 100 mg; suspensão 50 mg/5 mL; Vectrin® cáps. 50, 100 mg), tetraciclina (Achromycin V® cáps. 250, 500 mg; Sumycin® cáps. 250, 500 mg, suspensão 125 mg/5 mL)

INDICAÇÕES

- *Acinetobacter* sp.*
- Acne* em associaçãp com Periostat®^ (ver p. 31)
- *Actinomyces israelii**
- *Bacillus anthracis**
- *Bacteroides fragilis* (tetraciclina*)
- *Bartonella moniliformis**
- *Borrelia recurrentis**
- *Brucella* sp.*
- *Calymmatobacterium granulomatis**
- *Campylobacter fetus**
- *Chlamydia psittaci**
- *Chlamydia trachomatis**
- *Clostridium* não-*difficile**
- *Enterobacter aerogenes**

- *Enterococcus faecalis* (tetraciclina*)
- Epidermólise bolhosa, síndrome de Weber-Cockayne (tetraciclina)* (ver p. 327)
- *Escherichia coli**
- *Francisella tularensis**
- *Fusobacterium fusiformis**
- Granuloma de corpo estranho (minociclina*)
- *Haemophilus ducreyi**
- *Haemophilus influenzae**
- *Herellea* sp. (tetraciclina*)
- *Klebsiella* sp.*
- *Listeria monocytogenes**
- *Mima* sp. (tetraciclina*)
- *Mycobacterium fortuitum* (doxiciclina[$])
- *Mycobacterium marinum* (minociclina*)
- *Mycoplasma pneumoniae**
- *Neisseria gonorrhoeae**
- *Neisseria meningitidis*, portadores (minociclina*)
- Papilomatose confluente e reticulada de Gougerot e Carteaud (minociclina*)
- Pênfigo foliáceo, com niacinamida 1,5 g VO por dia (tetraciclina) [+] (ver p. 348)
- *Plasmodium falciparum*, profilaxia (doxiciclina*)
- *Rickettsia* sp.*
- *Shigella* sp. *
- *Streptococcus pneumoniae**
- *Streptococcus pyogenes* (tetraciclina*)
- *Treponema pallidum**
- *Treponema pertenue**
- *Ureaplasma urealyticum* (doxiciclina*)
- *Vibrio cholerae**
- *Yersinia pestis**

Ver Apêndice II

Usualmente eficazes (não tetraciclina):

- *Aeromonas* sp.
- *Chlamydia* sp.
- *Legionella* sp.
- *Moraxella catarrhalis*
- *Neisseria meningitidis* (doxiciclina)
- *Peptostreptococcus* sp.
- *Prevotella melaninogenica*
- *Staphylococcus aureus* sensível à meticilina (minociclina)
- *Vibrio vulnificus*

Escassos estudos clínicos (não tetraciclina):

- *Bacteroides fragilis*
- *Burkholderia cepacia* (minociclina)
- *Pseudomonas aeruginosa* (minociclina)
- *Salmonella* sp.
- *Staphylococcus aureus* sensível à meticilina (doxiciclina)

MECANISMO DE AÇÃO

Agentes bacteriostáticos que inibem a síntese de proteína bacteriana

POSOLOGIA

DOXICICLINA

INFECÇÃO BACTERIANA: 100 mg VO/IV 2 vezes ao dia

ACNE/ROSÁCEA: 20 mg VO 2 vezes ao dia (Periostat® para rosácea), 100 mg VO, 1 a 2 vezes ao dia

TETRACICLINA

INFECÇÃO BACTERIANA: 1–2 g VO divididos 2 vezes ao dia a 4 vezes ao dia

ACNE: 250–500 mg VO 2 vezes ao dia

EPIDERMÓLISE BOLHOSA, SÍNDROME DE WEBER-COCKAYNE: 1.500 mg VO por dia

PÊNFIGO FOLIÁCEO: 500 mg VO 3 vezes ao dia com niacinamida 1,5 g VO por dia

DOSAGEM CONFORME A FUNÇÃO RENAL

***Clearance* de creatinina (ClCr) 50–90 mL/min:** a cada 8–12 h

ClCr 10–50 mL/min: a cada 12–24 h

ClCr < 10 mL/min: a cada 24 h

MINOCICLINA

INFECÇÃO BACTERIANA: 200 mg IV uma vez, a seguir 100 mg IV a cada 12 h, ou 100 mg VO 2 vezes ao dia

ACNE/ROSÁCEA: 50 mg VO 2 vezes ao dia

MYCOBACTERIUM MARINUM: 100 mg VO 2 vezes ao dia durante 6–8 semanas

INTERAÇÕES MEDICAMENTOSAS

REDUZEM A EFICÁCIA DAS TETRACICLINAS: antiácidos, bismuto, cálcio, ferro, multivitaminas, didanosina, magnésio, molindona, quinapril

REDUZEM A EFICÁCIA DE: anticoncepcionais orais

REDUZ O NÍVEL DE: atovaquona

AUMENTA NÍVEIS DE: digoxina, lítio, warfarin

PSEUDOTUMOR CEREBRAL: isotretinoína

EFEITOS COLATERAIS

COMUNS: dispepsia, náusea, vômitos, anorexia, diarréia, fotossensibilidade, estomatite, candidíase, dentes manchados (< 8 anos de idade), esofagite, flebite (IV), desmaio, tonteira, vertigem, ataxia, cefaléia, zumbido, sonolência

RAROS: pseudotumor cerebral (com isotretinoína), neutropenia, trombocitopenia, hepatotoxicidade, reação de Jarisch-Herxheimer (ao tratar *Treponema pallidum*), superinfecção, colite pseudomembranosa, pressão intracraniana aumentada (lactentes), retardo esquelético (lactentes)

MONITORIZAÇÃO

Nenhuma

CONTRA-INDICAÇÕES

Hipersensibilidade à droga/classe, gravidez, crianças, função hepática ou renal prejudicada

CLASSE EM RELAÇÃO À GRAVIDEZ

D

TIABENDAZOL

(Mintezol® suspensão 500 mg/5 mL em frasco de 120 mL, compr. mastigáveis de 500 mg)

INDICAÇÕES

- Ancilostomíase (*Necator americanus, Ancylostoma duodenale*)*
- Ascaríase (*Ascaris lumbricoides*)*
- Cromomicose$
- Dracunculíase^

- Enterobíase (*Enterobius vermicularis*)*
- Escabiose$ (ver p. 329)
- Estrongiloidíase (*Strongyloides stercoralis*)*
- Larva *migrans* cutânea (*Ancylostoma braziliense*)*
- Larva *migrans* visceral (*Toxocara cati* e *canis*)
- *Pediculosis capitis*$
- *Tinea capitis/corporis*^
- *Tinea nigra* palmar+
- Tricuríase (*Trichuris trichiura*)*
- Triquinose (*Trichinella spiralis*)*

MECANISMO DE AÇÃO

Inibe a enzima helminto-específica fumarato redutase

POSOLOGIA

Tomar após refeições. Máximo de 3 g/d

ASCARÍASE, ENTEROBÍASE, ANCILOSTOMÍASE: 25 mg/k/dia VO 2 vezes ao dia durante 2 dias (máximo 3 g/d)

CROMOMICOSE: 25 mg/kg/d VO por 6 semanas a 22 meses

LARVA *MIGRANS* CUTÂNEA: 25 mg VO 2 vezes ao dia durante 2–5 dias (máximo 3 g/d) ou topicamente 3 vezes ao dia durante 15 dias

DRACUNCULÍASE: 25 mg/kg VO 2 vezes ao dia durante 3 dias (máximo 3 g/d)

INFECÇÕES HELMÍNTICAS: 25 m/kg VO 2 vezes ao dia durante 2 dias, 7–10 dias em caso de hiperinfecção (máximo 3 g/d)

PEDICULOSIS CAPITIS: 20 mg/kg VO 2 vezes ao dia por 1 dia, a seguir repetir em 10 dias

ESCABIOSE: aplicar suspensão 10% topicamente 2 vezes ao dia durante 5 dias.

TINEA CORPORIS/CAPITIS: aplicar creme 10% 3 vezes ao dia até resolução clínica

TINEA NIGRA PALMAR: aplicar topicamente 2 vezes ao dia durante 2 semanas.

TRIQUINOSE: 25 mg/kg VO 2 vezes ao dia durante 2–4 dias (máximo 3 g/d)

LARVA *MIGRANS* VISCERAL: 25 mg/kg VO 2 vezes ao dia durante 5–7 dias (máximo 3 g/d)

INTERAÇÕES MEDICAMENTOSAS

AUMENTA OS NÍVEIS DE: teofilina

EFEITOS COLATERAIS

COMUNS: anorexia, náusea, vômitos, cefaléia, sonolência, entorpecimento, zumbido, visão turva, visão amarela, boca seca, diarréia, urina com mau cheiro, erupção cutânea, prurido, tonteira

RAROS: anafilaxia, síndrome de Stevens-Johnson, icterícia, disfunção hepática, eritema multiforme, convulsões, alucinações, leucopenia, nefrotoxicidade, enurese, hematúria, leucopenia, hiperglicemia, hipotensão, estado mental alterado

MONITORIZAÇÃO

Nenhuma

CONTRA-INDICAÇÕES

Hipersensibilidade à droga/classe, gravidez, profilaxia de oxiúros, desnutrição, anemia, função hepática prejudicada, depleção de volume

CLASSE EM RELAÇÃO À GRAVIDEZ

C

TIOGUANINA

(Tabloid® compr. 40 mg)

INDICAÇÕES

- Leucemia linfocítica crônica*
- Leucemias não linfocíticas agudas*
- Linfoma de Hodgkin*
- Macroglobulinemia de Waldenström+
- Mieloma múltiplo*
- Psoríase$ (ver p. 358)
- Síndrome hipereosinofílica+ (ver p. 365)

MECANISMO DE AÇÃO

Leva à inibição por *feedback* da síntese *de novo* de purinas, inibe interconversões de nucleotídeos das purinas, e incorpora-se no DNA e RNA, o que bloqueia a síntese e utilização de nucleotídeos purínicos

POSOLOGIA

PSORÍASE: 80–100 mg VO 2 vezes por semana, aumentando 20 mg a cada 2–4 semanas, até dose de manutenção de 120 mg VO 2 vezes por semana a 160 mg VO 3 vezes por semana

SÍNDROME HIPEREOSINOFÍLICA: 100 mg/m^2 por dia com citarabina

INTERAÇÕES MEDICAMENTOSAS

RESISTÊNCIA CRUZADA COMPLETA: mercaptopurina

VARIZES ESOFÁGICAS, ELEVAÇÃO DOS TESTES DE FUNÇÃO HEPÁTICA: busulfan

INIBIÇÃO DA ENZIMA TIOPURINA METIL TRANSFERASE (TPMT): sulfassalazina, mesalazina, olsalazina

EFEITOS COLATERAIS

COMUNS: mielossupressão, hiperuricemia, náusea, vômitos, anorexia, estomatite

RAROS: necrose e perfuração intestinal, hepatite, hepatomegalia, icterícia, doença hepática venoclusiva, varizes esofágicas, estase biliar, febre, infecção

MONITORIZAÇÃO

BÁSICA: hemograma completo, função hepática, bilirrubina

SEMANALMENTE NO COMEÇO DA TERAPIA (ENQUANTO AUMENTANDO A DOSE), A SEGUIR MENSALMENTE: hemograma completo, hepatograma, bilirrubina

CONTRA-INDICAÇÕES

Resistência cruzada à mercaptopurina, hipersensibilidade à droga/classe, gravidez

CLASSE EM RELAÇÃO À GRAVIDEZ

D

TOLNAFTATO

(Tinactin® creme, pó, solução 1% [venda livre])

INDICAÇÕES

- *Tinea corporis**
- *Tinea cruris**
- *Tinea pedis**

Ver Apêndice I

MECANISMO DE AÇÃO

Inibe a biossíntese de esterol fúngico ao inibir a esqualeno oxidase

POSOLOGIA

Aplicar 2 vezes ao dia durante 2–3 semanas, pode ser necessárias 4–6 semanas

INTERAÇÕES MEDICAMENTOSAS

Nenhuma

EFEITOS COLATERAIS

COMUNS: irritação, prurido

RAROS: dermatite de contato, ardência, dor

MONITORIZAÇÃO

Nenhuma

CONTRA-INDICAÇÕES

Hipersensibilidade à droga/classe, gravidez

CLASSE EM RELAÇÃO À GRAVIDEZ

C

TRETINOÍNA

(Retin A® gel 0,025% em tubos de 15, 45 g; creme 0,025, 0,05, 0,1% em tubos de 20, 45 g; solução 0,05% em frasco de 28 mL; Retin A micro® gel 0,04, 0,1% em tubos de 20, 45 g; Renova® creme 0,05% em tubos de 20, 40, 60 g; Avita® gel e creme 0,025% em tubos de 20, 45 g; Altinac® creme 0,025, 0,05, 0,1% em tubos de 20, 45 g)

INDICAÇÕES

- Acne vulgar* (ver p. 311)
- Alopecia *areata associada* com triancinolona intralesional$ (ver p. 315)
- Atrofodermia vermiculata+
- Carcinoma basocelular$ (ver p. 324)
- Carcinoma espinocelular$ (ver p. 315)
- Ceratodermia$
- Cicatriz hipertrófica$
- Colagenose perfurante reativa+
- Displasia ectodérmica anidrótica associada a cistos eruptivos *vellus*+
- Doença de Darier+ (ver p. 324)
- Doença de Fox-Fordyce+
- Doença de Kyrle+
- Eritroqueratodermia variável+
- Esclerose sistêmica+ (ver p. 329)
- Formação de tecido de granulação$
- Fotoenvelhecimento^
- Hiperceratose nevóide do mamilo+
- Ictiose$ (ver p. 332)
- Lesões pré-malignas e malignas em transplantes^
- Lesões pré-malignas^
- Leucoplasia oral^
- Líquen plano, oral^ (ver p. 335)
- Liquen escleroso e atrófico$ (ver p. 335)
- Lúpus cutâneo+ (ver p. 337)
- Melasma^
- Miliária, osteoma cutâneo+
- Molusco contagioso$ (ver p. 341)
- Morféia+ (ver p. 342)
- Necrobiose lipoídica+ (ver p. 343)
- Nevos displásicos^
- Papilomatose confluente e reticulada de Gougerot e Carteaud+
- Poroceratose+
- Prevenção de atrofia por esteróide^
- Profilaxia de mucosite oral em transplantes de medula óssea^

- Psoríase$ (ver p. 358)
- Púrpura actínica de Bateman^
- Quelóides$ (ver p. 360)
- Verruga vulgar^ (ver p. 368)
- Vitiligo em conjunção com clobetasol+ (ver p. 369)

MECANISMO DE AÇÃO

Modifica a ceratinização folicular anormal, promovendo o destaque das células cornificadas e melhorando a eliminação de corneócitos do folículo. Também aumenta a atividade mitótica dos epitélios foliculares, o que aumenta o giro de corneócitos. Modula a proliferação e diferenciação das células epidérmicas pela ativação dos receptores ao ácido retinóico, o que altera a expressão gênica

POSOLOGIA

Aplicar pequena quantidade ao deitar-se. Usar filtro solar e evitar a exposição solar é recomendado

INTERAÇÕES MEDICAMENTOSAS

XEROSE CUTÂNEA: tretinoína, enxofre, peróxido de benzoíla, isotretinoína

EFEITOS COLATERAIS

COMUNS: descamação, eritema, edema, formação de bolhas

RAROS: nenhum

MONITORIZAÇÃO

Nenhuma

CONTRA-INDICAÇÕES

Hipersensibilidade à droga/classe, gravidez

CLASSE EM RELAÇÃO À GRAVIDEZ

C

TRIFLURIDINA

(Viroptic® solução oftálmica 1%, pode ser misturada em pomada 0,5%)

INDICAÇÕES

- Ceratite por vírus herpes *simplex**
- Ceratoconjuntivite por vírus herpes *simplex**
- Herpes simples mucocutâneo resistente ao aciclovir associado ao HIV^

MECANISMO DE AÇÃO

É um nucleosídeo de pirimidina fluorado que inibe a síntese de DNA viral

POSOLOGIA

CERATOCONJUNTIVITE/CERATITE: 1 gota em cada olho a cada 2 h até o máximo de 9 gotas por dia até reepitelização completa, a seguir tratar durante mais 7 dias com 1 gota a cada 4 h em cada olho, até um máximo de 5 gotas por dia. Se nenhuma melhora for observada após 7 dias ou reepitelização completa não for obtida após 14 dias, o tratamento deve ser descontinuado

HERPES SIMPLES MUCOCUTÂNEO: misturar com vaselina branca para fazer pomada 0,5%. Aplicar a pomada a cada dia nas feridas

INTERAÇÕES MEDICAMENTOSAS

Nenhuma

EFEITOS COLATERAIS

COMUNS: ardência, edema, ceratite pontuada superficial, irritação, hiperemia, pressão intra-ocular aumentada

RAROS: ceratopatia epitelial

MONITORIZAÇÃO

Nenhuma

CONTRA-INDICAÇÕES

Hipersensibilidade à droga/classe, gravidez

CLASSE EM RELAÇÃO À GRAVIDEZ

C

ULTRAVIOLETA A-1

INDICAÇÕES

- Dermatite atópica[^] (ver p. 318)
- Eczema disidrótico[^]
- Erupção polimorfa à luz[^]
- Esclerodermia localizada,[$] sistêmica,[$] acrosclerose[$] (ver p. 329)
- Linfoma cutâneo de linfócitos T, estádios Ib-III[$] (ver p. 332)
- Líquen plano[$] (ver p. 336)
- Lúpus[*] cutâneo[^] (ver p. 337)
- Pitiríase liquenóide[$] (ver p. 354)
- Psoríase[^] (ver p. 358)
- Urticária pigmentosa[^]
- Vitiligo[^] (ver p. 369)

MECANISMO DE AÇÃO

Inibe a ativação dos linfócitos T através da supressão da ICAM-1 e indução da apoptose das células epidérmicas. Além de diminuir a produção de ceratinócitos e a função das células de Langerhans, também afeta os fibroblastos dérmicos, células dendríticas, células endoteliais, mastócitos e linfócitos T

POSOLOGIA

Semanalmente

ACROESCLEROSE NA ESCLERODERMIA: 4 vezes por semana

URTICÁRIA PIGMENTOSA, ECZEMA DISIDRÓTICO, LÍQUEN PLANO: 5 vezes por semana

INTERAÇÕES MEDICAMENTOSAS

Aumenta o potencial de fotossensibilização pelas medicações

EFEITOS COLATERAIS

COMUNS: queimadura solar, bolhas, câncer de pele, prurido, xerose

MONITORIZAÇÃO

Nenhuma

CONTRA-INDICAÇÕES

Fotossensibilidade, melanoma, cânceres de pele

CLASSE EM RELAÇÃO À GRAVIDEZ

Não aplicável

ULTRAVIOLETA B

INDICAÇÕES

- Amiloidose maculosa[+] (ver p. 314)
- Dermatite atópica[^] (banda curta[^]) (ver p. 318)
- Dermatite das mãos[^]
- Dermatite seborréica[$] (banda curta[$]) (ver p. 320)
- Dermatose pustulosa subcórnea[+]
- Doença enxerto-*versus*-hospedeiro[$] (ver p. 326)
- Endurecimento cutâneo no prurigo actínico,[$] hidroa vaciniforme[+] (banda curta[$]), urticária solar (banda curta) (ver p. 360), porfiria[$] (ver p. 356), erupção polimorfa à luz (banda curta[$])
- Epidermólise bolhosa adquirida[+] (ver p. 324)
- Erupção papulopruritíca do HIV[$]
- Erupção polimorfa à luz[^] (banda curta[$])
- Foliculite eosinofílica[$]
- Ictiose linear circunflexa[+]
- Líquen plano[$] (banda estreita[$]) (ver p. 336)
- Micose fungóide Ia, Ib[$] (ver p. 332)
- Mucinose eritematosa reticulada[+]
- Papuloeritroderma de Ofuji[$]
- Pitiríase liquenóide[$] (ver p. 354)
- Pitiríase rósea[^] (ver p. 355)
- Pitiríase rubra pilar[$] (ver p. 355)
- Prurido, hemodiálise,[$] policitemia *vera*,[$] HIV,[$] câncer de mama (banda curta[+]) (ver p. 357)
- Prurigo nodular (banda curta[$] em associação com talidomida)
- Psoríase[^] (banda curta[^]) (ver p. 358)
- Urticária crônica[$] (ver p. 366)
- Vitiligo[^] (banda curta,[$] banda curta em associação com calcipotrieno[+]) (ver p. 369)

MECANISMO DE AÇÃO

Inibe a proliferação celular na epiderme, suprime o sistema imune ao inibir as células de Langerhans e induz apoptose dos linfócitos T epidérmicos

POSOLOGIA

Diariamente a semanalmente

INTERAÇÕES MEDICAMENTOSAS

Fotossensibilidade aumentada

EFEITOS COLATERAIS

COMUNS: queimadura solar, câncer de pele, xerose, prurido

MONITORIZAÇÃO

Nenhuma

CONTRA-INDICAÇÕES

Fotossensibilidade, melanoma, câncer de pele invasivo

CLASSE EM RELAÇÃO À GRAVIDEZ

Não aplicável

URÉIA

(Carmol 40® creme com uréia 40%; Carmol 20® creme com uréia 20% [venda livre]; Carmol 10® creme com uréia 10% [venda livre]; Carmol xampu de limpeza profunda® com uréia 10% em frascos de 240 mL [venda livre]; Kerasal® com ácido salicílico 5% e uréia 10% [venda livre]). Esta é apenas uma lista parcial

INDICAÇÕES

- Avulsão de unha$ (com uréia 40%)
- Calosidades$
- Ceratodermia$
- Ceratose pilar$

- Dermatite atópica^ (ver p. 318)
- Ictiose^ (ver p. 332)
- Unhas distróficas^
- Xerose^ (ver p. 370)

MECANISMO DE AÇÃO

Agente antimicrobiano, solvente de proteína e desnaturante. Aumenta a penetração de medicações tópicas e aumenta a absorção de água para dentro da pele

POSOLOGIA

Aplicar 1 a 2 vezes ao dia

INTERAÇÕES MEDICAMENTOSAS

Nenhuma

EFEITOS COLATERAIS

COMUNS: ferroada, ardência, irritação, eritema

MONITORIZAÇÃO

Nenhuma

CONTRA-INDICAÇÕES

Hipersensibilidade à droga/classe

CLASSE EM RELAÇÃO À GRAVIDEZ

Não aplicável

VALACICLOVIR

(Valtrex® compr. 500, 1000 mg)

INDICAÇÕES

- Eritema multiforme recorrente+ (ver p. 328)
- Herpes labial episódico^
- Herpes *simplex* primário e recorrente*

- Herpes zoster oftálmico^
- Herpes zoster*
- Profilaxia contra citomegalovírus (CMV) em transplante de medula óssea e transplante de órgão sólido^
- Profilaxia contra CMV em HIV^
- Profilaxia contra herpes *simplex* vírus após *resurfacing* com *laser*^
- Supressão de herpes labial^
- Supressão e tratamento episódico de herpes *simplex* em HIV^
- Varicela^

MECANISMO DE AÇÃO

É o ester da valina do aciclovir, com biodisponibilidade aumentada. Necessita de fosforilação pela timidina cinase viral para ser ativado. Inibe a DNA-polimerase viral e, assim, a síntese de DNA

POSOLOGIA

PROFILAXIA DE CMV EM TRANSPLANTE DE MEDULA ÓSSEA E TRANSPLANTE DE ÓRGÃO SÓLIDO: 2 g VO 4 vezes ao dia

PROFILAXIA DE CMV EM HIV: 2 g VO 4 vezes ao dia

HERPES LABIAL EPISÓDICO: 2 g VO 2 vezes ao dia por 1 dia

SUPRESSÃO DE HERPES LABIAL: 500 mg VO por dia

PROFILAXIA DE VÍRUS HERPES *SIMPLEX* APÓS *RESURFACING* COM *LASER*: 500 mg VO 2 vezes ao dia durante 14 dias

HERPES ZOSTER: 1.000 mg VO a cada 8 h durante 7 dias

HERPES ZOSTER OFTÁLMICO: 1 g VO 3 vezes ao dia durante 7 dias

HERPES GENITAL PRIMÁRIO: 1.000 mg VO a cada 12 h durante 10 dias

HERPES GENITAL RECORRENTE: 500 mg VO a cada 12 h durante 5 dias

SUPRESSÃO E TRATAMENTO EPISÓDICO DE HERPES *SIMPLEX* EM HIV: 500 mg VO 2 vezes ao dia, 1.000 mg VO 2 vezes ao dia durante 5 dias

SUPRESSÃO DE HERPES GENITAL: 500–1.000 mg VO a cada 12 h

VARICELA: 1 g VO 3 vezes ao dia durante 7 dias

DOSAGEM CONFORME A FUNÇÃO RENAL

***Clearance* de creatinina (ClCr) 50–90 mL/min:** 1 g VO a cada 8 h

ClCr 10–50 mL/min: 1 g VO a cada 12-24 h

ClCr < 10 mL/min: 500 mg VO a cada 24 h

Hemodiálise: 500 mg VO a cada 24 h após diálise

Diálise peritoneal ambulatorial contínua: 500 mg VO a cada 24 h

Hemofiltração arteriovenosa contínua: 1 g VO a cada 12-24 h

INTERAÇÕES MEDICAMENTOSAS

TAXA DIMINUÍDA DE CONVERSÃO DA DROGA EM ACICLOVIR: cimetidina, probenecida

EFEITOS COLATERAIS

COMUNS: cefaléia, náusea, vômitos, tonteira, dor abdominal, dismenorréia, artralgia, depressão, prurido, erupção cutânea, confusão, agitação, alucinações

RAROS: trombocitopenia, anemia aplásica, leucopenia, anafilaxia, insuficiência renal, hipertensão, edema facial, taquicardia, elevação dos testes de função hepática, mania, hepatite, níveis elevados de creatinina

MONITORIZAÇÃO

Nenhuma

CONTRA-INDICAÇÕES

Hipersensibilidade à droga/classe ou ao aciclovir

CLASSE EM RELAÇÃO À GRAVIDEZ

B

VANCOMICINA

(Vancocin® cáps. 125, 250 mg, suspensão 500 mg/6 mL)

INDICAÇÕES

- *Clostridium difficile** (oral somente)
- *Enterococcus faecalis**
- *Staphylococcus aureus* resistente à meticilina* (IV)
- *Staphylococcus epidermidis**
- *Streptococcus bovis**
- *Streptococcus viridans**

Ver Apêndice II

Usualmente eficaz:

- *Actinomyces* sp.
- *Clostridium* não-*difficile*
- *Listeria monocytogenes*
- *Staphylococcus aureus* resistente à meticilina
- *Staphylococcus epidermidis*
- *Streptococcus pneumoniae*

Escassos estudos clínicos:

- *Enterococcus faecium*

MECANISMO DE AÇÃO

Inibe a síntese da parede celular e RNA bacterianos

POSOLOGIA

1 g IV a cada 12 h (pico 25–40 µg/mL, basal 5–10 µg/mL)

DOSAGEM CONFORME A FUNÇÃO RENAL

***Clearance* de creatinina (ClCr) 10–50 mL/min:** 1 g IV a cada 14–96 h

ClCr < 10 mL/min, hemodiálise e diálise peritoneal ambulatorial crônica (DPAC): 1 g IV a cada 4–7 dias

Hemofiltração arteriovenosa contínua (HAVC): 500 mg IV a cada 24–48 h

INTERAÇÕES MEDICAMENTOSAS

NEFROTOXICIDADE: adefovir, aminoglicosídeos, carboplatina, cidofovir, cisplatina, tenofovir, ácido zoledrônico

OTOTOXICIDADE: carboplatina, cisplatina

ACIDOSE LÁCTICA: metformina, sulfoniluréias

BLOQUEIO NEUROMUSCULAR PROLONGADO: bloqueadores neuromusculares não despolarizantes

AUMENTA OS NÍVEIS DE: adefovir, tenofovir, cidofovir

EFEITOS COLATERAIS

COMUNS: eritrodermia, calafrios, febre, náusea, vômitos, zumbido, superinfecção, urticária, erupção cutânea, flebite

RAROS: neutropenia, anafilaxia, síndrome de Stevens-Johnson, necrólise epidérmica tóxica, trombocitopenia, nefrotoxicidade, ototoxicidade

MONITORIZAÇÃO

Freqüentemente se em Uso Prolongado: hemograma completo, função renal

CONTRA-INDICAÇÕES

Hipersensibilidade à droga/classe, função hepática ou renal prejudicada, perda auditiva, agentes nefrotóxicos, gravidez

CLASSE EM RELAÇÃO À GRAVIDEZ

C

VINCRISTINA

(Oncovin® frascos-ampolas de 1, 2, 5 mg)

INDICAÇÕES

- Amiloidose primária$ (ver p. 314)
- Doença de Castleman+
- Hemangioma extenso levando à síndrome de Kasabach-Merritt$
- Histiocitose de células de Langerhans$
- Leucemias agudas*
- Linfoma de Hodgkin*
- Macroglobulinemia de Waldenström$
- Melanoma metastático^ (ver p. 339)
- Neuralgia pós-herpética^ (ver p. 345)
- Neuroblastoma*
- Pênfigo vulgar+ (ver p. 350)
- Penfigóide bolhoso+ (ver p. 350)
- Púrpura trombocitopênica idiopática$
- Púrpura trombocitopênica trombótica^
- Rabdomiossarcoma*
- Sarcoma de Kaposi$
- Síndrome hipereosinofílica+ (ver p. 365)
- Tumor de Wilms*

MECANISMO DE AÇÃO

Inibe a produção de microtúbulos no fuso mitótico, o que interrompe a divisão celular na metáfase

POSOLOGIA

HEMANGIOMA: 1–2 mg/m^2 IV semanalmente durante 2–6 semanas

DOSAGEM CONFORME A FUNÇÃO HEPÁTICA: diminuir a dose em 50% se bilirrubina direta > 3 mg/dL

INTERAÇÕES MEDICAMENTOSAS

IMUNOSSUPRESSÃO: alefacept

AUMENTAM A TOXICIDADE DA VINCRISTINA: antifúngicos azóis, claritromicina, ciclosporina, diltiazem, efavirenz, eritromicina, fluvoxamina, imatinib, nefazodona, inibidores de protease, quinupristina/dalfopristina, verapamil

SUPRESSÃO DA MEDULA ÓSSEA: supressores da medula óssea, rituximab, zidovudina

REDUZEM NÍVEIS DE VINCRISTINA: bosentan

EFEITOS DE ANTAGONISMO: fatores estimuladores de colônias

NEUROTOXICIDADE: interferon alfa

BRONCOSPASMO: mitomicina

EFEITOS COLATERAIS

COMUNS: alopecia, constipação, anorexia, fadiga, parestesias, retenção urinária, diarréia, tonteira, hiperuricemia, náusea, vômitos, nistagmo, tromboflebite, queda do pé/punho, ataxia, fraqueza, alterações da pressão arterial, distúrbios eletrolíticos, reflexos tendinosos profundos diminuídos

RAROS: mielossupressão, neuropatia periférica, íleo paralítico, obstrução intestinal, necrose intestinal, paralisia de nervo craniano, ototoxicidade, perda de reflexos tendinosos profundos, comprometimento neuromuscular, convulsões, neurotoxicidade, anafilaxia, broncospasmo, infarto do miocárdio, síndrome de secreção inapropriada de hormônio antidiurético, infertilidade, necrose por extravasamento, síndrome de lise tumoral, nefropatia de ácido úrico

MONITORIZAÇÃO

BÁSICA/ANTES DE INFUSÃO: leucócitos, plaquetas, ácido úrico

FREQÜENTEMENTE DURANTE AS PRIMEIRAS 3 A 4 SEMANAS DE TRATAMENTO: ácido úrico

CONTRA-INDICAÇÕES

Hipersensibilidade à droga/classe, infecção bacteriana aguda, doenças desmielinizantes/doença de Charcot-Marie-Tooth, administração intratecal, obstrução intestinal, íleo paralítico, gravidez, lactação, supressão da medula óssea, neuropatia, doença neuromuscular, uso de agentes neurotóxicos, doença pulmonar, comprometimento hepático, evitar extravasamento, uso de medicações que interagem com o citocromo P450 CYP 3A, uso de vacinas vivas

CLASSE EM RELAÇÃO À GRAVIDEZ

D

VORICONAZOL

(Vfend® compr. 50, 200 mg, suspensão 40 mg/mL, IV)

INDICAÇÕES

- *Aspergillus fumigatus**
- Candidíase esofágica*
- *Fusarium* sp.*
- *Monosporium apiospermum**

Ver Apêndice I

MECANISMO DE AÇÃO

Antifúngico triazol que inibe a 14-α-lanosterol desmetilase fúngica mediada pelo citocromo P450, necessária para síntese de ergosterol fúngico das paredes celulares fúngicas

POSOLOGIA

CANDIDÍASE ESOFÁGICA: 400 mg VO a cada 12 h por 2 doses, a seguir 200 mg VO a cada 12 h durante pelo menos 14 dias, e continuada por 7 dias depois da recuperação clínica. Se <40 kg, 200 mg VO a cada 12 h por 2 doses, a seguir 100 mg VO a cada 12 h

ASPERGILLUS FUMIGATUS, MONOSPORIUM APIOSPERMUM, FUSARIUM SP.: dose inicial de 6 mg/kg IV a cada 12 h por 2 doses, a seguir dose de manutenção de 4 mg/kg IV a cada 12 h ou 200 mg VO a cada 12 h. Se <40 kg, 100 mg VO a cada 12 h como dose de manutenção até resolução

NA CIRROSE (CLASSIFICAÇÃO DE CHILD-PUGH A OU B): dose inicial normal, metade da dose de manutenção

NA CIRROSE (CLASSIFICAÇÃO DE CHILD-PUGH C OU *CLEARANCE* DE CREATININA < 50 ML/MIN): apenas se os benefícios superarem os riscos

Corrigir hipopotassemia, hipomagnesemia ou hipocalcemia antes de administrar

INTERAÇÕES MEDICAMENTOSAS

INTERVALO QT PROLONGADO: terfenadina, astemizol, cisaprida, pimozida, quinidina

AUMENTA OS NÍVEIS DE: sirolimo, efavirenz, rifabutina, ergots, omeprazol, inibidores de protease, inibidores da transcriptase reversa não nucleosídeos

REDUZEM OS NÍVEIS DE VORICONAZOL: rifampicina, carbamazepina, barbitúricos, ritonavir, efavirenz, rifabutina, fenitoína, inibidores de protease, inibidores da transcriptase reversa não-nucleosídeos

AUMENTAM OS NÍVEIS DE VORICONAZOL: sirolimo, tacrolimo, terfenadina, astemizol, cisaprida, cumadina, benzodiazepinas, bloqueadores dos canais de cálcio, pimozida, quinidina, ergot, ciclosporina, estatinas, sulfoniluréias, alcalóides da pervinca

EFEITOS COLATERAIS

COMUNS: visão turva, fotofobia, fotossensibilidade, febre, erupção cutânea, náusea, vômitos, diarréia, cefaléia, sepse, edema, dor abdominal, elevação dos testes de função hepática, problemas respiratórios

RAROS: hepatite, colestase, insuficiência hepática, perda visual, percepção de cores diminuída, rubor, sudorese, taquicardia, dor torácica, dispnéia, prurido, hipo/hipertensão, vasodilatação, icterícia, boca seca, trombocitopenia, anemia, pancitopenia, leucopenia, hipopotassemia, hipomagnesemia, hipocalcemia, hiperbilirrubinemia, alucinações, tonteira, insuficiência renal, níveis aumentados de creatinina, ascite, astenia, celulite, infecções, arritmias, insuficiência cardíaca congestiva, embolia pulmonar, lúpus discóide, eritema multiforme, síndrome de Stevens-Johnson, necrólise epidérmica tóxica, erupção medicamentosa fixa, vírus herpes *simplex*, psoríase, urticária, angioedema, alopecia

MONITORIZAÇÃO

Básica e durante Séries de Tratamento: função renal, função hepática, bilirrubinas

CONTRA-INDICAÇÕES

Hipersensibilidade à droga/classe, terfenadina, astemizol, cisaprida, pimozida, quinidina, sirolimo, rifampicina, carbamazepina, barbitúricos, ritonavir, efavirenz, rifabutina, ergot, intolerância à galactose, arritmias, hipopotassemia, hipomagnesemia, hipocalcemia, intolerância à frutose, deficiência de sacarase-isomaltase, má absorção de glicose-galactose, *clearance* de creatinina < 50 mL/min, cirrose (C de Child-Pugh), gravidez

CLASSE EM RELAÇÃO À GRAVIDEZ

D

APÊNDICE I

Tratamentos para Infecções Fúngicas

ASPERGILOSE, ASPERGILOMA

Itraconazol 200 mg VO por dia durante 3 meses

ASPERGILOSE, BRONCOPULMONAR

Primeira Escolha: esteróides

Alternativa: itraconazol 200 mg VO 1 a 2 vezes ao dia durante 8 meses

ASPERGILOSE, INVASIVA

Primeira Escolha: anfotericina 1 mg/kg IV por dia até total de 2–2,5 g, a seguir itraconazol 200 mg VO 2 vezes ao dia: ou caspofungina 70 mg IV no primeiro dia, a seguir 50 mg IV por dia; ou voriconazol 6 mg/kg IV a cada 12 h por 2 doses, a seguir 4 mg/kg IV a cada 12 h ou 200 mg VO a cada 12 h

Alternativa: itraconazol 200 mg VO 3 vezes ao dia por 4 dias, a seguir 200 mg VO 2 vezes ao dia

ASPERGILOSE, SINUSITE

PRIMEIRA ESCOLHA: esteróides e desbridamento cirúrgico

ALTERNATIVA: itraconazol 200 mg VO 2 vezes ao dia durante 12 meses

BLASTOMICOSE

PRIMEIRA ESCOLHA: itraconazol 200–400 mg VO por dia durante 6 meses; ou anfotericina 0,7–1 mg/kg/d IV até um total de 1,5 g

ALTERNATIVA: fluconazol 400–800 mg VO por dia durante 8 meses

CANDIDÍASE CUTÂNEA

Cetoconazol 400 mg VO por dia durante 14 dias; ou nistatina ou antifúngicos azóis 3–4 vezes ao dia durante 14 dias

CANDIDÍASE, CISTITE

PRIMEIRA ESCOLHA: fluconazol 200 mg VO no primeiro dia, a seguir 100 mg VO por dia por 4 dias

ALTERNATIVA: anfotericina por irrigação vesical 5 mg/100 mL H_2O a 42 mL/h durante 1–2 dias, ou 0,3 mg/kg IV uma vez

CANDIDÍASE, ENDOCARDITE

PRIMEIRA ESCOLHA: anfotericina 0,6 mg/kg/d IV por 7 dias, a seguir 0,8 mg/kg IV em dias alternados durante 6–10 semanas após cirurgia

ALTERNATIVA: fluconazol 200–400 mg IV por dia se valvas não forem substituídas

CANDIDÍASE, HIV, ESTOMATITE/ESOFAGITE/VAGINITE

PRIMEIRA ESCOLHA: fluconazol 200 mg VO no primeiro dia, a seguir 100 mg VO por dia durante 14 dias; ou itraconazol 200 mg VO por dia por 14 dias; ou caspofungina 70 mg IV no primeiro dia, a seguir 50 mg IV por dia

ALTERNATIVA: fluconazol 400–800 mg VO por dia a 2 vezes ao dia; ou itraconazol 100–200 mg VO 2 vezes ao dia; ou anfotericina 0,5 mg/kg/d IV; ou voriconazol 6 mg/kg IV a cada 12 h por 2 doses, a seguir 4 mg/kg IV a cada 12 h ou 200 mg VO a cada 12 h (ou 400 mg VO a cada 12 h por 2 doses, a seguir 200 mg VO a cada 12 h)

CANDIDÍASE, MUCOCUTÂNEA CRÔNICA

Cetoconazol 400 mg VO por dia durante 3–9 meses

CANDIDÍASE, ORAL

PRIMEIRA ESCOLHA: fluconazol 200 mg dose única ou 100 mg VO por dia durante 5-14 dias ou itraconazol 200 mg VO por dia por 7 dias

ALTERNATIVA: pastilhas de nistatina 4 vezes ao dia durante 14 dias, ou pastilhas de clotrimazol 5 vezes ao dia durante 14 dias

CANDIDÍASE, PERITONITE

PRIMEIRA ESCOLHA: flucitosina 2 g VO no primeiro dia, a seguir 1 g VO por dia com fluconazol 200 mg VO por dia durante 4–6 semanas

ALTERNATIVA: anfotericina IP 1,5 mg/L no líquido de diálise durante 4–6 semanas

CANDIDÍASE, SANGÜÍNEA, INSTÁVEL OU METASTÁTICA

PRIMEIRA ESCOLHA: anfotericina 0,8–1 mg/kg/d IV com ou sem flucitosina 37,5 mg/kg VO a cada 6 h; ou fluconazol 400–800 mg IV por dia

ALTERNATIVA: Ablecet® 5 mg/kg/d IV até total de 1,1 g; ou caspofungina 70 mg IV no primeiro dia, a seguir 50 mg IV por dia; ou voriconazol 6 mg/kg IV a cada 12 h por 2 doses, a seguir 4 mg/kg IV a cada 12 h ou 200 mg VO a cada 12 h

CANDIDÍASE, SANGÜÍNEA, NÃO-NEUTROPÊNICA, NÃO HIV

PRIMEIRA ESCOLHA: fluconazol 400 mg IV por dia durante 7 dias, a seguir 400 mg VO por dia durante 14 dias; ou anfotericina 0,5–0,6 mg/kg/d IV até um total de 5–7 mg/kg

ALTERNATIVA: anfotericina 0,8–1 mg/kg/d IV ou fluconazol 800 mg VO/IV por dia

CANDIDÍASE, SANGÜÍNEA, NEUTROPÊNICA, ESTÁVEL

PRIMEIRA ESCOLHA: fluconazol 400 mg IV/VO por dia até a neutropenia se resolver; ou anfotericina 0,5–0,6 mg/kg/d IV até dose total de 5–7 mg/kg, a seguir fluconazol 400 mg VO por dia até a neutropenia se resolver

ALTERNATIVA: caspofungina 70 mg IV no primeiro dia, então 50 mg IV por dia; ou voriconazol 6 mg/kg a cada 12 h pr 2 doses, então 4 mg/kg/d IV a cada 12 h ou 200 mg VO a cada 12 h

CANDIDÍASE, VAGINAL

PRIMEIRA ESCOLHA: fluconazol 150 mg VO dose única; ou itraconazol 200 mg VO 2 vezes ao dia por 1 dia

ALTERNATIVA: imidazóis vaginais tópicos

COCCIDIOIDOMICOSE, HIV-POSITIVO COM FOCO PULMONAR OU DISSEMINADA

BRANDA/MODERADA: itraconazol 200 mg VO 2 vezes ao dia por 3–12 meses; ou fluconazol 400 mg VO por dia por 3–12 meses

GRAVE: anfotericina 0,6–1 mg/kg/d IV por 7 dias, a seguir 0,8 mg/kg IV em dias alternados até total de 2,5 g, a seguir fluconazol ou itraconazol como acima

COCCIDIOIDOMICOSE, MENINGITE

PRIMEIRA ESCOLHA: fluconazol 400–800 mg VO por dia indefinidamente

ALTERNATIVA: anfotericina como para coccidioidomicose pulmonar mais 0,1–0,3 mg intratecal por dia

CRIPTOCOCOSE, HIV-POSITIVO

PRIMEIRA ESCOLHA: anfotericina 0,7–1 mg/kg/d IV mais flucitosina 25 mg/kg VO a cada 6 h por 2 semanas, a seguir fluconazol 400 mg VO por dia durante 10 semanas, a seguir 200 mg VO por dia indefinidamente

ALTERNATIVA: fluconazol 400 mg VO por dia durante 6–10 semanas; ou anfotericina lipossômica 5 mg/kg/d por 2 semanas, a seguir fluconazol como acima; ou complexo anfotericina lipídio 5 mg/kg/d IV por 2 semanas, a seguir 3 vezes por semana por 4 semanas, a seguir fluconazol como acima

CRIPTOCOCOSE, MENÍNGEA

Anfotericina 0,5–0,8 mg/kg/d IV mais flucitosina 37,5 mg/kg VO a cada 6 h até afebril e cultura negativa, a seguir fluconazol 200 mg VO por dia; ou fluconazol 400 mg VO por dia durante 8–10 semanas

CRIPTOCOCOSE, NÃO-MENÍNGEA, NÃO-HIV

PRIMEIRA ESCOLHA, BRANDA: fluconazol 400 mg VO/IV por dia durante 2–6 meses

Primeira Escolha, Grave: anfotericina 0,5–0,8 mg/kg/d IV até resposta, a seguir fluconazol 400 mg VO por dia durante 8–10 semanas

Alternativa: itraconazol 200–400 mg VO por dia durante 6–12 meses; ou anfotericina 0,3 mg/kg/d IV com flucitosina 37,5 mg/kg VO a cada 6 h durante 6 semanas

CROMOMICOSE

Primeira Escolha: cirurgia

Alternativa: itraconazol 100 mg VO por dia durante 18 meses

DERMATÓFITO

Onicomicose

Unha da mão: terbinafina 250 mg VO por dia por 6 semanas; ou pulso de itraconazol 200 mg VO 2 vezes ao dia por 7 dias, interrupção 21 dias, a seguir 200 mg VO 2 vezes ao dia por mais 7 dias (ou 200 mg VO por dia durante 3 meses); ou fluconazol 150–300 mg VO semanalmente por 3–6 meses.

Unha do pé: terbinafina 250 mg VO por dia durante 12 semanas; ou itraconazol 200 mg VO por dia por 3 meses; ou fluconazol 150–300 mg VO semanalmente durante 6–12 meses

Tinea capitis

Primeira escolha: terbinafina 250 mg VO por dia durante 4 semanas para *Trichophyton tonsurans,* 4–8 semanas para *Microsporum canis.*

Alternativa: itraconazol 3–5 mg/kg/d durante 30 dias; ou fluconazol 8 mg/kg semanalmente por 8–12 semanas; ou griseofulvina 500 mg VO por dia durante 4–6 semanas

Tinea corporis, cruris, pedis

Primeira Escolha: butenafina ou terbinafina tópica 2 vezes ao dia durante 2–3 semanas

Alternativa: terbinafina 250 mg VO por dia por 2 semanas; ou cetoconazol 200 mg VO por dia por 4 semanas; ou fluconazol 150 mg semanalmente por 2–4 semanas; ou griseofulvina 500 mg VO por dia durante 4–6 semanas

Pitiríase Versicolor

Primeira Escolha: cetoconazol 400 mg VO uma vez ou tópica por dia durante 2 semanas

Alternativa: fluconazol 400 mg VO uma vez; ou itraconazol 400 mg VO por dia durante 3–7 dias; ou sulfeto de selênio xampu a 2,5%, fazer espuma e deixar aplicado 10 min por dia durante 7 dias (ou 3–5 vezes por semana durante 2–4 semanas)

ESPOROTRICOSE, CUTÂNEA/LINFOCUTÂNEA

Primeira Escolha: itraconazol 100–200 mg VO por dia durante 3–6 meses (a seguir 200 mg VO 2 vezes ao dia indefinidamente se HIV positivo)

Alternativa: fluconazol 400 mg VO por dia durante 6 meses; ou iodeto de potássio supersaturado (SSK) 40–50 gotas 3 vezes ao dia durante 3–6 meses (SSK 1 g em 100 mL H_2O)

ESPOROTRICOSE, DISSEMINADA/MENÍNGEA

Anfotericina 0,5 mg/kg/d IV até total de 1–2 g, a seguir itraconazol 200 mg VO 2 vezes ao dia ou fluconazol 800 mg VO por dia

ESPOROTRICOSE, OSTEOARTICULAR/PULMONAR

Itraconazol 300 mg VO 2 vezes ao dia durante 6–12 meses (a seguir 200 mg VO 2 vezes ao dia indefinidamente se HIV positivo)

FEOIFOMICOSE

Cirurgia e itraconazol 400 mg VO por dia durante 6 meses

FUSARIUM

Primeira Escolha: voriconazol 6 mg/kg IV a cada 12 h por 2 vezes, a seguir 4 mg/kg IV a cada 12 h ou 200 mg VO a cada 12 h

Alternativa: anfotericina 1–1,2 mg/kg IV

HISTOPLASMOSE, IMUNOCOMPETENTE

Branda: nenhuma

Moderada: itraconazol 200 mg VO por dia durante 9 meses

Grave: anfotericina 0,5–1 mg/kg/d IV durante 7 dias, a seguir 0,8 mg/kg IV

HISTOPLASMOSE, IMUNOCOMPROMETIDO

PRIMEIRA ESCOLHA: anfotericina 0,5–1 mg/kg/d IV durante 7 dias, a seguir 0,8 mg/kg IV em dias alternados até total de 10–15 mg/kg, a seguir itraconazol 200 mg VO por dia

ALTERNATIVA, PARA INFECÇÃO NÃO MENINGITE: itraconazol 300 mg VO 2 vezes ao dia durante 3 dias, a seguir 200 mg VO 2 vezes ao dia por 12 semanas, a seguir 200 mg VO por dia

LOBOMICOSE

Cirurgia, clofazimina ou anfotericina

MUCORMICOSE

Anfotericina 0,8–1,5 mg/kg/d IV, a seguir em dias alternados até melhorar, até dose total de 2,5–3 g

PARACOCCIDIOIDOMICOSE

PRIMEIRA ESCOLHA: itraconazol 200 mg VO por dia por 6 meses; ou cetoconazol 400 mg VO por dia durante 6–18 meses

ALTERNATIVA: anfotericina 0,4–0,5 mg/kg/d IV até total de 1,5–2,5 g

PENICILIOSE

PRIMEIRA ESCOLHA: anfotericina 0,5–1 mg/kg/d por 2 semanas, a seguir itraconazol 400 mg VO por dia durante 10 semanas, depois 200 mg VO por dia indefinidamente

ALTERNATIVA: itraconazol 200 mg VO 3 vezes ao dia durante 3 dias, a seguir 200 mg VO 2 vezes ao dia durante 12 semanas, a seguir 200 mg VO por dia indefinidamente

PSEUDALLESCHERIA BOYDII

Cirurgia e itraconazol 200 mg VO 2 vezes ao dia até resolução

APÊNDICE II

Tratamentos para Infecções Bacterianas

Parênteses indicam tratamento de segunda linha

ACINETOBACTER BAUMANNII

Imipenem, meropenem, fluoroquinolona mais amicacina ou ceftazidima, (ampicilina/sulbactam)

ACTINOMYCES ISRAELII

Ampicilina, penicilina G (soxiciclina, ceftriaxona)

BACILLUS ANTHRACIS

Ciprofloxacina, doxiciclina (penicilina G, amoxicilina)

BACTEROIDES FRAGILIS

Metronidazol, (clindamicina)

BARTONELLA HENSELAE, B. QUINTANA

Doxiciclina ou eritromicina para angiomatose bacilar, azitromicina para doença da arranhadura do gato (claritromicina, ciprofloxacina)

BORRELIA BURGDORFERI

Doxiciclina, ceftriaxona, cefuroxima, amoxicilina (penicilina G, ceftazidima)

CHLAMYDIA PNEUMONIAE

Doxiciclina (eritromicina, fluoroquinolona)

CHLAMYDIA TRACHOMATIS

Doxiciclina, azitromicina (azitromicina, ofloxacina)

CLOSTRIDIUM DIFFICILE

Metronidazol (vancomicina VO)

ENTEROBACTER CLOACAE

Imipenem, meropenem, penicilinas de quarta geração em associação com aminoglicosídeos (piperacilina/tazobactam, ticarcilina/clavulanato ciprofloxacina)

ENTEROCOCCUS FAECALIS

Penicilina G, ampicilina (vancomicina), acrescentar gentamicina para endocardite

ENTEROCOCCUS FAECIUM

Nenhum bom tratamento proposto

ENTEROCOCCUS FAECIUM, RESISTENTE À VANCOMICINA

Quinupristina/dalfopristina, linezolida

ESCHERICHIA COLI

Amoxicilina/clavulanato, ampicilina/sulbactam, ticarcilina/clavulanato, piperacilina/tazobactam, fluoroquinolonas, cefalosporina, trimetoprim/sulfametoxazol, aminoglicosídeos, imipenem, meropenem

FRANCISELLA TULARENSIS

Gentamicina, tobramicina (doxiciclina, ciprofloxacina)

GARDNERELLA VAGINALIS

Metronidazol (clindamicina)

HAEMOPHILUS DUCREYI

Azitromicina, ceftriaxona (eritromicina, ciprofloxacina)

HAEMOPHILUS INFLUENZAE

Cefotaxima, ceftriaxona, amoxicilina/clavulanato, ampicilina/sulbactam, trimetoprim/sulfametoxazol, cefalosporinas de segunda ou terceira geração (meropenem, imipenem, fluoroquinolonas)

HELICOBACTER PYLORI

Claritromicina e amoxicilina (tetraciclina e metronidazol)

KLEBSIELLA PNEUMONIAE

Cefalosporina de terceira geração, fluoroquinolona (ticarcilina/clavulanato, ampicilina/sulbactam, piperacilina/tazobactam, aminoglicosídeos)

LEGIONELLA PNEUMOPHILA

Fluoroquinolona, azitromicina, eritromicina com ou sem rifampicina, linezolida (claritromicina)

LISTERIA MONOCYTOGENES

Ampicilina (trimetoprim/sulfametoxazol)

MORAXELLA CATARRHALIS

Amoxicilina/clavulanato, trimetoprim/sulfametoxazol, cefalosporina de segunda ou terceira geração (azitromicina, claritromicina)

MORGANELLA MORGANII

Imipenem, meropenem, cefalosporina de terceira ou quarta geração, fluoroquinolona (aztreonam, amoxicilina/clavulanato, ampicilina/sulbactam, piperacilina/tazobactam, ticarcilina/clavulanato)

MYCOPLASMA PNEUMONIAE

Eritromicina, claritromicina, fluoroquinolona, azitromicina (doxiciclina)

NEISSERIA GONORRHOEAE

Ceftriaxona, cefixima, cefpodoxima (fluoroquinolonas)

NEISSERIA MENINGITIDIS

Penicilina G (ceftriaxona, cefuroxima, cefotaxima)

PASTEURELLA MULTOCIDA

Penicilina G, ampicilina, amoxicilina (doxiciclina, amoxicilina/clavulanato, trimetoprim/sulfametoxazol, cefalosporina de segunda geração)

PROTEUS MIRABILIS

Ampicilina (trimetoprim/sulfametoxazol)

PROTEUS VULGARIS

Cefalosporina de terceira geração, fluoroquinolona (aminoglicosídeos)

PROVIDENCIA STUARTII

Amicacina, cefalosporina de terceira geração, fluoroquinolonas (trimetoprim/sulfametoxazol)

PSEUDOMONAS AERUGINOSA

Penicilinas de quarta geração, cefalosporinas de terceira geração, imipenem, meropenem, tobramicina, ciprofloxacina, aztreonam (cefipima)

RICKETTSIA SP.

Doxiciclina (cloranfenicol)

SALMONELLA TYPHI

Fluoroquinolona, ceftriaxona (trimetoprim/sulfametoxazol, amoxicilina, cloranfenicol, azitromicina)

SERRATIA MARCESCENS

Imipenem, meropenem, cefalosporina de terceira geração, fluoroquinolonas (aztreonam, gentamicina)

SHIGELLA DYSENTERIAE

Fluoroquinolonas, azitromicina (trimetoprim/sulfametoxazol, ampicilina)

STAPHYLOCOCCUS AUREUS RESISTENTE À METICILINA

Vancomicina (linezolida, quinupristina/dalfopristina, trimetoprim/sulfametoxazol), daptomicina

STAPHYLOCOCCUS AUREUS RESISTENTE À VANCOMICINA

Linezolida, quinupristina/dalfopristina, daptomicina

STAPHYLOCOCCUS AUREUS SENSÍVEL À METICILINA

Oxacilina, nafcilina (cefalosporinas de primeira geração, clindamicina)

STAPHYLOCOCCUS EPIDERMIDIS

Vancomicina com ou sem rifampicina (trimetoprim/sulfametoxazol com ou sem rifampicina, fluoroquinolona com ou sem rifampicina)

STREPTOCOCCUS PNEUMONIAE

Penicilina G, vancomicina, fluoroquinolonas de terceira geração (amoxicilina, muitos outros)

STREPTOCOCCUS PYOGENES GRUPO A, B, C, G

Penicilina G ou V (macrolídeos)

VIBRIO CHOLERAE

Doxiciclina, fluoroquinolona (trimetoprim/sulfametoxazol)

YERSINIA ENTEROCOLITICA

Trimetoprim/sulfametoxazol, fluoroquinolona (cefalosporina de terceira geração, aminoglicosídeos)

YERSINIA PESTIS

Gentamicina, tobramicina (cloranfenicol, doxiciclina, ciprofloxacina)

APÊNDICE III

Tratamentos para Infecções Micobacterianas

MYCOBACTERIUM AVIUM-INTERCELLULARE

IMUNOCOMPETENTE

Primeira Escolha: claritromicina 500 mg VO 2 vezes ao dia (ou azitromicina 600 mg VO por dia) com etambutol 25 mg/kg VO por dia durante 2 meses, a seguir 15 mg/kg VO por dia com rifampicina 600 mg VO por dia (ou rifabutina 300 mg VO por dia) até culturas negativas durante 1 ano. Pode acrescentar estreptomicina 15 mg/kg VO por dia ou amicacina ou clofazimina 100–200 mg VO para doença grave.

Alternativa: claritromicina com etambutol com rifabutina nas doses acima, durante 24 meses

IMUNOCOMPROMETIDO

Profilaxia Primária: azitromicina 1.200 mg VO a cada semana ou claritromicina 500 mg VO 2 vezes ao dia

Alternativa: rifabutina 300 mg VO por dia ou azitromicina 1.200 mg VO a cada semana com rifampicina 300 mg VO por dia

Tratamento: claritromicina 500 mg VO 2 vezes ao dia (ou azitromicina 600 mg VO por dia) com etambutol 15–25 mg/kg VO por dia com rifabutina 300 mg VO por dia

Alternativa: o esquema acima com mais: ciprofloxacina 750 mg VO 2 vezes ao dia, ofloxacina 400 mg VO 2 vezes ao dia, ou amicacina 7,5–15 mg/kg IV por dia. Se o paciente estiver recebendo inibidores de protease, pode-se usar claritromicina 500 mg VO 2 vezes ao dia (ou azitromicina 600 mg VO por dia) com etambutol 15–25 mg/kg VO por dia.

Supressão Pós-Tratamento: claritromicina 500 mg VO 2 vezes ao dia (ou azitromicina 600 mg VO por dia) com etambutol 15 mg/kg VO por dia

Alternativa: claritromicina 500 mg VO 2 vezes ao dia (ou azitromicina 600 mg VO por dia) com rifabutina 300 mg VO por dia

MYCOBACTERIUM BOVIS

Isoniazida 5 mg/kg VO por dia com rifampicina 10 mg/kg VO por dia com etambutol 15–25 mg/kg VO por dia por 9–12 meses

MYCOBACTERIUM CHELONAE

PRIMEIRA ESCOLHA: claritromicina 500 mg VO 2 vezes ao dia durante 6 meses

ALTERNATIVA: amicacina 7,5 mg/kg IV a cada 12 h

MYCOBACTERIUM FORTUITUM

Esquema não definido. Amicacina com cefoxitina com probenecida por 2–6 semanas, a seguir trimetoprim/sulfametoxazol ou doxiciclina por 2–6 meses.

MYCOBACTERIUM GENAVENSE

Esquema não definido. Dois ou mais dos seguintes: etambutol, rifampicina, rifabutina, clofazimina, claritromicina.

MYCOBACTERIUM GORDONAE

Esquema não definido. Rifampicina com etambutol com canamicina (ou ciprofloxacina)

MYCOBACTERIUM HAEMOPHILUS

Esquema não definido. Claritromicina com rifabutina.

ALTERNATIVA: ciprofloxacina com rifabutina com claritromicina

MYCOBACTERIUM KANSASII

Isoniazida 30 mg VO por dia com rifampicina 600 mg VO por dia com etambutol 25 mg/kg VO por dia durante 2 meses, a seguir 15 mg/kg VO durante 18 meses

MYCOBACTERIUM LEPRAE

PAUCIBACILAR

Dapsona 100 mg VO por dia com rifampicina (supervisionado) 600 mg VO mensalmente durante 6 meses

MULTIBACILAR

PRIMEIRA ESCOLHA: dapsona 100 mg VO por dia com clofazimina 50 mg VO por dia com rifampicina 600 mg VO mensalmente e clofazimina 300 mg VO mensalmente (supervisionada) durante 24 meses

ALTERNATIVA: etionamida 250 mg VO por dia ou protionamida 375 mg VO por dia (ou clofazimina)

MYCOBACTERIUM MARINUM

Claritromicina 500 mg VO 2 vezes ao dia, ou minociclina 100–200 mg VO por dia, ou doxiciclina 100–200 mg VO por dia, ou trimetoprim/sulfametoxazol 160/800 mg VO 2 vezes ao dia, ou rifampicina e etambutol durante 3 meses

MYCOBACTERIUM SCROFULACEUM

Esquema não definido. Claritromicina com clofazimina, com ou sem etambutol

MYCOBACTERIUM TUBERCULOSIS

PROFILAXIA

PRIMEIRA ESCOLHA: isoniazida 5 mg/kg VO por dia (máximo 300 mg por dia) durante 9 meses

ALTERNATIVA: isoniazida por terapia diretamente observada (TDO) 15 mg/kg 2 vezes por semana durante 9 meses, ou rifampicina 600 mg VO com pirazinamida 15–20 mg/kg VO por dia durante 2 meses, ou rifampicina 600 mg VO 2 vezes por semana com pirazinamida 50 mg/kg VO 2 vezes por semana durante 2–3 meses, ou rifampicina 600 mg VO por dia durante 4 meses

PPD POSITIVO

PRIMEIRA ESCOLHA: isoniazida 5 mg/kg VO por dia (máximo 300 mg por dia) durante 12 meses

PPD-POSITIVO E PROVÁVEL RESISTÊNCIA À ISONIAZIDA

PRIMEIRA ESCOLHA: rifampicina 600 mg VO por dia com pirazinamida 15–20 mg/kg VO por dia durante 2 meses, ou rifampicina 600 mg VO por dia durante 4 meses

PPD-POSITIVO E PROVÁVEL RESISTÊNCIA À ISONIAZIDA E RIFAMPICINA

PRIMEIRA ESCOLHA: pirazinamida 25–30 mg/kg VO por dia até máximo de 2 g por dia com etambutol 15–25 mg/kg VO por dia durante 6–12 meses

ALTERNATIVA: pirazinamida 25 mg/kg VO por dia com levofloxacina 500 mg VO por dia ou ofloxacina 400 mg VO 2 vezes ao dia durante 6–12 meses

PULMONAR

Resistência à Isoniazida < 4%: isoniazida 5 mg/kg VO por dia com rifampicina 10 mg/kg VO por dia (ou rifabutina 5 mg/kg VO por dia) com pirazinamida 15–30 mg/kg VO por dia por 2 meses. A seguir continuar isoniazida com rifampicina (ou rifabutina) à mesma dose por mais 4 meses

Resistência à Isoniazida não Conhecida, Indivíduo Confiável: isoniazida 5 mg/kg VO por dia com rifampicina 10 mg/kg VO por dia (ou rifabutina 5 mg/kg VO por dia) com pirazinamida 15–30 mg/kg VO por dia com etambutol 15–25 mg/kg VO por dia (ou estreptomicina 15 mg/kg VO por dia) durante 2 meses. A seguir continuar isoniazida com rifampicina (ou rifabutina) à mesma dose durante mais 4 meses

Resistência à Isoniazida não Conhecida, não Confiável, Terapia Diretamente Observada (TDO): isoniazida 15 mg/kg VO 3 vezes por semana com rifampicina 10 mg/kg VO 2 vezes por semana (ou rifabutina 5 mg/kg VO por dia) com pirazinamida 50–70 mg/kg VO por dia com etambutol 25–30 mg/kg VO por dia (ou estreptomicina 25–30 mg/kg VO por dia) durante 6 meses. A seguir isoniazida e rifampicina (ou rifabutina) à mesma dose durante mais 4 meses

Resistência à Isoniazida: rifampicina 10 mg/kg VO por dia (ou rifabutina 5 mg/kg VO por dia) com etambutol 15–25 mg/kg VO por dia com pirazinamida 15–30 mg/kg VO por dia durante 18 meses

Resistência à Rifampicina: isoniazida 5 mg/kg VO por dia com etambutol 15–25 mg/kg VO por dia com pirazinamida 15–30 mg/kg VO por 18 meses

Resistência à Isoniazida e Rifampicina: isoniazida 5 mg/kg VO por dia com rifampicina 10 mg/kg VO por dia (ou rifabutina 5 mg/kg VO por dia) com pirazinamida 15–30 mg/kg por dia com etambutol 15–25 mg/kg VO por dia (ou estreptomicina 25–30 mg/kg VO por dia) com amicacina com ciprofloxacina/gatifloxacina/levofloxacina

EXTRAPULMONAR

Isoniazida 5 mg/kg VO por dia com rifampicina 10 mg/kg VO por dia (ou rifabutina 5 mg/kg VO por dia) com pirazinamida 15–30 mg/kg VO por dia durante 2 meses. A seguir isoniazida com rifampicina (ou rifabutina) à mesma dose durante mais 4–10 meses

MENINGITE

Isoniazida 5 mg/kg VO por dia com rifampicina 10 mg/kg VO por dia com pirazinamida 15–30 mg/kg VO por dia com etambutol 15–25 mg/kg VO por dia durante 12 meses

GRAVIDEZ

Isoniazida 5 mg/kg VO por dia com rifampicina 10 mg/kg VO por dia com etambutol 15–25 mg/kg VO por dia durante 9 meses

HIV POSITIVO

Isoniazida 5 mg/kg VO por dia com rifampicina 10 mg/kg VO por dia (ou rifabutina 5 mg/kg VO por dia) com pirazinamida 15–30 mg/kg VO por dia durante 2 meses. A seguir isoniazida com rifampicina (ou rifabutina) à mesma dose durante mais 4 meses. Acrescentar nelfinavir ou indinavir

MYCOBACTERIUM ULCERANS

PRIMEIRA ESCOLHA: rifampicina 10 mg/kg VO por dia com amicacina 7,5 mg/kg IM 2 vezes ao dia durante 4–6 semanas

ALTERNATIVA: etambutol 15–25 mg/kg VO por dia com trimetoprim/sulfametoxazol 160/800 mg VO 3 vezes ao dia durante 4–6 semanas

MYCOBACTERIUM XENOPI

Esquema não definido. Macrolídeo com rifampicina (ou rifabutina) com etambutol, com ou sem estreptomicina

MYCOBACTERIUM LEPRAE

PAUCIBACILAR

Dapsona 100 mg VO por dia com rifampicina (supervisionado) 600 mg VO por dia mensalmente durante 6 meses

MULTIBACILAR

PRIMEIRA ESCOLHA: dapsona 100 mg VO por dia com clofazimina 50 mg VO por dia com rifampicina 600 mg VO por dia mensalmente (supervisionado) com clofazimina 300 mg VO mensalmente (supervisionado) por 24 meses

ALTERNATIVA: etionamida 250 mg VO por dia ou protionamida 375 mg VO por dia (ou clofazimina)

BIBLIOGRAFIA

Bolognia JL, Jorizzo JL, Rapini RP. *Dermatology*. Philadelphia: C.V. Mosby/Elsevier Ltd., 2003.

Freedberg IM, Eisen AZ, Wolff K, Austen KF, Goldsmith LA, Katz SI (eds.). *Fitzpatrick's Dermatology in General Medicine*. 6th ed. New York McGraw-Hill, 2003.

Gilbert DN, Moellering RC, Sande MA. *The Sanford Guide to Antimicrobial Therapy*. Hyde Park, Vermont: Antimicrobial Therapy, 2003.

Physicians'Desk Reference, 55th ed. Montvale, NJ: Medical Economics, 2001.

Wolverton SE. *Comprehensive Dematologic Drug Therapy*. Philadelphia: W. B. Saunders, 2001.

Seção 2

Condições Dermatológicas

ACANTOSE NIGRICANTE

DEFINIÇÃO

A acantose nigricante é em geral, encontrada em associação com obesidade, mas pode ser um marcador cutâneo, para resistência à insulina e menos freqüentemente de neoplasia interna. É reconhecida clinicamente por placas hiperpigmentadas, hiperceratóticas, verrucosas que conferem uma textura aveludada à pele comprometida (pescoço/axilas), tipicamente com distribuição simétrica.

Síndromes associadas: hiperandrogenismo, resistência insulínica, acantose nigricante (HAIR-AN), Beare-Stevenson, Crouzon, Lawrence-Seip.

Schwartz RA. *J Am Acad Dermatol.* 1994; 31: 1.

OPÇÕES DE TRATAMENTO

- Ácido nicotínico$^+$
- Ácido salicílico$^+$
- Calcipotrieno$^+$
- Cetoconazol oral$^+$
- Ciproeptadina$^+$
- Dermabrasão$^+$
- Etretinato$^+$
- Isotretinoína$^+$
- Lactato de amônia$^+$
- *Laser* de CO_2 de onda contínua$^+$
- Óleo de peixe$^+$
- Perda ponderal$^\$$
- PUVA$^+$
- Radioterapia paliativa$^+$ (em neoplasias avançadas)
- Tazaroteno$^+$
- Tratamento da causa subjacente$^\$$
- Tretinoína tópica$^+$

ACNE

DEFINIÇÃO

Acne é uma doença autolimitada, vista principalmente em adolescentes, comprometendo os folículos sebáceos. A maioria dos casos é pleomórfica, apresentando-se com uma variedade de lesões que consistem em comedões, pápulas, pústulas, nódulos e, como seqüelas, cicatrizes escavadas ou hipertróficas. É um processo que compromete a unidade pilossebácea.

Guy R. *J Invest Dermatol.* 1996; 106: 76.

OPÇÕES DE TRATAMENTO

- Ácido azelaico*
- Ácido salicílico^
- Adapaleno gel e clindamicina gel+
- Adapaleno*
- Azitromicina$
- Cimetidina+
- Clindamicina, tópica*
- Clofazimina+ (acne conglobata e fulminans)
- Cloreto de alumínio^
- Enxofre^
- Eritromicina, tópica*
- Esteróides, tópicos$, intralesionais^, orais$, pulso+ (associados à isotretinoína)
- Gentamicina, tópica^ (quando *Pseudomonas aeruginosa* isolada em cultura)
- Isotretinoína (acne nodulocística)
- Metronidazol, tópico^
- Periostat®^
- Peróxido de benzoíla e clindamicina, tópicos*
- Peróxido de benzoíla*
- Sulfacetamida sódica*
- Tazaroteno*
- Tetraciclinas*
- Tretinoína, tópica*

ALOPECIA ANDROGÊNICA

DEFINIÇÃO

ALOPECIA ANDROGÊNICA MASCULINA

A alopecia androgênica masculina é comumente chamada de calvície de padrão masculino, caracterizada por diversos padrões de perda de cabelo, mais comumente com recuo frontal e rareamento no vértex. É relacionada à diidrotestosterona (DHT) e considerada hereditária de modo dominante autossômica e/ou poligênica.

Rebora A. *Arch Dermatol.* 2001; 137: 943.

ALOPECIA ANDROGÊNICA FEMININA

A perda de cabelo em padrão feminino ocorrendo com hiperandrogenemia é denominada alopecia androgênica feminina. A maioria das pacientes não apresenta excesso de androgênios mas, em vez disso, exibe uma sensibilidade aumentada a níveis normais de androgênio. Quando não há evidência de hiperandrogenemia e a apresentação é associada à perda aumentada de cabelo, são sugeridos os diagnósticos de alopecia por eflúvio telógeno e alopecia em padrão feminino, e o tratamento pode ser difícil.

Price VH. *J Am Acad Dermatol.* 2000; 43: 768.

OPÇÕES DE TRATAMENTO

- Antiandrogênios (flutamida[^], ciproterona[^])
- Cimetidina[$]
- Finasterida[*] (para homens)
- Minoxidil[*] (solução 5% para homens[*] e para mulheres[^], solução 2% para mulheres[*])
- Transplante de cabelo[*]

ALOPECIA *AREATA*

DEFINIÇÃO

A alopecia *areata* é uma alopecia não-cicatricial postulada como doença auto-imune. Nas áreas afetadas, a fase anágena é abruptamente terminada prematuramente e os pêlos afetados se movem prematuramente para a fase telógena, com resultante queda do cabelo. Pêlos "em ponto de exclamação" podem estar presentes na periferia das áreas com perda de cabelo.

Madani S. *J Am Acad Dermatol.* 2000; 42: 549.

OPÇÕES DE TRATAMENTO

- Ácido esquárico[^]
- Antralina[$]
- Ciclosporina[$]
- Esteróides, orais[$], pulso[$], intralesionais[$], tópicos[$]
- Imiquimod[+]
- Mecloretamina[$]
- Minoxidil, tópico[^], oral[$]
- PUVA[^]
- Tacrolimo tópico[+]
- Tretinoína tópica com triancinolona intralesional[$]

AMILOIDOSE

DEFINIÇÃO

Amiloidose designa várias doenças que têm em comum a deposição extracelular anormal de amilóide, um material proteináceo fibrilar, nos tecidos. A amiloidose pode ser classificada em 2 grupos principais: sistêmica (generalizada, com comprometimento de vários órgãos) e cutânea. No grupo sistêmico, há diversos tipos: primária, reativa, heredofamilial e limitada a um órgão (localizada), na qual os depósitos são limitados a um único órgão, como a pele, glândulas endócrinas ou cérebro. As 3 formas principais de amiloidose cutânea primária são a maculosa (hiperpigmentação confluente ou ondulada, muitas vezes no braço ou dorso), liquenóide (pápulas hiperpigmentadas, muitas vezes nas superfícies de extensão das extremidades e nas costas), e nodular (nódulos ondulados).

Skinner M. *Am J Med.* 1996; 100: 290.

OPÇÕES DE TRATAMENTO

- Ciclofosfamida$^+$ (liquenóide, maculosa)
- Ciclosporina$^+$ (liquenóide, maculosa)
- Cloroquina$^\$$ (secundária à artrite reumatóide)
- Colchicina$^\$$ (primária, mediterrânea familial, secundária)
- Dermabrasão$^\$$ (liquenóide, maculosa)
- Dimetil sulfóxido$^\$$ (liquenóide, maculosa)
- Esteróides tópicos$^\$$ (liquenóide, maculosa)
- *Laser* de CO_2 (liquenóide, macular)
- Melfalan + prednisona + colchicina^ (primária)
- Melfalan + prednisona^ (primária)
- Melfalan^ (primária)
- PUVA$^\$$ (líquen, maculosa)
- Retinóides sistêmicos$^\$$ (liquenóide, maculosa)
- Tacrolimo tópico$^\$$ (liquenóide, maculosa)
- Talidomida$^\$$
- Transplante de células-tronco^ (primária)
- UVB$^\$$ (liquenóide, maculosa)
- Vincristina$^\$$ (primária)

ANGIOEDEMA

DEFINIÇÃO

O angioedema hereditário é uma enfermidade de herança dominante caracterizada por episódios recorrentes que envolvem a pele e mucosas dos tratos respiratório e gastrintestinal. Há 2 tipos: um com níveis baixos do inibidor (funcional) de C1 esterase e outro com níveis normais do inibidor (disfuncional) de C1 esterase. O angioedema adquirido com depleção do inibidor de C1 esterase tem às formas. Uma é associada à doenças neoplásicas (linfomas de células B) e auto-anticorpos contra paraproteínas. A segunda forma é associada a produção de auto-anticorpo contra a molécula do inibidor de C1 esterase.

Markovich SN. *Ann Intern Med.* 2000; 132: 144.

OPÇÕES DE TRATAMENTO

- Ácido aminocapróico^ (hereditário)
- Ácido tranexâmico^ (hereditário e não hereditário)
- Ciproeptadina*
- Concentrado do inibidor de C1 esterase* (deficiência do inibidor de C1 esterase)
- Danazol* (hereditário)
- Estanozolol* (hereditário)
- Hidroxicloroquina+ (deficiência do inibidor de C1 esterase)
- Plasma congelado fresco$ (deficiência do inibidor de C1 esterase)

CARCINOMA BASOCELULAR

DEFINIÇÃO

O carcinoma basocelular (CBC) é uma neoplasia maligna derivada de células não-ceratinizadas na camada basal da epiderme. Quando não tratado, o CBC pode tornar-se invasivo, resultando em substancial dano tecidual. A ocorrência de metástases é um evento extremamente raro. O surgimento precoce de múltiplos carcinomas basocelulares é uma característica da síndrome de Gorlin (síndrome do carcinoma basocelular nevóide). O gene PTCH sofre mutação nos pacientes com síndrome de Gorlin e é fortemente relacionado ao desenvolvimento do CBC.

Johnson RL. *Science.* 1996; 272: 1668.

OPÇÕES DE TRATAMENTO

O tratamento cirúrgico ou destrutivo é o mais comumente empregado.

- Cidofovir$
- Cirurgia micrográfica de Mohs
- Curetagem e eletrocoagulação
- Excisão e sutura
- Fluorouracil, tópico* (superficial)
- Imiquimod, superficial^, nodular^
- Interferon alfa 2A$, 2B^
- Interferon gama^
- Nitrogênio líquido
- Radiação ionizante (radioterapia)
- Tazaroteno$
- Terapia fotodinâmica com verteporfina^ intravenosa
- Tretinoína, tópica$

CARCINOMA ESPINOCELULAR

DEFINIÇÃO

O carcinoma espinocelular (CEC) é uma neoplasia maligna derivada de ceratinócitos epidérmicos suprabasais. O CEC provavelmente evolui na maioria dos casos a partir de lesões precursoras de ceratose actínica e doença de Bowen (CEC *in situ*). O CEC representa um largo espectro de doença variando desde câncer superficialmente invasivo facilmente tratado, até tumores metastatizados altamente infiltrantes que podem resultar na morte.

Weisber NK. *J Am Acad Dermatol.* 2000; 43: 483.

OPÇÕES DE TRATAMENTO

O tratamento cirúrgico é a modalidade preferida.

- Acitretina$ (diminui o risco de CEC em pacientes psoriásicos tratados com PUVA)
- Cidofovir tópico+
- Cirurgia micrográfica de Mohs
- Crioterapia^
- Curetagem e eletrocoagulação^
- Excisão com margens livres
- Fluorouracil, tópico$
- Imiquimod$ (eritroplasia de Queyrat+), invasivo+

- Interferon alfa 2A$, 2B$
- Interferon gama^ (papulose bowenóide)
- *Laser* de $CO_2$$
- Radioterapia^
- Terapia fotodinâmica tópica com ALA^, intravenosa com verteporfina para doença de Bowen^
- Tretinoína, tópica$

CERATOSE ACTÍNICA

DEFINIÇÃO

As ceratoses actínicas são neoplasmas cutâneos intra-epidérmicos que consistem em proliferações de ceratinócitos epidérmicos citologicamente aberrantes que se desenvolvem geralmente em resposta à exposição prolongada à radiação ultravioleta.

Cockerell CJ. *J Am Acad Dermatol.* 2000; 42: S11.

OPÇÕES DE TRATAMENTO

- Acitretina^
- Adapaleno^
- Crioterapia^
- Curetagem e eletrocoagulação$
- Dermabrasão$
- Excisão e sutura$
- Fluorouracil, tópico*
- Gel de diclofenaco/ácido hialurônico*
- Imiquimod$
- Interferon alfa 2B intralesional^ e tópico^
- Interferon beta intralesional+
- *Peeling* com ácido glicólico^
- *Peeling* com ácido salicílico$
- *Peeling* com ácido tricloracético^
- *Peeling* de Jessner^
- Terapia fotodinâmica com ácido aminolevulínico (ALA) tópico^
- Tretinoína tópica com^ ou sem$ fluorouracil

CICATRIZAÇÃO DAS FERIDAS

DEFINIÇÃO

As feridas cutâneas podem ser classificadas de acordo com a sua profundidade. Se apenas a epiderme for danificada, a ferida é denominada erosão. Quando a ferida compromete estruturas na derme, é chamada de úlcera. As úlceras são divididas em: de espessura parcial (epiderme e porções variáveis da derme) e de espessura total (epiderme, toda a derme, e estruturas mais profundas). As feridas são também classificadas como agudas e crônicas; as agudas são diferenciadas em de espessura parcial e de espessura total. As feridas crônicas também são classificadas de acordo com a sua profundidade, como nas úlceras de pressão estágios I a IV.

Romanelli M. *J Am Acad Dermatol.* 1995; 32: 188.

OPÇÕES DE TRATAMENTO

- Bacitracina[^]
- Becaplermina (deiscência abdominal pós-cirúrgica[^], úlceras diabéticas[*], úlceras de pressão[^], úlceras de perna crônicas[$], úlceras na esclerodermia[$], hemangioma ulcerado[+], líquen plano ulcerado[+])
- Peróxido de benzoíla (feridas cirúrgicas agudas[^], úlceras de perna[$], úlceras de decúbito[+], feridas na cirurgia de Mohs[+])
- Iodosorb® e Iodoflex® (feridas traumáticas e cirúrgicas infectadas[*], úlceras úmidas[*], úlceras venosas[*], úlceras de decúbito[*])
- Lidocaína, tópica[^] (alívio da dor)
- Metronidazol[^] (odor fétido)
- Mupirocina[^]
- Pentoxifilina (venosas[^], arteriais[$], diabéticas[$])
- Sulfadiazina de prata (queimadura[*], úlceras[^])

DERMATITE ATÓPICA

DEFINIÇÃO

A dermatite atópica é uma dermatose crônica e recidivante que ocorre mais comumente na lactância e infância. Freqüentemente é associada com níveis séricos elevados de IgE e história pessoal ou familial de dermatite atópica (rinite alérgica e/ou asma). A dermatite atópica se caracteriza por uma proliferação de células Th2, as quais estimulam a produção de IL-4, IL-5, IL-6 e IL-10.

Nghiem P. *J Am Acad Dermatol.* 2002; 46: 228.

OPÇÕES DE TRATAMENTO

- Anti-histamínicos (cetirizina^, loratadina^, desloratadina^, fexofenadina^, hidroxizina^, difenidramina^, ciproeptadina^, doxepina oral^/tópica*)
- Azatioprina^
- Ciclosporina^
- Cloroquina$
- Coaltar^
- Emolientes$
- Esteróides tópicos*, orais*, intralesionais$, intramusculares$
- Evitar fatores desencadeadores
- Fotoférese+
- Hidroxicloroquina+
- Imunoglobulina intravenosa^
- Interferon alfa 2A^, 2B^
- Interferon gama^
- Metotrexato$
- Micofenolato mofetil$
- Pimecrolimo tópico*
- PUVA^
- Quinacrina$ (na giardíase)
- Ranitidina^
- Tacrolimo, tópico*
- Uréia^
- UVA^
- UVB^, UVB de banda curta$
- Vitamina B_{12} creme^

DERMATITE DE CONTATO

DEFINIÇÃO

Dermatite de contato alérgica (DCA) é uma reação eczematosa prurítica. DCA aguda e muitos casos de DCA crônica são bem demarcados e localizados no local de contato com o alérgeno. As reações mais comuns são DCA devida ao sumagre venenoso e ao níquel. O teste de contato (*patch test*) permanece o padrão de excelência para diagnóstico preciso do agente causal.

Boffa MJ. *Contact Derm.* 1995; 33: 149.

OPÇÕES DE TRATAMENTO

- Bexaroteno tópico para dermatite de mão^

- Creme PUVA^
- Cremes de barreira
- Esteróides, orais,* intramusculares,$ tópicos*
- Evitar o alérgeno
- Pimecrolimo tópico$
- Tacrolimo tópico^
- UVA^

DERMATITE HERPETIFORME

DEFINIÇÃO

A dermatite herpetiforme (DH) é caracterizada por erupção papulovesicular crônica intensamente prurítica, geralmente é distribuída simetricamente nas superfícies extensoras. A maioria dos pacientes apresenta enteropatia glúten-sensível (EGS) associada, geralmente assintomática e provavelmente relacionada com os depósitos de IgA encontrados na pele destes pacientes. É sabido que os pacientes com DH e EGS têm anticorpos a transglutaminases, que são consideradas os principais auto-antígenos nestas doenças.

Sardy M. *J Exp Med.* 2002; 195: 1.

OPÇÕES DE TRATAMENTO

- Colchicina+
- Colestiramina+
- Dapsona*
- Dieta isenta de glúten^
- Esteróides orais*
- Metotrexato+
- Sulfapiridina$
- Sulfassalazina+
- Tetraciclina e nicotinamida+

DERMATITE SEBORRÉICA

DEFINIÇÃO

A dermatite seborréica é uma dermatose papuloescamosa crônica comum que freqüentemente é associada à produção aumentada de sebo (seborréia) do couro cabeludo e das áreas ricas em folículos sebáceos da face e tronco. A pele afetada é rosada, edematosa e coberta com escamas e crostas branco-amareladas. A doença varia de branda à grave, incluindo padrões psoriasiformes ou pitiriasiformes e eritrodermia. A dermatite seborréica é uma das manifestações cutâneas mais comuns em pacientes com infecção pelo HIV.

Nakayama J. *Eur J Dermatol.* 2000; 10: 528.

OPÇÕES DE TRATAMENTO

- Ácido salicílico^
- Calcipotrieno^
- Cetoconazol^ (tópico e oral)
- Coaltar*
- Enxofre$
- Esteróides, orais* (grave), tópicos*
- Itraconazol$
- Metronidazol^
- Peróxido de benzoíla^
- Pimecrolimo+
- Sulfacetamida sódica*
- Sulfeto de selênio*
- Tacrolimo, tópico$
- UBV$

DERMATOMIOSITE

DEFINIÇÃO

A dermatomiosite é uma doença de suposta patogenia auto-imune que se manifesta por miopatia inflamatória extensora proximal simétrica e erupção cutânea característica. A erupção cutânea é fotodistribuída, violácea e poiquilodérmica, em geral no couro cabeludo, áreas perioculares e extensoras com pápulas de Gottron e telangiectasias nas dobras ungueais. Podem ser detectados níveis elevados de enzimas musculares (aldolase, creatina cinase) e auto-anticorpos (Jo-1, Mi-2, PL-7).

Jorizzo JL. *Arch Dermatol.* 2002; 138: 114.

OPÇÕES DE TRATAMENTO

- Azatioprina$
- Ciclofosfamida, no comprometimento pulmonar$
- Ciclosporina$
- Clorambucil+
- Cloroquina$

- Colchicina+
- Dapsona+
- Diltiazem+ (*calcinosis cutis*)
- Esteróides, orais*, tópicos*, pulso$
- Fludarabina$
- Hidroxicloroquina$, com quinacrina+
- Imunoglobulina intravenosa^
- Metotrexato^
- Micofenolato mofetil+
- Tacrolimo tópico+
- Talidomida+

DERMATOSE BOLHOSA POR IgA LINEAR

DEFINIÇÃO

A dermatose bolhosa por IgA linear (DBAL) é uma rara dermatose bolhosa imunomediada que se caracteriza pela presença de depósitos lineares homogêneos de IgA na membrana basal cutânea. A forma infantil é freqüentemente chamada *doença bolhosa crônica da infância.* Em adultos pode ser induzida por droga (p. ex., vancomicina). Nos pacientes com DBAL, o anticorpo IgA demonstrou reagir contra um antígeno de 97 kDa que representa um ectodomínio clivado de BPAG2 (BP180).

Zone JJ. *J Invest Dermatol.* 1996; 106: 1277.

OPÇÕES DE TRATAMENTO

- Ciclofosfamida+
- Ciclosporina+
- Colchicina+
- Dapsona associada com micofenolato mofetil+
- Dapsona$
- Eritromicina+
- Esteróides orais,$ tópicos+
- Imunoglobulina intravenosa+
- Micofenolato mofetil+
- Sulfapiridina e imunoglobulina intravenosa+
- Tetraciclina e nicotinamida$

DISESTESIA/DELÍRIO DE PARASITOSE

DEFINIÇÃO

O "delírio de parasitose" insere-se na classificação de doenças psiquiátricas primárias. É um transtorno no qual os pacientes têm a crença falsa e fixa de que estão infestados por parasitas, na ausência de qualquer evidência objetiva de infestação. Os pacientes podem experimentar a sensação de serem mordidos, rastejamento ou ferroada. A condição necessita ser distinguida do prurido induzido por entopercentes (em geral cocaína). Vista mais comumente em mulheres de meia-idade.

Zomer SF. *Br J Dermatol.* 1998; 138: 1030.

OPÇÕES DE TRATAMENTO

- Capsaicina^
- Doxepina, tópica$
- Lidocaína, tópica$
- Pimozida$
- Risperidona$

DOENÇA DE BEHÇET

DEFINIÇÃO

A doença de Behçet é uma doença multissistêmica complexa de etiologia desconhecida caracterizada clinicamente por aftas orais (pequenas, grandes ou herpetiformes) presentes por pelo menos 3 vezes num período de 12 meses, aftas genitais, artrite, lesões cutâneas (semelhantes a eritema nodoso, papulopustulosas) e oculares (uveíte anterior, uveíte posterior ou vasculite retiniana), manifestações gastrintestinais e neurológicas. Resultados de testes positivos para patergia e HLA-B51 também são associados.

Ghate JV. *J Am Acad Dermatol.* 1999; 40: 1.

OPÇÕES DE TRATAMENTO

- Azatioprina^
- Clorambucil, cutânea^, ocular$

- Colchicina$^{\wedge}$
- Ciclofosfamida$^{\$}$
- Ciclosporina tópica,$^{+}$ sistêmica$^{\wedge}$
- Dapsona$^{\wedge}$
- Estanozolol^{+}
- Esteróides, tópicos$^{\$}$, orais$^{\wedge}$, pulso^{+}, intralesionais^{+}
- Etanercept$^{\wedge}$
- Infliximab$^{\$}$
- Interferon alfa 2A$^{\wedge}$, 2B$^{\wedge}$
- Imunoglobulina intravenosa^{+}
- Metotrexato^{+}
- Micofenolato mofetil^{+}
- Pentoxifilina^{+}
- Talidomida$^{\wedge}$

DOENÇA DE DARIER-WHITE

DEFINIÇÃO

A doença de Darier-White (DDW) é uma doença dominante autossômica com ceratinização alterada da epiderme, unhas e mucosas. Mutações em uma Ca^{2+}-ATPase isoforma-2 do endorretículo sarcoplasmático (SERCA2) causam todos os casos de DDW. O defeito situa-se no gene ATP-2A2.

Sakuntabhai A. *Nature Genet.* 1999; 21: 271.

OPÇÕES DE TRATAMENTO

- Acitretina$^{\$}$
- Adapaleno^{+}
- Ceratolíticos^{+}
- Ciclosporina^{+}
- Emolientes$^{\$}$
- Esteróides orais^{+}, tópicos^{+}
- Fluorouracil tópico^{+}
- Isotretinoína$^{\$}$
- *Laser* de $CO_2$$^{+}$
- Tazaroteno^{+}
- Tretinoína tópica^{+}

DOENÇA DE GROVER

DEFINIÇÃO

A doença de Grover (dermatose acantolítica transitória) é uma dermatose papulovesicular polimórfica prurítica do tronco e extremidades proximais caracterizada histologicamente por acantólise semelhante à doença de Darier, doença de Hailey-Hailey, pênfigo vulgar e dermatite espongiótica. Fatores exacerbadores incluem atrito, calor, sudorese e exposição à luz solar.

Chalet M. *Arch Dermatol.* 1997; 113: 431.

OPÇÕES DE TRATAMENTO

- Calcipotrieno$^+$
- Esteróides, tópicos$^\$$, orais$^\$$
- Isotretinoína$^+$
- PUVA$^+$

DOENÇA DE HAILEY-HAILEY

DEFINIÇÃO

A doença de Hailey-Hailey, ou pênfigo familial benigno, é uma rara enfermidade bolhosa caracterizada por vesículas e erosões recorrentes, comprometendo particularmente as áreas flexurais. As lesões são freqüentemente precipitadas por atrito e infecção por bactérias, leveduras e vírus. O principal processo patológico subjacente é a acantólise. Foi estabelecido que a anormalidade genética reside em ATP2C1, que codifica a bomba de cálcio impulsionada pela adenosina trifosfato.

Hu Z. *Nat Genet.* 2000; 24: 61.

OPÇÕES DE TRATAMENTO

- Botox®
- Calcipotrieno$^+$
- Ciclosporina tópica$^+$
- Dapsona$^+$
- Dermabrasão$^\$$
- Esteróides, orais$^\$$, tópicos$^\$$
- Etretinato$^+$

- Excisão ampla e enxerto$^+$
- *Laser* de CO_2 de pulso curto$^+$
- *Laser* de érbio:YAG$^+$
- Metotrexato$^+$
- Tacrolimo tópico$^+$
- Talcacitol$^+$

DOENÇA ENXERTO-*VERSUS*-HOSPEDEIRO

DEFINIÇÃO

A doença enxerto-*versus*-hospedeiro (DEVH) é induzida por linfócitos T imunocompetentes do doador transferidos para hospedeiros alogênicos incapazes de rejeitá-las. As fontes dos linfócitos T incluem principalmente transplantes de células-tronco do sangue periférico e de medula óssea, e, infreqüentemente, produtos sangüíneos não irradiados, transplantes de órgãos sólidos e enxertia linfocitária materno-fetal. Há 2 formas principais de DEVH — aguda e crônica — originalmente definidas com base no tempo de apresentação. A DEVH crônica cutânea é dividida nas formas liquenóide e esclerodermóide.

Aractingi S. *Arch Dermatol.* 1998; 134: 602.

OPÇÕES DE TRATAMENTO

- Azatioprina$^\$$
- Ciclosporina$^\wedge$
- Clofazimina$^\$$
- Daclizumab*
- Etretinato$^\$$
- Fotoférese$^\$$
- Hidroxicloroquina$^+$
- Imunoglobulina intravenosa*
- Infliximab$^\$$
- Metotrexato$^\wedge$
- Micofenolato mofetil$^+$
- PUVA$^\$$
- Tacrolimo tópico$^\$$, oral$^\wedge$
- Talidomida$^\$$
- UVB$^\$$

EPIDERMÓLISE BOLHOSA

DEFINIÇÃO

A epidermólise bolhosa (EB) herdada abrange muitas doenças clinicamente distintas que compartilham 3 características principais: transmissão genética, fragilidade mecânica cutânea e formação de bolhas. Há 3 formas principais de EB herdada — simples (ceratinas 5 e 14, plectina), juncional (laminina-5, α-6-β-4-integrina) e distrófica (colágeno tipo VII) — que diferem no sítio ultra-estrutural na pele no qual as bolhas se formam.

Fine JD. *J Am Acad Dermatol.* 2000; 42: 1051.

OPÇÕES DE TRATAMENTO

- Apligraf®$
- Auto-enxertos epidérmicos$
- Ciproeptadina^
- Cloreto de alumínio+
- Esteróides orais+, tópicos$
- Evitar trauma e infecção
- Fenitoína$
- Glutaraldeído+
- Isotretinoína+
- Mupirocina$
- Orcel®*
- Tetraciclina para variedade de Weber-Cockayne da epidermólise bolhosa simples^

EPIDERMÓLISE BOLHOSA ADQUIRIDA

DEFINIÇÃO

A epidermólise bolhosa adquirida (EBA) é uma rara doença bolhosa subepidérmica adquirida associada à auto-imunidade ao colágeno tipo VII, o principal componente das fibrilas de ancoragem da junção dermoepidérmica. A EBA é caracterizada por bolhas acrais que curam com cicatrização atrófica, *milia* e hiper ou hipopigmentação localizada em superfícies propensas a trauma, especialmente os cotovelos, joelhos e dorsos das mãos. O comprometimento das mucosas é variável. A imunofluorescência direta (IFD) mostra um depósito linear de IgG ao longo da membrana basal. Preparações de pele perilesional submetidas à clivagem dermoepidérmica mostram os depósitos imunes tipicamente localizados no lado dérmico.

Fine JD. *N Engl J Med.* 1995; 333: 1475.

OPÇÕES DE TRATAMENTO

- Azatioprina+
- Ciclofosfamida+
- Ciclosporina+
- Clorambucil+
- Colchicina+
- Daclizumab+
- Dapsona+
- Esteróides, orais+, tópicos+
- Fotoférese+
- Imunoglobulina intravenosa+
- Metotrexato+
- Micofenolato mofetil+
- Ouro+
- PUVA+
- UVB+

ERITEMA MULTIFORME

DEFINIÇÃO

O eritema multiforme é uma reação exantematosa recidivante autolimitada, usualmente branda, cutânea que é mais freqüentemente relacionada com infecção recorrente pelo vírus do herpes simples. É caracterizada clinicamente por placas em forma de alvo distribuídas acralmente, e os pacientes freqüentemente apresentam também lesões nas mucosas.

Assier H. *Arch Dermatol.* 1995; 131: 539.

OPÇÕES DE TRATAMENTO

- Aciclovir^
- Azatioprina$
- Cimetidina+
- Esteróides orais*, tópicos*, intramusculares+
- Imunoglobulina intravenosa$
- Micofenolato mofetil+
- Talidomida$
- Valaciclovir+

ESCABIOSE

DEFINIÇÃO

Escabiose é o termo que designa a infestação pelo ácaro *Sarcoptes scabiei humanus*. A doença é encontrada em todo o mundo, em todas as raças e todos os grupos etários. Pode ser transmitida sexualmente bem como por contatos próximos não sexuais de pele com pele, especialmente na família e na escola. A marca característica da escabiose é prurido intenso, mais forte à noite. Variedades são a escabiose incógnita, em pacientes tomando glicocorticóides; a escabiose crostosa (norueguesa), vista principalmente em pacientes imunossuprimidos; e a rara escabiose bolhosa, em crianças e adultos, nos quais ela é quase indistinguível do penfigóide bolhoso.

Meinking TL. *N Engl J Med.* 1995; 333: 26.

OPÇÕES DE TRATAMENTO

- Enxofre 5–10% em base vaselina^
- Ivermectina^
- Lindano*
- Permetrina*
- Tiabendazol$

ESCLERODERMIA

DEFINIÇÃO

A esclerodermia é uma doença crônica de etiologia desconhecida que afeta a microvasculatura e o tecido conjuntivo e é caracterizada clinicamente por deposição de tecido fibroso e obliteração de vasos na pele, pulmões, trato gastrintestinal, rins e coração. Os espessamento e endurecimento difusos cutâneos na forma sistêmica de esclerodermia são acompanhados por fibrose e obliteração vascular de órgãos internos. Sua evolução freqüentemente é progressiva e ocasionalmente fatal. A forma limitada tem um padrão restrito de comprometimento e não afeta órgãos internos.

Marmont AM. *Annu Rev Med.* 2000; 51: 115.

OPÇÕES DE TRATAMENTO

- Alprostadil[^]
- Azatioprina[$]
- Becaplermina[$] (úlceras)
- Calcipotrieno[$] (cutânea)
- Ciclofosfamida[$]
- Ciclosporina[^] (para esclerodermia linear)[+]
- Cimetidina[+] (esofagite)
- Clorambucil[^]
- Colchicina[$]
- Diltiazem[$] (*calcinosis cutis*, fenômeno de Raynaud)
- Epoprostenol (pulmonar)[^]
- Estanozolol[^]
- Etanercept[$]
- Evitar o frio (fenômeno de Raynaud)
- Fotoférese[$]
- Hidroxicloroquina[+]
- Iloprost[^]
- Infliximab[+]
- Inibidores da bomba de prótons (gastrintestinal)[$]
- Inibidores da enzima conversora de angiotensina (renal)[^]
- Interferon gama[$]
- Metotrexato[^]
- Minociclina[$] (cutânea)
- Penicilamina[^]
- Pentoxifilina[$]
- PUVA[$]
- Relaxina[^]
- Talidomida[$]
- UVA para esclerose acral[$]
- Warfarin[$]

ESTOMATITE AFTOSA

DEFINIÇÃO

Estomatite aftosa recorrente é a mais comum condição ulcerativa oral e provavelmente é um distúrbio multifatorial influenciado por uma multiplicidade de fatores predisponentes do hospedeiro, incluindo trauma, deficiências de hematínicos, flutuações hormonais, estresse psicológico, agentes infecciosos, hipersensibilidade alimentar, fatores genéticos, infecção por HIV, e enteropatia glúten-sensível. Há 3 tipos de úlceras: pequena, grande e em padrão herpetiforme (não relacionada com infecção por herpes).

Porter SR. *Clin Dermatol.* 2000; 18: 569.

OPÇÕES DE TRATAMENTO

- Bochecho mágico^{+}
- Ciclosporina$^{\wedge}$
- Colchicina$^{\wedge}$
- Dapsona$^{\wedge}$
- Esteróides, tópicos$^{\wedge}$, orais$^{\$}$, inalados, intralesionais
- Etanercept^{+}
- Interferon alfa 2B$^{\wedge}$
- Lidocaína tópica^{+} (alívio da dor)
- Metotrexato$^{\$}$
- Pentoxifilina$^{\$}$
- Sucralfato tópico$^{\wedge}$
- Talidomida$^{\wedge}$

GRANULOMA ANULAR

DEFINIÇÃO

O granuloma anular é uma dermatose benigna, usualmente autolimitada, de etiologia desconhecida, caracterizada por pápulas dérmicas necrobióticas que freqüentemente assumem configuração anular. As variedades clínicas incluem formas localizada, generalizada, micropapular, nodular, perfurante, em placa e subcutânea. Há uma rara associação com linfoma e diabetes melito.

Fayyazi A. *Arch Dermatol Res.* 2000; 292: 384.

OPÇÕES DE TRATAMENTO

- Ciclosporina^{+}
- Clofazimina^{+}
- Clorambucil$^{\$}$
- Cloroquina$^{\$}$
- Criocirurgia$^{\$}$
- Dapsona^{+}
- Esteróides intralesionais$^{\$}$, tópicos^{+}
- Hidroxicloroquina$^{\$}$
- Imiquimod^{+}
- Interferon alfa^{+} (em paciente com hepatite C)

- Isotretinoína+
- *Laser* de CO_2+
- Nicotinamida+
- Pentoxifilina+
- PUVA$
- Tacrolimo tópico+
- UVA$

ICTIOSE

DEFINIÇÃO

As ictioses são doenças da queratinização, com diferenciação e descamação anormais da epiderme. Representam um grupo clinicamente grande e etiologicamente heterogêneo que compartilha descamação generalizada cutânea. Características clínicas, herança e anormalidades estruturais e bioquímicas ajudam a diferenciar estas doenças.

Irvine AD. *Br J Dermatol.* 1999; 140: 815.

OPÇÕES DE TRATAMENTO

- Ácido salicílico$
- Acitretina$
- Calcipotrieno^ (ligada ao X e congênita)
- Emolientes
- Isotretinoína$
- Lactato de amônio*
- Metotrexato+ (eritrodermia ictiosiforme congênita bolhosa e não bolhosa)
- Tretinoína tópica$
- Uréia^

LINFOMA CUTÂNEO DE LINFÓCITOS T

DEFINIÇÃO

O termo *linfoma cutâneo de linfócitos T* (LCTC) descreve um grupo heterogêneo de neoplasias de linfócitos T que se localizam na pele que mostram considerável variação na apresentação clínica, aspecto histopatológico, imunofenótipo e prognóstico. Micose fungóide e síndrome de Sézary representam mais de 60% dos LCTC. As células do LCTC que se abrigam na pele são mais bem delineadas de outros linfócitos T por um receptor exclusivo da superfície celular chamado antígeno associado ao linfócito cutâneo (CLA).

SISTEMA DE ESTADIAMENTO DO LCTC

T (pele)	T1	Área (*patch*), placa < 10%
	T2	Área (*patch*), placa > 10%
	T3	Tumores
	T4	Eritrodermia generalizada
N (linfonodos)	N0	Clinicamente não comprometidos
	N1	Aumentados, histopatologicamente não comprometidos
	N2	Clinicamente não comprometidos, histopatologicamente comprometidos
	N3	Aumentados e histopatologicamente comprometidos
M (vísceras)	M0	Ausência de comprometimento
	M1	Comprometimento
B (sangue)	B0	Ausência de células de Sézary circulantes (< 5%)
	B1	Células de Sézary circulantes (> 5%)
IA	T1, N0, M0	
IB	T2, N0, M0	
IIA	T1-2, N1, M0	
IIB	T3, N0-1, M0	
IIIA	T4, N0, M0	
IIIB	T4, N1, M0	
IVA	T1-4, N2-3, M0	
IVB	T1-4, N0-3, M1	

Willemze R. *Blood.* 1997; 90: 354.

OPÇÕES DE TRATAMENTO

- Acitretina[^], com interferon alfa[^]
- Alentuzumab[$]
- Alitretinoína[$]
- Atorvastatina[$] (com bexaroteno)
- Banho de elétrons corporal total[$], com mecloretamina[^]
- Bexaroteno tópico (IA,[+] IB,[*] 2A[$]), oral[*]
- Calcipotrieno[+]

- Carmustina (BCNU®)[$]
- CHOP (ciclofosfamida, doxorrubicina, vincristina, prednisona)[$]
- Ciclofosfamida[*]
- Ciclosporina com associada ciclofosfamida/doxorrubicina/vincristina/prednisona, prednisona para LCTC subcutâneo infantil[*]
- Clorodesoxiadenosina (Cladribine®)[$]
- COP (ciclofosfamida, vincristina, prednisona)[$]
- Denileucina diftitox[*]
- Doxil®[$]
- Esteróides, tópicos[*] (área)
- Etoposida (VP16)[^]
- Fotoférese[*]
- Imiquimod[+] (IA)
- Interferon alfa 2A[^], 2B[$]
- Irradiação X[$]
- Isotretinoína[$], associada com interferon alfa[$]
- Mecloretamina[$], associada com feixe de elétrons[^]
- Metotrexato[$]
- Pentostatina[^]
- PUVA associada com bexaroteno oral[+]
- PUVA[*]
- Tazaroteno gel para estádio de área/placa[$]
- Terapia fotodinâmica associada com ácido aminolevulínico (ALA) tópico para linfoma de grandes células anaplásticas CD30-positivas estádio IB, 2B, para linfoma de grandes células anaplásticas CD30 positivas estádios 1B, 2B
- Transplante de células-tronco sangüíneas periféricas[$]
- UVA[*] (IB-III)
- UVB[$] (IA, IB), banda estreita[$]

LIPODERMATOSCLEROSE (HIPODERME ESCLEROSANTE)

DEFINIÇÃO

A lipodermatosclerose é uma forma aguda ou crônica de paniculite das extremidades inferiores que resulta de insuficiência venosa. Isto leva ao retorno venoso diminuído e sedimentação do sangue nos capilares lobulares, resultando em isquemia panicular, necrose da gordura e fibrose. Na fase aguda, há dor, calor, eritema, descamação e alguma enduração. Na fase crônica, há acentuada esclerose da derme e subcutânea, com hiperpigmentação devida à deposição de hemossiderina. A perna freqüentemente assume uma aparência de "garrafa de champanha invertida".

Kirsner RS. *J Am Acad Dermatol.* 1993; 28: 623.

OPÇÕES DE TRATAMENTO

- Estanozolol^
- Meias elásticas compressivas^
- Oxandrolona+

LÍQUEN ESCLEROSO E ATRÓFICO

DEFINIÇÃO

O líquen escleroso e atrófico é uma doença inflamatória crônica que afeta preferencialmente a região anogenital, embora qualquer local cutâneo possa ser afetado. Prurido é o sintoma mais freqüente e os principais sinais clínicos são palidez, atrofia, fissuras e focos de hiperceratose. Bolhas ocorrem raramente. Devido ao risco aumentado de desenvolvimento de carcinoma espinocelular, os pacientes necessitam de acompanhamento a longo prazo.

Powell JJ. *Lancet* 1999; 353: 1777.

OPÇÕES DE TRATAMENTO

- Acitretina^
- Calcipotrieno+
- Cloroquina+
- Estanozolol$
- Esteróides intralesionais+, tópicos$, orais+
- Hidroxicloroquina+
- Penicilina+
- PUVA$
- Tacrolimo tópico para o corpo+, tópico para lesões vulvares+, anogenitais$
- Terapia fotodinâmica$
- Testosterona tópica^ (para uso em mulheres normoandrogênicas)
- Tretinoína+
- UVA+

LÍQUEN PLANO

DEFINIÇÃO

O líquen plano é uma doença inflamatória idiopática da pele, pêlos, unhas e mucosas que se manifesta clinicamente com pápulas e placas poligonais achatadas, violáceas, pruríticas, mais freqüentes nos punhos, antebraços, genitália, área sacra e extremidades inferiores distais. As variedades clínicas incluem anular, bolhoso, hipertrófico, linear, ulcerativo e líquen plano pilar.

Spandau U. *J Invest Dermatol.* 1998; 111: 1003.

OPÇÕES DE TRATAMENTO

- Acitretina^
- Azatioprina+
- Becaplermina+ (variedade ulcerada)
- Ciclosporina+ (líquen plano pilar+)
- Cloroquina+ (para comprometimento oral)
- Esteróides orais^, tópicos^, intralesionais+, intramusculares+
- Fotoférese$ (variedade erosiva)
- Griseofulvina$
- Hidroxicloroquina$ (para comprometimento oral)
- Isotretinoína (para comprometimento oral$, para comprometimento cutâneo+)
- *Laser* excimer de 308 nm$ (para comprometimento oral)
- Metotrexato+
- Micofenolato mofetil+ (para comprometimento oral)
- Pimecrolimo+
- PUVA$
- Tacrolimo, tópico$ (para comprometimento oral)
- Talidomida+ (variedade erosiva)
- Tretinoína, tópica^ (para comprometimento oral)
- UVA$
- UVB$

LÍQUEN SIMPLES CRÔNICO

DEFINIÇÃO

O liquens simples crônico é uma doença que resulta do ato de coçar excessivamente a pele, mais freqüentemente visto em adultos acima de 60 anos. As lesões se apresentam como placas espessadas hiperpigmentadas, liquenificadas, muitas vezes vistas na nuca, superfícies extensoras dos antebraços e pernas, e na região genital.

Koo J., em *Dermatology*, por Bolognia J e colaboradores. Mosby 2003; 8: 117.

OPÇÕES DE TRATAMENTO

- Anti-histamínicos$
- Botox®$
- Capsaicina+
- Doxepina tópica+
- Emolientes
- Esteróides tópicos^, intralesionais^
- Excluir distúrbio psicológico
- Tacrolimo, tópico$

LÚPUS ERITEMATOSO

DEFINIÇÃO

O lúpus eritematoso (LE) é uma doença multissistêmica que afeta proeminentemente a pele. As lesões cutâneas são fonte de incapacidade e, em muitas ocasiões, um indicador de doença interna. Existem diversas variedades de lúpus cutâneo, definidas em parte pela localização e profundidade do infiltrado inflamatório. Histopatologicamente, o lúpus eritematoso sistêmico (LES) compromete principalmente a epiderme e a derme superior e é associado à doença sistêmica. Lúpus eritematoso cutâneo subagudo (LECS) compromete principalmente a epiderme e a derme superior e se associa com auto-anticorpos anti-Ro e fotossensibilidade. Lúpus eritematoso discóide (LED) compromete a epiderme, derme superior e inferior, e estruturas anexiais, e freqüentemente cicatrizes.

Callen JP. *Lupus*. 1997; 6: 203.

OPÇÕES DE TRATAMENTO

LÚPUS BOLHOSO

- Ciclosporina+
- Dapsona$
- Esteróides, orais$
- Metotrexato+

LÚPUS DISCÓIDE

- Acitretina[$]
- Azatioprina[+]
- Clofazimina[$]
- Crioterapia[+]
- Danazol[+]
- Dapsona[+]
- Esteróides intralesionais[$], tópicos[$], orais[$]
- Filtro solar[$]
- Fotoférese[+]
- Hidroxicloroquina[^], associada com quinacrina[$]
- Imiquimod[+]
- Interferon alfa 2A[$], 2B[$]
- Isotretinoína[$]
- Metotrexato[$]
- Micofenolato mofetil[+]
- Quinacrina[^]
- Tacrolimo tópico[+]
- Talidomida[$]
- Tazaroteno[+]

LÚPUS HIPERTRÓFICO

- Acitretina[+]
- Esteróides intralesionais[$]
- Isotretinoína[+]
- *Laser* de érbio:YAG[+]
- Talidomida[+]
- Tretinoína, tópica[+]

LÚPUS PANICULITE

- Azatioprina[+]
- Ciclofosfamida[+]
- Ciclosporina[+]
- Cloroquina[+]
- Dapsona[+]
- Esteróides, orais[$], tópicos[+]
- Hidroxicloroquina[+]
- Quinacrina[+]
- Talidomida[+]

LÚPUS SUBAGUDO

- Acitretina[$]
- Dapsona[+]

- Esteróides intralesionais[$], tópicos[+], orais[$]
- Fotoférese[+]
- Interferon alfa 2 A[$]
- Isotretinoína[$]
- Metotrexato[$]
- Micofenolato mofetil[+]
- Quinacrina[+]
- Talidomida[$]

LÚPUS SISTÊMICO

- Azatioprina[^]
- Ciclofosfamida, renal[^], pulmonar/ocular/cerebral[$]
- Ciclosporina[$]
- Clorambucil, nefrite[^]
- Cloroquina[*]
- Danazol[$] (trombocitopenia)
- Fotoférese[$]
- Hidroxicloroquina[*]
- Imunoglobulina intravenosa[$]
- Leflunomida[$]
- Metotrexato[^]
- Micofenolato mofetil[$]
- Quinacrina[^]
- Transplantes de medula óssea[$]

MELANOMA

DEFINIÇÃO

O melanoma resulta da transformação maligna de melanócitos. Os melanócitos são derivados do pico neural e produzem melanina. Durante a vida embrionária, células precursoras conhecidas como melanoblastos migram para a camada basal da epiderme e, menos freqüentemente, para a derme e glândulas sebáceas. O melanoma pode originar-se de melanócitos localizados nestes lugares e de melanócitos alterados, chamados células névicas, em certas lesões precursoras.

Rigel DS. *Skin Cancer Found J*. 2001; 19: 13.

ESTADIAMENTO

IA	Tumor < 1 mm sem ulceração Clark II/III Ausência de comprometimento de linfonodo ou metástase

IB	Tumor < 1 mm com ulceração, ou tumor 1,01–2 mm sem ulceração
	Clark IV/V
	Ausência de comprometimento de linfonodo ou metástase
IIA	Tumor 1,01–2 mm com ulceração, ou tumor 2,01–4 mm sem ulceração
	Ausência de comprometimento de linfonodo ou metástase
IIB	Tumor 2,01–4 mm com ulceração, ou tumor > 4 mm sem ulceração
	Ausência de comprometimento de linfonodo ou metástase
IIC	Tumor > 4 mm com ulceração
	Ausência de comprometimento de linfonodo ou metástase
IIIA	Tumor de qualquer espessura sem ulceração 1–3 linfonodos positivos
	Micrometástase
IIIB	Tumor de qualquer espessura sem ulceração, 1–3 linfonodos positivos, macrometástase
	Tumor de qualquer espessura com ulceração, 1–3 linfonodos positivos, micrometástase
	Tumor de qualquer espessura sem ulceração, 2–3 linfonodos positivos, metástase em trânsito, ausência de metástase em linfonodo
IIIC	Tumor de qualquer espessura com ulceração, 1–3 linfonodos positivos, macrometástase
	Tumor de qualquer espessura, 4 ou mais linfonodos positivos ou linfonodos emaranhados ou metástase em trânsito com linfonodos metastáticos
IV	Tumor de qualquer espessura, qualquer número de linfonodos comprometidos, qualquer tipo de metástase

Bach CM. *J Clin Oncol.* 2001; 19:3635.

PROFUNDIDADE	NÍVEL DE CLARK	NÍVEL ANATÔMICO	SOBREVIDA DE 5 ANOS
In situ	I	Epiderme	100%
< 0,75 mm	II	Derme papilar	97%
0,76–1,5 mm	III	Derme papilar-reticular	92%
1,51–4 mm	IV	Derme reticular	76–62%
> 4 mm	V	Tecido subcutâneo	52%
> 8 mm			32%

Diretrizes atuais da AAD.

PROFUNDIDADE	MARGENS CIRÚRGICAS	BIÓPSIA DE LINFONODO SENTINELA
In situ	0,5 cm	Não
< 1 mm	1 cm	Não
1–2 mm	1 cm	Sim
> 2 mm	2 cm	Não

Se o paciente for assintomático, exame físico for normal e o melanoma for ≤ 4 mm, nenhum levantamento será necessário. Caso contrário, o levantamento será baseado nos achados clínicos e profundidade > 4 mm (radiografia de tórax, TCs, hemograma completo, testes de função hepática, e dosagem de desidrogenase láctica).

Diretrizes atuais da AAD.

OPÇÕES DE TRATAMENTO

O tratamento cirúrgico é sempre a modalidade preferida. Outros tratamentos são complementares ou paliativos.

- Ácido azelaico$
- Excisão com margens apropriadas, com ou sem biópsia do linfonodo sentinela
- Hidroxiuréia*
- Imiquimod com ou sem metástase,+ lentigo maligno amelanótico+, lentigo maligno+
- Interferon alfa 2B*
- Interferon gama^
- Melfalan^ (metástase)
- Radioterapia e quimioterapia paliativos em caso de metástases
- Tazaroteno gel para lentigo maligno+
- Vincristina^ (metástase)

MOLUSCO CONTAGIOSO

DEFINIÇÃO

O molusco contagioso (MC) é uma infecção viral benigna comum cutânea que geralmente afeta crianças. A transmissão ocorre através do contato de pele com pele e, menos comumente, por fômites. Em adultos o MC pode ser transmitido sexualmente. Lesões grandes, em maior número ou mesmo disseminadas podem ser vistas em pacientes com AIDS. As lesões de MC são pápulas peroladas firmes, umbilicadas, com superfície cérea, podem ocorrer em qualquer local da superfície cutânea mas são mais comuns nas flexuras de pele e na região genital. O MC é um membro do gênero *Molluscipox* dos *Poxviridae*.

Skinner RB. *Pediatr Dermatol.* 2000; 17: 420.

OPÇÕES DE TRATAMENTO

- Cantaridina$
- Cidofovir$
- Cimetidina$
- Crioterapia^
- Curetagem$
- Imiquimod$
- *Laser* de CO_2+
- *Laser* pulsado colorido$

MORFÉIA

DEFINIÇÃO

A morféia é uma doença inflamatória clinicamente distinta, principalmente da derme e gordura subcutânea, que em última análise leva à esclerose semelhante a uma cicatriz. A esclerose pode estender-se profundamente adentro da gordura ou estruturas subjacentes, causando uma deficiência. As lesões ativas podem ter uma borda lilás, enquanto as lesões inativas freqüentemente se tornam hiperpigmentadas. Morféia pode ser associada ao líquen escleroso e atrófico. Não há uma doença sistêmica associada.

Mayes MD. *Semin Cutan Med Surg.* 1998; 17: 22.

OPÇÕES DE TRATAMENTO

- Calcipotrieno$
- Cloroquina+
- Esteróides tópicos$, orais+, intralesionais+
- Fotoférese+
- Hidroxicloroquina+
- Metotrexato$
- Penicilina+
- PUVA$
- Terapia fotodinâmica+
- Tretinoína, tópica+
- UVA$

NECROBIOSE LIPOÍDICA

DEFINIÇÃO

A necrobiose lipoídica (NL) é caracterizada por placas bem circunscritas, duras, deprimidas, céreas, com orlas periféricas palpáveis castanho-avermelhado e centros atróficos castanho-amarelados que contêm telangiectasias. A localização mais comum é nas regiões tibiais anteriores. Ulceração pode ocorrer após trauma. A proporção de pacientes com diabetes melito e NL varia de 14 a 65%, e a patogenia é desconhecida.

O'Toole EA. *Br J Dermatol.* 1999; 140: 283.

OPÇÕES DE TRATAMENTO

- Becaplermina^ (para úlceras)
- Ciclosporina+
- Clofazimina+
- Estanozolol+
- Esteróides intralesionais+, tópicos+, orais+
- Fator estimulador de colônias de granulócitos-macrófagos+
- Micofenolato mofetil+
- Niacinamida+
- Pentoxifilina+
- Peróxido de benzoíla+
- PUVA+
- Tacrolimo, tópico+
- Tretinoína, tópica+

NECRÓLISE EPIDÉRMICA TÓXICA

DEFINIÇÃO

A necrólise epidérmica tóxica (NET) é uma rara reação aguda mucocutânea de evolução rápida, potencialmente fatal, caracterizada por dor ao contato, eritema, necrose e esfoliação mucocutânea extensa da epiderme. A NET é quase sempre relacionada a uma droga e as medicações mais freqüentemente envolvidas são sulfas, antiinflamatórios não esteroidais, antibióticos e antiepilépticos. A NET usualmente ocorre 7–21 dias depois de iniciada a droga responsável. A esfoliação é devida à morte extensa de ceratinócitos por apoptose mediada pela interação do par de ligantes ao receptor Fas-FasL. A taxa de mortalidade é de 25–35%, mas pode ser mais alta. Em alguns grupos o risco de óbito pode ser predito acuradamente aplicando-se o escore de gravidade da doença (SCORTEN).

Viard I. *Science.* 1998; 282: 490.

CLASSIFICAÇÃO

	ERITEMA MULTIFORME MENOR	SÍNDROME DE STEVENS JOHNSON	SUPERPOSIÇÃO SSJ/NET	NET COM PLACAS	NET
Separação	< 10%	< 10%	10–30%	< 30%	< 10%
Alvos típicos	+	–	–	–	–
Alvos atípicos	Elevados	Planos	Planos	Planos	Planos
Placas	–	+	+	+	–

Bastuji-Garin S. *Arch Dermatol.* 1993; 129: 92.

SCORTEN

- Idade > 40 anos
- Presença de neoplasia
- Pulso > 120 bpm
- Glicose > 252 meq/L
- Uréia > 27 meq/L
- Bicarbonato < 20 meq/L
- Área de superfície corporal > 10%

Estes valores são registrados dentro das primeiras 24 horas da admissão no hospital. O paciente ganha um ponto para cada critério presente.

TOTAIS DOS CRITÉRIOS	RISCO DE MORTALIDADE%
0–1	3,2%
2	12,1%
3	35,3%
4	59,3%
5+	90%

Bastuji-Garin S. *J Invest Dermatol.* 2000; 115: 149.

OPÇÕES DE TRATAMENTO

- Acetilcisteína[+]
- Ciclofosfamida[+]
- Ciclosporina[+]
- Esteróides, orais[*], pulso[+]
- Imunoglobulina intravenosa[$]

- Infliximab+
- Pentoxifilina+
- Plasmaférese$
- Suspensão imediata da medicação causadora$
- Tratamento suportivo^

NEURALGIA PÓS-HERPÉTICA

DEFINIÇÃO

A neuralgia pós-herpética (NPH) é uma complicação do herpes zoster caracterizada por dor que persiste após a cura da erupção. Inflamação na pele desencadeia sinais nociceptivos que amplificam ainda mais a dor cutânea. A lesão dos neurônios na medula espinal, gânglio e nervo periférico é importante na patogenia da NPH. As alterações anatômicas e funcionais responsáveis pela NPH parecem ser estabelecidas precocemente na evolução do herpes zoster.

Kost RG. *N Engl J Med.* 1996; 335: 32.

OPÇÕES DE TRATAMENTO

- Aciclovir, valaciclovir, fanciclovir^ (encurtam a duração da doença)
- Adriamicina, intraneural$
- Amitriptilina^
- Bloqueios nervosos$
- Capsaicina*
- Esteróides, orais$ (prevenção), intratecais+
- Gabapentina^
- Lidocaína, tópica^
- Narcóticos (morfina$, oxicodona^, tramadol^)
- Nortriptilina^
- Talidomida+
- Vincristina^

PÁPULAS E PLACAS URTICARIFORMES PRURIGINOSAS DA GRAVIDEZ

DEFINIÇÃO

Pápulas e placas urticariformes pruriginosas da gravidez (PPUPG) é uma dermatose intensamente prurítica comum que usualmente ocorre tardiamente no terceiro trimestre e tipicamente afeta primigestas. Clinicamente é caracterizada pelo surgimento de pápulas diminutas no abdome, freqüentemente começando nas estrias gravídicas, mas logo coalescendo para formar grande placas eritematosas em torno do umbigo. A ocorrência de PPUPG no período do pós-parto imediato é rara, não costuma recidivar em gravidezes subseqüentes e não está associada com comprometimento fetal.

Kroumpouzos G. *J Am Acad Dermatol.* 2001; 45: 1.

OPÇÕES DE TRATAMENTO

- Anti-histamínicos^{+}
- Esteróides, orais^{+}, tópicos$^{\$}$

PAPULOSE LINFOMATÓIDE

DEFINIÇÃO

A papulose linfomatóide (PLi) é uma doença de pele papulonecrótica ou papulonodular crônica, recorrente, autolimitada com características histopatológicas sugestivas de um linfoma maligno (CD30-positivo). A lesão de pele típica na PLi são pápulas e nódulos castanho-avermelhados que podem desenvolver hemorragia central, necrose e crostas e subseqüentemente desaparecer espontaneamente dentro de 3–8 semanas. Três tipos histopatológicos de PLi foram descritos: tipo A com linfócitos T CD30-positivos semelhantes às de Reed-Sternberg, tipo B com células CD30-negativas com núcleos cerebriformes, e tipo C com grandes linfócitos T CD30-positivos.

Willemze R. *Blood.* 1997; 90: 354.

OPÇÕES DE TRATAMENTO

- Bexaroteno, tópico$, oral+
- Carmustina$
- Esteróides intralesionais+, tópicos+
- Etoposida+
- Fotoférese+
- Irradiação por banho de elétrons$
- Mecloretamina$
- Metotrexato$
- PUVA$

PARAPSORÍASE

DEFINIÇÃO

O termo parapsoríase engloba um grupo de doenças caracterizado por erupção cutânea inflamatória descamativa persistente. Duas características clínico-patológicas permitem afastar o grupo da parapsoríase de outras dermatoses puramente inflamatórias: (1) a relação com lesões linfoproliferativas malignas e (2) a coexistência e/ou superposição de entidades, incluindo parapsoríase de pequenas placas, parapsoríase de grandes placas e pitiríase liquenóide. Há predominância de linfócitos T CD4+ no infiltrado, e a clonalidade dominante de linfócitos T é demonstrável em muitos casos.

Rook AH. *Blood.* 1999; 94: 902.

OPÇÕES DE TRATAMENTO

- Anti-histamínicos+
- Bexaroteno tópico$
- Carmustina (BCNU®)$
- Coaltar+
- Esteróides tópicos$
- Mecloretamina (mostarda de nitrogênio)$
- PUVA$
- Tacrolimo, tópico+
- UVB$

PÊNFIGO FOLIÁCEO

DEFINIÇÃO

O pênfigo foliáceo é uma enfermidade bolhosa auto-imune cutânea caracterizada histopatologicamente por bolhas intra-epidérmicas superficiais devidas à acantólise (separação das células epidérmicas) na camada granulosa, e imunopatologicamente por IgG ligada e circulante *in vivo* (anticorpos antidesmogleína-1) dirigida contra a superfície celular dos ceratinócitos. Os pacientes com pênfigo foliáceo têm apenas comprometimento cutâneo, com bolhas flácidas e crostas. O pênfigo eritematoso e o fogo selvagem representam variedades localizada e endêmica, respectivamente.

Jolles S. *Clin Exp Dermatol.* 2001; 26: 127.

OPÇÕES DE TRATAMENTO

- Azatioprina^
- Ciclofosfamida$
- Clorambucil$
- Dapsona$
- Esteróides orais*, tópicos*, pulso^
- Imunoglobulina intravenosa$
- Metotrexato+
- Micofenolato mofetil$
- Niacinamida com tetraciclina+
- Rituximab+

PÊNFIGO PARANEOPLÁSICO

DEFINIÇÃO

O pênfigo paraneoplásico é uma doença auto-imune que quase invariavelmente está ligada a uma enfermidade linfoproliferativa subjacente. As neoplasias mais comumente associadas são linfoma não-Hodgkin (42%), leucemia linfocítica crônica (LLC) (29%), doença de Castleman (10%), timomas malignos e benignos (6%) e sarcoma de células reticulares (6%). O aspecto clínico mais constante do pênfigo paraneoplásico é a presença de estomatite intratável. As lesões cutâneas são completamente polimórficas e podem aparecer como máculas eritematosas, bolhas flácidas e erosões, bolhas tensas, lesões eritema multiforme-símile, e erupções liquenóides. Os anticorpos patogênicos nesta doença são dirigidos contra antígenos intercelulares (plaquinas) e da membrana basal (BPAg1).

Nousari HC. *N Engl J Med.* 1999; 340: 1406.

OPÇÕES DE TRATAMENTO

- Ciclosporina+
- Micofenolato mofetil+
- Plasmaférese+
- Rituximab+
- Esteróides orais+, pulso com ciclofosfamida+
- Tacrolimo, tópico+ (mucosa oral)
- Tratamento da neoplasia subjacente

PÊNFIGO POR IgA

DEFINIÇÃO

O pênfigo por IgA representa um raro grupo de doenças bolhosas intra-epidérmicas auto-imunes que se apresentam com uma erupção vesiculopustulosa, infiltração neutrofílica cutânea, e auto-anticorpos IgA ligados e circulantes *in vivo* contra a superfície dos ceratinócitos. Foram descritos 2 tipos distintos de pênfigo por IgA: dermatose pustulosa subcórnea (DPS) e dermatose neutrofílica intra-epidérmica. Os pacientes acometidos apresentam vesículas flácidas ou pústulas em pele eritematosa ou normal. Os locais mais comuns são axilas e virilhas. O comprometimento das mucosas é raro. Foi demonstrado que os auto-anticorpos IgA no tipo DPS são direcionados contra a desmocolina-1.

Nishikawa T. *Clin Dermatol.* 2000; 18: 315.

OPÇÕES DE TRATAMENTO

- Acitretina+
- Colchicina+
- Dapsona+
- Etretinato+
- Isotretinoína+
- Metotrexato+
- PUVA+
- Sulfapiridina+

PÊNFIGO VULGAR

DEFINIÇÃO

O pênfigo vulgar é uma doença bolhosa auto-imune cutânea e mucosas que se caracteriza histopatologicamente por bolhas intra-epidérmicas devidas a acantólise (separação das células epidérmicas) imediatamente acima da camada basal, e imunopatologicamente por IgG ligada e circulante *in vivo* (anticorpos antidesmogleína-3), dirigida contra a superfície celular dos ceratinócitos. Os pacientes com pênfigo freqüentemente têm erosões nas mucosas, e mais da metade também tem bolhas flácidas e erosões cutâneas. O pênfigo vegetante é uma variedade com lesões elevadas, proliferantes (vegetantes) do pênfigo vulgar.

Enk AK. *Arch Dermatol.* 1999; 135: 54.

OPÇÕES DE TRATAMENTO

- Azatioprina[$]
- Ciclofosfamida[$]
- Ciclosporina[^]
- Clorambucil[$]
- Dapsona[$]
- Esteróides orais[*], pulso[^], tópicos[*]
- Fotoférese[+]
- Hidroxicloroquina[+]
- Imunoglobulina intravenosa[$]
- Metotrexato[$]
- Micofenolato mofetil[$]
- Plasmaférese[^]
- Quinacrina[$]
- Rituximab[+]
- Tacrolimo tópico[+]
- Vincristina[+]

PENFIGÓIDE BOLHOSO

DEFINIÇÃO

O penfigóide bolhoso (PB) é uma dermatose que apresenta bolhas subepidérmicas, usualmente ocorrendo no idoso, caracterizada por grandes bolhas tensas e os achados imunopatológicos de C3 e IgG na zona da membrana basal epidérmica. Todos os pacientes com PB possuem auto-anticorpos contra as moléculas BPAG1 (230 kDa) e BPAG2 (180 kDa) localizadas no hemidesmossomo.

Joly P. *N Engl J Med.* 2002; 346: 321.

OPÇÕES DE TRATAMENTO

- Azatioprina$
- Ciclofosfamida$
- Ciclosporina$
- Clorambucil$
- Dapsona$
- Esteróides, orais^, tópicos*
- Fotoférese+
- Imunoglobulina intravenosa$
- Metotrexato$
- Micofenolato mofetil+
- Nicotinamida e tetraciclina^
- Pimecrolimo, tópico+
- Plasmaférese^
- Tacrolimo, tópico+
- Talidomida+
- Vincristina+

PENFIGÓIDE CICATRICIAL

DEFINIÇÃO

O penfigóide cicatricial é uma rara doença bolhosa subepitelial autoimune crônica caracterizada por lesões erosivas nas mucosas e tegumento que resultam na formação de cicatriz. As lesões comumente comprometem a mucosa oral e conjuntiva. Mucosas nasofaríngea, laríngea, esofágica, genital e retal também podem ser afetadas. Os auto-antígenos identificados no penfigóide cicatricial são dirigidos para BPAG2, laminina-5 (subunidade alfa-3), integrina (subunidade beta-4), M168 e colágeno tipo VII.

Fleming TE. *J Am Acad Dermatol.* 2000; 43: 571.

OPÇÕES DE TRATAMENTO

- Azatioprina^
- Ciclofosfamida^
- Ciclosporina+

- Dapsona$^{\$}$
- Esteróides, orais$^{\$}$, pulso com ciclofosfamida$^{\$}$, tópicos$^{\$}$, intralesionais^{+}
- Etanercept^{+}
- Imunoglobulina intravenosa$^{\$}$
- Micofenolato mofetil$^{\$}$
- Minociclina$^{\$}$, com nicotinamida$^{\$}$
- Sulfapiridina$^{\$}$
- Tacrolimo, tópico para lesões orais^{+}, lesões oculares^{+}
- Talidomida^{+}
- Tetraciclina^{+}, com nicotinamida^{+}+

PENFIGÓIDE GESTACIONAL (HERPES GESTACIONAL)

DEFINIÇÃO

O penfigóide gestacional (PG) é uma rara dermatose bolhosa subepidérmica, inflamatória, polimórfica, prurítica da gravidez e período pós-parto. As IgG1 (o fator HG) e IgG3 são as principais classes de imunoglobulinas dirigidas para o BPAG2 (BP180 ou colágeno tipo XVII). Entretanto, a intensa deposição de C3 na zona de membrana basal cutânea constitui a marca característica diagnóstica.

Chimanovitch I. *J Invest Dermatol.* 1999; 109: 140.

OPÇÕES DE TRATAMENTO

- Ciclofosfamida^{+} (no caso de síndrome de anticorpo antifosfolipídico)
- Ciclosporina^{+}
- Dapsona^{+}
- Esteróides, orais$^{\$}$, tópicos$^{\$}$
- Imunoglobulina intravenosa^{+}
- Metotrexato^{+}
- Ouro^{+}
- Piridoxina^{+}
- Plasmaférese^{+}
- Tetraciclina^{+}

PIODERMA GANGRENOSO

DEFINIÇÃO

O pioderma gangrenoso (PG) é uma rara doença inflamatória destrutiva cutânea na qual um nódulo ou pústula dolorosa se rompe formando uma úlcera que aumenta progressivamente. Há 5 subtipos: bolhoso, ulcerado, vegetante, pustuloso e periestomal. As lesões podem ocorrer na ausência de qualquer doença subjacente aparente ou em associação com uma doença sistêmica, como colite ulcerativa, doença de Crohn, poliartrite e gamopatias. Alguns casos podem ser associados a neoplasias internas (p. ex., leucemia mielógena aguda). O PG já foi descrito como efeito colateral do tratamento com fator estimulador de colônias de granulócitos-macrófagos ou interferon-α2B e em casos onde a interleucina é hiperexpressa no tecido.

Ho VC. *Mayo Clin Proc.* 1996; 71: 1182.

OPÇÕES DE TRATAMENTO

- Apligraf®$^{+}$
- Azatioprina^{+}
- Becaplermina^{+}
- Ciclofosfamida$^{\$}$
- Ciclosporina$^{\$}$
- Clofazimina$^{\$}$
- Clorambucil$^{\$}$
- Colchicina^{+}
- Dapsona$^{\$}$
- Esteróides orais$^{\$}$, tópicos$^{\$}$, pulso^{+}, intralesionais^{+}
- Etanercept$^{\$}$
- Hidroxiuréia^{+}
- Imunoglobulina intravenosa^{+}
- Infliximab$^{\$}$
- Iodeto de potássio^{+}
- Larvas de insetos^{+}
- Mecloretamina^{+}
- Melfalan^{+}
- Metotrexato^{+}
- Micofenolato mofetil^{+}
- Minociclina$^{\$}$
- Peróxido de benzoíla^{+}
- Tacrolimo, tópico$^{\wedge}$
- Talidomida$^{\$}$

PITIRÍASE LIQUENÓIDE

DEFINIÇÃO

A pitiríase liquenóide (PL) é uma dermatose adquirida, idiopática, incomum. Com base em diferenças na morfologia e evolução da doença, foram identificadas variedades aguda (pitiríase liquenóide e varioliforme aguda, ou PLEVA) e crônica (pitiríase liquenóide crônica, ou PLC). A PL é caracterizada por múltiplas pápulas eritematosas descamativas que podem persistir por semanas a meses (PLC) ou irromper e recidivar em exacerbações agudas, muitas vezes acompanhada por vesiculopústulas, ulcerações, sangramento e crostas (PLEVA). PLUH é a rara variedade ulceronecrótica hiperaguda da PLEVA.

Pinton PC. *J Am Acad Dermatol.* 2002; 47: 410.

OPÇÕES DE TRATAMENTO

PITIRÍASE LIQUENÓIDE CRÔNICA

- Ciclosporina+
- Esteróides, tópicos$
- PUVA+
- Tacrolimo, tópico+
- UVA$
- UVB$

PITIRÍASE LIQUENÓIDE E VARIOLIFORME AGUDA

- Coaltar+
- Eritromicina$
- Esteróides, tópicos$, orais+
- Metotrexato$
- PUVA$
- Tacrolimo, tópico+
- Tetraciclina$
- UVA$
- UVB$

PITIRÍASE RÓSEA

DEFINIÇÃO

A pitiríase rósea é uma erupção cutânea papuloescamosa autolimitada aguda com uma evolução típica e constante. A lesão inicial (lesão-mãe) é uma placa primária que é seguida após 1–2 semanas por erupção secundária generalizada com distribuição típica no tronco ao longo das linhas de clivagem (árvore de Natal) e durando cerca de 6 semanas. Variedades menos comuns incluem a inversa, vesicular, purpúrica e pustulosa.

Sharma PK. *J Am Acad Dermatol.* 2000; 42: 241.

OPÇÕES DE TRATAMENTO

- Anti-histamínicos$^+$
- Emolientes$^+$
- Eritromicina$^\wedge$
- Esteróides, tópicos$^+$
- UVB$^\wedge$

PITIRÍASE RUBRA PILAR

DEFINIÇÃO

A pitiríase rubra pilar engloba um grupo de doenças crônicas caracterizado por pápulas foliculares sobre base eritematosa e coalescência de placas vermelho-alaranjadas. A doença também apresenta ilhas de pele poupada e ceratodermia vermelho-alaranjada das palmas e plantas. Foram descritas formas familial e adquirida da doença; a forma adulta clássica é a mais comum. Os tipos clássicos tipicamente têm resolução em 1,5–3 anos. Na histopatologia há paraceratose alternada vertical e horizontal.

Kirby B. *Br J Dermatol.* 2000; 142: 376.

OPÇÕES DE TRATAMENTO

- Acitretina$^\$$
- Azatioprina$^+$
- Calcipotrieno$^+$
- Ciclosporina$^+$
- Danazol$^+$

- Estanozolol[+]
- Isotretinoína[$]
- Metotrexato[$]
- PUVA[+]
- UVA[+]
- UVB[$]

PORFIRIA

DEFINIÇÃO

As porfirias são causadas por deficiências nas enzimas envolvidas no metabolismo da biossíntese do heme. Diversos tipos de porfiria são atualmente conhecidos; eles incluem as porfirias agudas (deficiente em ácido aminolevulínico desidratase [ALA-D], intermitente aguda, variegada, e coproporfiria hereditária) e as não agudas (porfiria cutânea tardia [PCT], protoporfiria eritropoética [PPE] e porfiria eritropoética congênita [PEC]). As alterações cutâneas incluem formação de bolhas, fragilidade cutânea e erosões em locais expostos à luz. *Milia*, hipertricose, hiperpigmentação, alopecia cicatricial e enduração esclerodermóide também podem estar presentes. Alterações cutâneas não são vistas na porfiria intermitente aguda e na ALA-D-deficiente.

Mustajoki P. *Arch Intern Med.* 1993; 153: 2004.

OPÇÕES DE TRATAMENTO

- Acetilcisteína[+] (PPE)
- Agonistas do hormônio regulador do hormônio luteinizante[+] (porfirias agudas)
- Anti-histamínicos[$] (PPE)
- Betacaroteno (PPE)[^], (PEC)[+]
- Carboidratos[$] (porfirias agudas)
- Cloroquina (PCT)[^], (PEC)[+]
- Colchicina (PCT)[^], (PEc)[+]
- Colestiramina[$] (PPE)
- Desferroxamina[$] (PCT)
- Eritropoetina[$] (PCT)
- Esplenectomia[$] (PEC)
- Estanoprotoporfirinas[^] (porfirias agudas)
- Flebotomia[^] (PCT)
- Heme arginato[^] (porfirias agudas)
- Hidroxicloroquina[^] (PCT)
- Interferon[+] (PCT)
- PUVA[$] (PPE)

- Transfusões de eritrócitos[$] (PEC)
- Transplante de fígado[$] (PPE)
- Transplante de medula óssea[+] (PEC)
- UVB de banda curta[$] (PPE)
- Vitamina C (PCT)[$], (PPE)[^]
- Vitamina E (PEC)[$], (PCT)[$]

PRURIDO

DEFINIÇÃO

Prurido (coceira) é o sintoma predominante em doenças cutâneas e pode ser mais bem definido como uma sensação que leva a um desejo de coçar. Prurido em estados de doença pode originar-se na pele (pruritoceptivo) ou no sistema nervoso central e/ou periférico (neuropático ou neurogênico). Mediadores podem atuar perifericamente (histamina) e centralmente (peptídeos opióides).

Caterina MJ. *Nature.* 1997; 389: 816.

OPÇÕES DE TRATAMENTO

- Capsaicina[^] (psoríase)
- Cetirizina[^] (queimaduras, picadas de insetos)
- Ciproeptadina[^] (histamínico)
- Colestiramina (policitemia vera, anemia falciforme, dermatite herpetiforme, porfiria)[+], (colestase, colestase da gravidez, uremia, insuficiência hepática)[^]
- Danazol[$] (síndrome mielodisplásica)
- Difenidramina[^] (histamínico, morfina)
- Doxepina, oral[^] (HIV, alérgico), tópica[^] (atópico)
- Estanozolol[$] (cirrose biliar primária)
- Esteróides, tópicos[*]
- Estrôncio[^]
- Gabapentina[+] (prurido braquiorradial)
- Hidroxizina[*]
- Lidocaína tópica[$] (queimadura)
- Loção mentolada[^]
- Loratadina[^] (mordida de mosquito)
- Naloxona[^] (colestase)
- Naltrexona[^] (colestase, uremia)
- Tacalcitol[$]
- Talidomida[^] (crônico, urêmico)
- Tratamento da causa subjacente
- UVB[$] (hemodiálise, HIV, policitemia *vera*, colestase)

PRURIGO NODULAR

DEFINIÇÃO

Prurigo nodular é uma alteração cutânea que resulta do ato de repetitivamente esfregar, coçar e ferir devido a estímulos pruritogênicos. Clinicamente o prurigo nodular se apresenta como um ou mais nódulos em forma de abóbada que freqüentemente tem sua superfície erosada com escamas e crostas. Eosinófilos, que contêm proteína catiônica eosinofílica e neurotoxina derivada dos eosinófilos, estão aumentados na derme subjacente.

Stander S. *J Am Acad Dermatol.* 2001; 44: 471.

OPÇÕES DE TRATAMENTO

- Anti-histamínicos
- Calcipotrieno
- Capsaicina$
- Ciclosporina+
- Clofazimina+
- Crioterapia$
- Esteróides intramusculares$, intralesionais$, tópicos$
- Naltrexona$
- PUVA+
- Talidomida$
- UVA$
- UVB+

PSORÍASE

DEFINIÇÃO

A psoríase é uma doença eritemato descamativa recidivante crônica cutânea caracterizada por apresentações clínicas variáveis. A morfologia das lesões cutâneas varia consideravelmente. Psoríase vulgar é a forma mais comum, com placas circulares, escamosas, prateadas predominantes nos cotovelos, joelhos, região lombar e umbilical. A psoríase gutata se apresenta com pápulas lenticulares distribuídas pelo tronco e extremidades proximais. A eritrodermia psoriática compromete o corpo inteiro. Psoríase também pode se apresentar com formas pustulosas localizadas (acrodermatite continua de Hallopeau) ou generalizadas (de von Zumbusch). Artrite psoriática é a principal manifestação sistêmica associada.

A psoríase é uma doença herdada geneticamente, tendo sido identificados vários genes candidatos. A fisiopatologia subjacente à psoríase envolve a proliferação e a diferenciação da epiderme, angiogênese, e estimulação do sistema imune celular.

Gottlieb A. *J Am Acad Dermatol*. 2000; 42: 428.

OPÇÕES DE TRATAMENTO

- Ácido salicílico[^]

- Acitretina[*]
- Adalimumab[^]
- Alefacept[*]
- Antralina[*]
- Azatioprina[$]
- Bexaroteno oral[$]
- Calcipotrieno associado com diproleno[*]
- Calcipotrieno[*]
- Cetirizina[^]
- Ciclosporina[*]
- Coaltar[*]
- Colchicina[$]
- Denileucina diftitox[$]
- Efalizumab[*]
- Esteróides, orais[*], tópicos[*], intralesionais[$], intramusculares[$]
- Etanercept[*]
- Excimer *laser* de 308 nm, corpo[$], couro cabeludo[+]
- Fotoférese[+]
- Hidroxiuréia[^]
- Imunoglobulina intravenosa[+]
- Infliximab[^]
- Interferon gama[^]
- Isotretinoína[^]
- Leflunomida[$]
- Mecloretamina[$][^], associado com UVB
- Metotrexato[*]
- Micofenolato mofetil[$]
- Paclitaxel[$]
- Pimecrolimo[^]
- PUVA, sistêmico[^], tópico[^]
- PUVA, tópico associado com UVB de banda curta[^]
- Ranitidina[$]
- Sulfeto de selênio[+]
- Tacalcitol[^]
- Tacrolimo, tópico para o corpo[^], tópico para face e intertriginosas[$], oral[^]

- Tazaroteno*
- Tioguanina$
- Tretinoína tópica$
- UVA^
- UVB^

PSORÍASE PUSTULOSA

OPÇÕES DE TRATAMENTO

- Acitretina^
- Aférese de adsorção de granulócitos e monócitos+
- Ciclosporina$
- Clofazimina$
- Colchicina+
- Infliximab+
- Metotrexato$
- PUVA$
- PUVA, sistêmico$, tópico$
- Tacrolimo tópico+

QUELÓIDE

DEFINIÇÃO

Quelóides são crescimentos anormais de tecido fibroso subseqüentes à lesão cutânea que crescem além do local da lesão original. Eles expressam níveis aumentados da proteína gli-1, produto de um oncogene, e contêm tenascina C, uma proteína associada à inflamação e cicatrização de feridas.

Kim A. *J Am Acad Dermatol.* 2001; 45: 707.

OPÇÕES DE TRATAMENTO

- Crioterapia+
- Esteróides, intralesionais^, tópicos$
- Excisão$
- Fluorouracil intralesional$
- Imiquimod$
- Interferon alfa 2B^ associado com cirurgia$, ou monoterapia
- Interferon gama^
- Lâminas de silicone$

- *Laser* pulsado colorido^, *laser* de $CO_2$$, *laser* de Nd:YAG$, *laser* de argônio$
- Metotrexato+
- Radiação$
- Tacrolimo, tópico+
- Tretinoína, tópica$

ROSÁCEA

DEFINIÇÃO

A rosácea é uma doença centrofacial que pode acometer nariz, bochechas, queixo, testa e glabela. As marcas características da rosácea são eritema vermelho lívido e telangiectasias precedidos por episódios de ruborização, pápulas e pústulas. Comedões são notavelmente ausentes. Alterações granulomatosas podem emergir em estádios subseqüentes. Rinofima (nariz bulboso) é a última apresentação.

Maddin S. *J Am Acad Dermatol.* 1999; 40: 961.

OPÇÕES DE TRATAMENTO

- Ácido azelaico^
- Clindamicina, tópica^
- Doxiciclina/minociclina*
- Enxofre^
- Eritromicina, tópica$
- Isotretinoína (papulopustulosa)+, (granulomatosa)+
- Metronidazol, tópico*
- Permetrina^ (papulopustulosa)
- Peróxido de benzoíla^
- Peróxido de benzoíla gel e clindamicina gel^
- Sulfacetamida sódica*
- Tacrolimo tópico$
- Tetraciclina$
- Tretinoína^

SARCOIDOSE

DEFINIÇÃO

A sarcoidose é uma doença granulomatosa sistêmica de etiologia desconhecida com predileção pelo comprometimento dos pulmões, fígado, linfonodos, pele e olhos. Manifestações cutâneas são observadas em até um terço dos pacientes e podem ser o primeiro sinal clínico da doença. Ela usualmente se apresenta com pápulas e placas castanho-avermelhadas a violáceas, mais freqüentemente na face, lábios, pescoço, dorso superior e extremidades. Existem muitas variedades, incluindo subcutânea, lúpus pérnio e ulcerada.

English JC. *J Am Acad Dermatol.* 2001; 44: 725.

OPÇÕES DE TRATAMENTO

- Alopurinol$^+$
- Azatioprina$^\$$
- Clofazimina$^+$ (laríngea)
- Clorambucil$^\$$
- Cloroquina (pulmão)$^\$$, (cutânea)$^\wedge$
- Esteróides, orais (cutânea$^\$$, pulmonar$^\wedge$, neurológica$^\wedge$), pulso (nervosa$^\$$, polineuropatia$^+$, hipopituitarismo$^+$), intralesionais$^+$, tópicos$^+$
- Excisão cirúrgica$^+$
- Hidroxicloroquina$^\$$ (cutânea)
- Infliximab$^\$$
- Isotretinoína$^+$ (cutânea)
- *Laser* pulsado colorido$^+$, *laser* de $CO_2$$^+$ (cutâneo)
- Metotrexato$^\wedge$
- Micofenolato mofetil$^+$ (cutânea)
- Minociclina$^+$ (cutânea)
- Pentoxifilina$^\$$ (cutânea)
- PUVA$^+$ (cutânea)
- Quinacrina$^+$ (cutânea)
- Tacrolimo tópico$^+$ (cutânea)
- Talidomida$^\$$

SARCOMA DE KAPOSI

DEFINIÇÃO

No sarcoma de Kaposi, o herpesvírus humano-8 (HHV-8) é o agente causal. O sarcoma de Kaposi é uma doença sistêmica multifocal com 4 variedades clínicas principais: (1) crônica ou clássica, (2) endêmica africana, (3) iatrogênica em pacientes imunocomprometidos, e (4) epidêmica relacionada à SIDA. As lesões cutâneas se apresentam como máculas rosadas variavelmente distribuídas, nódulos ou placas azul-violeta a negros, e pólipos, dependendo da variedade e do estágio clínico.

Antman K. *N Engl J Med.* 2000; 342: 1027.

OPÇÕES DE TRATAMENTO

- Alitretinoína*
- Cartilagem de tubarão+
- Clorambucil$
- Crioterapia^
- Doxil®
- Etoposida$
- Gencitabina$
- Interferon alfa, 2A*, 2B*
- *Laser* pulsado colorido,$ *laser* de Nd:YAG,$ *laser* de CO_2+
- Paclitaxel$
- Radiação^
- Redução da imunossupressão$
- Talidomida$
- Terapia anti-retroviral altamente ativa$
- Vimblastina intralesional$
- Vincristina/doxorrubicina$
- Vincristina/doxorrubicina/bleomicina^

SÍNDROME DE REITER

DEFINIÇÃO

A síndrome de Reiter é uma tríade clínica característica, que consiste em uretrite, conjuntivite e artrite, que usualmente se desenvolve várias semanas após infecção do trato gastrintestinal ou urinário por alguns microrganismos (*Shigella flexneri, Salmonella* sp., *Yersinia* sp., *Ureaplasma urealyticum, Borrelia burgdorferi*). Os achados cutâneos mais comuns são balanite circinada, ceratodermia blenorrágica e úlceras mucosas indolores na língua, palato, mucosa bucal e lábios. A doença ocorre principalmente em homens jovens que expressam o genótipo HLA-B27.

Toivanen A. *Drugs.* 2001; 61: 343.

OPÇÕES DE TRATAMENTO

- Acitretina$^+$
- Cetoconazol$^+$
- Ciclosporina$^+$
- Esteróides, orais$^\$$, tópicos$^+$
- Etretinato$^+$
- Infliximab$^+$
- Metotrexato$^+$

SÍNDROME DE STEVENS-JOHNSON

DEFINIÇÃO

A síndrome de Stevens-Johnson é uma reação mucocutânea aguda composta de erosões de pelo menos 2 superfícies mucosas com necrose superficial extensa dos lábios e boca e conjuntivite purulenta. A extensão com comprometimento cutâneo varia, mas é geralmente de menos de 10% e pode exibir lesões em formato de alvos. Linfadenopatia generalizada está usualmente presente, e pode ser observada hepatosplenomegalia. A síndrome de Stevens-Johnson tem evolução protraída de 4–6 semanas com importante morbidade e mortalidade (menos de 2%).

Brett AS. *South Med J.* 2001; 94: 342.

OPÇÕES DE TRATAMENTO

- Aciclovir$^+$
- Ciclofosfamida$^+$
- Esteróides, orais$^+$
- Imunoglobulina intravenosa$^\$$, casos recorrentes$^+$
- Micofenolato mofetil$^+$
- Tratamento suportivo$^\wedge$

SÍNDROME DE SWEET

DEFINIÇÃO

A síndrome de Sweet é caracterizada por febre, neutrofilia no sangue periférico e placas pseudovesiculares eritematosas dolorosas, ocasionalmente bolhosas, em geral na face e extremidades superiores, tendo densos infiltrados de neutrófilos na derme. Condições associadas incluem infecções, neoplasias, doença intestinal inflamatória, distúrbios autoimunes, medicações e gravidez.

Cohen PR. *Am J Clin Dermatol.* 2002; 3: 117.

OPÇÕES DE TRATAMENTO

- Clorambucil$^+$
- Clofazimina$^+$
- Colchicina$^\$$
- Ciclosporina$^+$
- Dapsona$^+$
- Esteróides, orais$^\$$, em pulso associado com clorambucil$^+$, tópicos$^+$, intralesionais$^+$
- Hidroxiuréia$^+$
- Interferon alfa$^+$
- Iodeto de potássio$^+$
- Talidomida$^+$

SÍNDROME HIPEREOSINOFÍLICA

DEFINIÇÃO

A síndrome hipereosinofílica é um processo multissistêmico caracterizado por eosinofilia no sangue periférico e infiltração de eosinófilos em diversos órgãos, inclusive a pele. O comprometimento cutâneo ocorre em mais de 50% dos pacientes sob forma de lesões pruríticas, maculosas, papulares ou nodulares no tronco e extremidades ou ainda sob forma de urticária ou angioedema. A apresentação com úlceras mucosas acarreta um prognóstico inusitadamente grave. Os critérios para o diagnóstico incluem (1) contagens persistentes de eosinófilos no sangue periférico acima de 1.500/mm^3 durante mais de 6 meses, (2) ausência de causas parasitárias, alérgicas ou outras que acarretem eosinofilia, e (3) sinais e sintomas presuntivos de comprometimento de órgãos. Os níveis de proteínas básicas principais eosinofílicas séricas estão usualmente elevadas, e os eosinófilos são hipodensos, significando um estado ativado. A causa da morte é mais comumente insuficiência cardíaca congestiva.

Gleich GJ. *Lancet.* 2002; 359: 1577.

OPÇÕES DE TRATAMENTO

- Ciclofosfamida$^+$
- Ciclosporina$^+$
- Dapsona$^+$
- Esteróides, orais$^\$$
- Etoposida (VP16)$^+$
- Hidroxiuréia$^\$$
- Imatinib$^\$$
- Imunoglobulina intravenosa$^+$
- Interferon alfa 2A$^+$, 2B$^\$$
- PUVA$^+$
- Tioguanina$^+$
- Vincristina$^+$

URTICÁRIA

DEFINIÇÃO

Urticária é um termo descritivo para a ocorrência de pápulas e placas recorrentes na pele e representa edema dérmico superficial transitório. Ela é caracterizada pela rapidez da sua resolução ainda que novas lesões possam surgir continuamente, com as pápulas individuais, róseas e pruríticas, durando não mais que 24 horas na maioria dos pacientes. Há diversas causas diferentes de urticária, incluindo alergia, auto-imunidade, drogas, pseudo-alérgenos da dieta, estímulos físicos e infecções. Os eventos fisiopatológicos que produzem urticária também variam. Muitos casos permanecem inexplicados (idiopáticos), mesmo após avaliação extensa. O diagnóstico é baseado na história e apoiado por exames de sangue, testes cutâneos e biópsia de pele.

Grattan CEH. *Br J Dermatol.* 2000; 143: 365.

OPÇÕES DE TRATAMENTO

- Cetirizina (crônica)*, (aguda, colinérgica, pelo frio, calor, solar)^
- Cetirizina e zafirlucast para urticária pelo frio^
- Cimetidina^ e bloqueadores H_1
- Ciproeptadina*, aquagênica$^+$
- Colchicina$^+$

- Danazol[^] (crônica, colinérgica)
- Desloratadina[*] (crônica)
- Difenidramina[^]
- Doxepina[^], pelo frio[^]
- Epinefrina[$]
- Escopolamina[+] (colinérgica)
- Estanozolol[^] (crônica)
- Esteróides, orais[*], intramusculares[$], tópicos[*]
- Fexofenadina[*] (crônica)
- Fotoférese[+] (solar)
- Hidroxizina[^], pelo frio[^]
- Imunoglobulina intravenosa (crônica)[$], (retardada de pressão[+])
- Interferon alfa 2A e 2B[$] (crônica)
- Loratadina[*] (crônica)
- Mizolastina[^]
- Montelukast[^]
- Nifedipina[^]
- Ranitidina[^]
- Ranitidina[^] associada com bloqueadores H_1
- Sulfassalazina[+]
- Tireoxina[$]
- UVB[$], solar[+]

VASCULITE

DEFINIÇÃO

Vasculite refere-se a processos patológicos que envolvem inflamação e necrose fibrinóide de vasos sangüíneos. O comprometimento pode ser localizado ou difuso e a vasculite pode ser primária ou secundária a uma doença sistêmica. Ela pode comprometer o sistema arterial ou venoso, ou pode representar uma superposição entre os dois. Pequenos, médios ou grandes vasos podem ser comprometidos. O mecanismo mais bem caracterizado que medeia a vasculite é a deposição de complexos imunes nas paredes dos vasos sangüíneos afetados.

Crissey JT. *Clin Dermatol.* 1999; 17: 493.

OPÇÕES DE TRATAMENTO

- Azatioprina (leucocitoclástica[$], granulomatose de Wegener[$], poliarterite nodosa[$], púrpura de Henoch-Schönlein[^])
- Cetirizina (urticária-vasculite[+])

- Ciclofosfamida (leucocitoclástica[^], de Wegener[^], poliarterite nodosa[^], crioglobulinemia[$], púrpura de Henoch-Schönlein)
- Clorambucil (granulomatose de Wegener[+], poliarterite nodosa cutânea[+])
- Colchicina (leucocitoclástica[$], urticarial[+], poliarterite nodosa[+])
- Danazol (livedóide[$])
- Dapsona (leucocitoclástica[$], urticária-vasculite[$], poliarterite nodosa[$], púrpura de Henoch-Schönlein[+])
- Drogas antiinflamatórias não-esteróides (leucocitoclástica[+], urticária-vasculite[+], poliarterite nodosa[+])
- Estanozolol[^]
- Esteróides, orais (urticária-vasculite[$], poliarterite nodosa[^], síndrome de Churg-Strauss[^], leucocitoclástica[$], arterite de células gigantes[^], crioglobulinemia[^], púrpura de Henoch-Schönlein[^]), pulso com ciclofosfamida (urticária-vasculite,[+] poliarterite nodosa[+])
- Etanercept (granulomatose de Wegener[^])
- Hidroxicloroquina (urticária-vasculite[+])
- Imunoglobulina intravenosa (livedóide[+], leucocitoclástica, poliarterite nodosa cutânea[+])
- Metotrexato (leucocitoclástica[+], poliarterite nodosa cutânea[+], arterite de células gigantes[^])
- Micofenolato mofetil (urticária-vasculite[+], síndrome de Churg-Strauss[+])
- Pentoxifilina (urticária-vasculite[$], leucocitoclástica[$], livedóide[+], poliarterite nodosa[+])
- Plasmaférese (crioglobulinemia[+])
- Rituximab (urticária-vasculite hipocomplementêmica[+])
- Talidomida (leucocitoclástica[+])

VERRUGAS

DEFINIÇÃO

Verrugas são proliferações benignas cutâneas e mucosas que resultam da infecção pelo papilomavírus humano (HPV). Este vírus não produz sinais ou sintomas agudos, mas induz lesões de crescimento lento que podem permanecer subclínicas durante longo período de tempo. Alguns sorotipos de HPVs foram associados ao desenvolvimento de neoplasias epiteliais. O genoma do papilomavírus codifica apenas 8 a 9 proteínas, que são separadas em 2 grupos: E (iniciais) e L (tardias). As variedades cutâneas incluem verruga comum (verruga vulgar), verruga plana, verruga filiforme, verrugas plantar e palmar, verruga em mosaico,verruga anogenital (condiloma acuminado), papulose bowenóide, epidermodisplasia verruciforme (HPV-5 e 8), verruga cística (HPV-60), hiperplasia epitelial focal oral (doença de Heck, HPV-13), condiloma gigante de Buschke-Lowenstein (HPV- 6 ou -11) e papilomatose oral florida (HPV-6 ou -11).

Schiller JT. *Expert Opin Biol Ther.* 2001; 1: 571.

OPÇÕES DE TRATAMENTO

- Ácido tricloracético^
- Cidofovir em base creme para verruga genital+, verruga vulgar em pacientes HIV-positivos+
- Creme de $ (condiloma acuminado)
- Crioterapia^
- Eletrocirurgia^
- Excisão^
- Imiquimod (verruga genital*, verruga vulgar$)
- Injeções intralesionais de antígeno de *Candida* (verruga plana+)
- Injeções intralesionais de bleomicina^ (verruga vulgar)
- *Laser* de $CO_2$$
- Podofilina* (condiloma acuminado)
- Podofilox* (condiloma acuminado)
- Terapia fotodinâmica com ácido aminolevulínico (ALA) tópico para verruga genital$, verruga plana+, verruga vulgar^

VITILIGO

DEFINIÇÃO

O vitiligo é uma enfermidade idiopática adquirida caracterizada por máculas despigmentadas circunscritas. Melanócitos funcionais desaparecem da pele afetada, por mecanismo ou mecanismos que não foram ainda identificados. O vitiligo acarreta risco de anormalidades oculares, particularmente uveíte. A forma mais grave de uveíte é observada na síndrome de Vogt-Koyanagi-Harada. Duas formas principais de vitiligo são reconhecidas: (1) unilateral (segmentar) e (2) bilateral (vulgar). O fenômeno de Koebner pode ser visto no vitiligo. Três hipóteses foram propostas para explicar a patogenia do vitiligo: (1) neural, (2) autodestruição; e (3) auto-imune.

Halder RM. *Dermatol Clin.* 2000; 18: 79.

OPÇÕES DE TRATAMENTO

- Enxerto seguido por esteróides tópicos^
- Esteróides orais$, tópicos^, pulso$, intralesionais^
- Fluorouracil, tópico$
- *Laser Q-switched* de rubi$
- *Laser*$ excimer®
- Monobenzil éter de hidroquinona$ (despigmentação total)
- Pimecrolimo+
- Pseudocatalase^
- PUVA,+ associado com calcipotrieno^
- Tacrolimo tópico^
- UVB de banda estreita^, associado com calcipotrieno+
- VA com fenilalanina oral^

XEROSE

DEFINIÇÃO

Xerose é uma condição seca, áspera e descamativa da pele que pode resultar de causas exógenas e endógenas. A causa mais comum de xerose é o envelhecimento. Outras causas são clima seco, exposição excessiva a água, álcalis e detergentes, marasmo e desnutrição, insuficiência renal e hemodiálise, e condições hereditárias como ictiose vulgar e atopia. A xerose do envelhecimento é causada por uma disfunção complexa da camada córnea, com capacidade diminuída de retenção de água devido à síntese diminuída de "fatores umidificadores naturais" como produtos de degradação de profilagrina, uréia e outros compostos.

Engelke M. *Br J Dermatol.* 1997; 137: 219.

OPÇÕES DE TRATAMENTO

- Ácido salicílico^
- Emolientes^
- Lactato de amônia*
- Uréia^

Índice Remissivo

K

L

M

R

S

T

U

V